Claudia Petrucci

DIE ÜBUNG

Quart*buch*

Claudia Petrucci

DIE ÜBUNG

Roman

Aus dem Italienischen
von Mirjam Bitter

Verlag Klaus Wagenbach Berlin

Wenn nun das Licht in dir Finsternis ist,
wie groß muss dann die Finsternis sein!

Matthäus 6, 23

VORGESCHICHTE

Es gibt keinerlei Unterschied zwischen dem, was wir zu kennen glauben, und dem, was wir kennen: Was wir zu kennen glauben, ist alles, was wir kennen. Mauro sagt, das sei eine Sache der Vereinfachung, äußerster Vereinfachung, eine Strategie, die wir anwenden, ohne uns dessen bewusst zu werden. Wir sind nicht in der Lage, die Last der unendlichen Möglichkeiten zu ertragen – *ununterbrochen vereinfachen wir* – wir entscheiden uns für eine Möglichkeit, die intuitiv zu uns zu passen scheint – *wir vereinfachen ununterbrochen* –, von all den unendlichen Möglichkeiten glauben wir nur an die eine, für die wir uns willkürlich entschieden haben. Bis zur Verleugnung der Tatsachen glauben wir daran, emsig bauen wir auf dieser einen Möglichkeit auf, die Tüchtigsten bauen zwanzig oder dreißig Jahre lang weiter, einigen gelingt es sogar, auf willkürliche Entscheidungen aufzubauen, deren Urheber längst gestorben sind; glückliche Willkürentscheidungen können sich fortpflanzen, weiterwachsen, zu ganzen Städten, Imperien oder Finanzriesen werden.

Meine Willkürentscheidung war Giorgia. Giorgia war die Geschichte, die ich mir selbst erzählte, eine ununterbrochene, unbewusste Erzählung. Ich hatte um sie herum eine Dimension mit eigenen physikalischen Gesetzen errichtet, eine mit ihr wandernde Welt – die in die Vergangenheit ausuferte, sich in die Zukunft ausdehnte. Wenn nicht geschehen wäre, was geschehen ist, wäre sie noch hier und ich könnte mich wieder in dem verkriechen, was ich zu kennen glaubte – und was alles war, was ich kannte: derselbe Moment bis in alle Ewigkeit. Unnachahmlich. Unwiederholbar.

Ich kann nicht zurück, meine Schöpfung wurde mir genommen. Für mich wird Giorgia, wie Mauro sagt, von jetzt an immer eine Übung bleiben.

Ich bin mit meiner Übung sehr weit gegangen, so weit, dass mir scheint, ich kann alles wieder zusammenfügen, von Anfang an.

***

Der Anfang spielt sich im mittelgroßen Flachbau einer großen Einzelhandelskette in der Via Pitteri ab, nicht weit von der Wohnung, in der Giorgia und ich zusammenleben. Solche großen Supermärkte sind alle auf die gleiche Weise eingerichtet: Die Anordnung der Gänge, der Lebensmittel und sonstigen Waren, und auch die Produkte, in unbegreiflichen, weil übermäßigen Mengen in die Regale gestopft, gleichen einander stets. An solchen Orten, wo auch immer, ist alles gleich – Grundrisse, Konsumgüter, Kunden –, und diese teuflischen Ähnlichkeiten stiften einige Verwirrung: Man versteht nicht, wo man ist; und wenn man es zu wissen glaubt, gibt es eine minimale Abweichung im Plan, die frischen Backwaren sind nicht in der linken Ecke, wie in Certosa, sondern in der rechten, wie in der Via Rubattino – denn hier sind wir doch, oder? –, und alles bricht in sich zusammen, man fühlt sich verwirrt und verloren.

Giorgia hasst Supermärkte, und sie weiß, dass ich sie auch hasse; sie hat sie schon vor ihrer Arbeit hier gehasst, ich erst, seit sie hier eingestellt wurde. Und doch haben wir diesen Supermarkt herbeigesehnt wie ein Kind, haben ihn in den quälenden Monaten ihrer Arbeitslosigkeit aufmerksam beobachtet, haben uns gefragt, wohin uns ihre dreistufigen Bewerbungsgespräche führen würden.

Jetzt weiß Giorgia, wie es ist, an einem Ort zu arbeiten, den sie als Kundin immer zu meiden versucht hat: Sie fühlt sich körperlich abgestoßen. In allen Supermärkten tut alles so, als wäre alles gleich, und das macht die Leute unglücklich; in den ersten einundneunzig Tagen hat Giorgia allen ins Gesicht geschaut, in

Hunderte von Gesichtern, die zusammen mit dem Laufband an ihr vorbeizogen, Hunderte und Aberhunderte von Gesichtern, alle gelblich im gelblichen Licht. Niemand geht hier glücklich einkaufen, da ist sie sich sicher, nicht einmal die Paare mit dem Eis und dem wärmenden Gleitgel, auch die werden erst dann ein wenig glücklich, wenn sie wieder hier raus sind.

Giorgia nennt die zu ihr gehörende Psychose *mein Empathieproblem mit den Menschen.*

»Nimm bitte die Finger da weg, mein Schatz.«

Die Kundin ist eine Frau um die fünfundvierzig, die Prüfung der unvorteilhaften Beleuchtung und des Montagnachmittags besteht sie mit Würde. Das Kind, ein etwa fünfjähriges Mädchen mit dunklen Zöpfen, lässt die Finger nicht vom Laufband: Sie starrt Giorgia an, die die Produkte über das elektronische Auge gleiten lässt. Zwischen ihren Fingern mit den (von jemand anderem) ganz gerade abgeschnittenen Nägeln machen sich grüne Filzstiftflecken breit. Giorgia sieht in den Flecken einen Kindergarten und in dem Kindergarten das Mädchen, das sich mit seiner passenden, wie angegossen sitzenden Kleidung unter den Gleichaltrigen verliert, was bei ihr selbst damals selten vorkam, wegen ihres Gewichts. Dicke Kinder heben sich wie Beulen von einer glatten Fläche ab, denkt sie. Das Mädchen ähnelt seiner Mutter sehr, die nun etwas hektisch die Tüten füllt und dabei dem nächsten Kunden besorgte Blicke zuwirft: aus Angst, zu lange zu brauchen und aufgefordert zu werden, endlich Platz zu machen. Giorgia zählt das Mädchen mit seiner Mutter zusammen wie voneinander abhängige Faktoren, ihr Kopf wertet automatisch aus, sammelt die Details als Daten, die sich allmählich summieren. Die Lederhandtasche ist zwar ein Markenartikel, aber mindestens aus der vorletzten Saison, die Arme sind kräftig, die Haare professionell gefärbt, die Bewegungen sind mechanisch und verraten eine übertriebene Nervosität; das Mädchen ist unglücklich.

»Ich will nicht zum Ballett«, sagt sie leise.

Die Mutter bezahlt, auf der Kreditkarte ist der Name eines Mannes eingeprägt, wieder wirft sie dem Kunden hinter sich einen Blick zu.

»Ich will da nicht hin«, bekräftigt das Mädchen und schaut dabei erneut Giorgia an.

»Bea, los jetzt, du kommst zu spät zum Ballett.«

»Ich will da nicht hin«, wiederholt sie im Weggehen, »ich will da nicht hin.«

Giorgia wünscht sich, dass alles in diesem Stadium abbräche. Stattdessen organisieren sich die Details in Strukturen. Da sind das Mädchen, die Zöpfe, die Mutter, jetzt auch der Vater, da ist die Familie und das gerade noch rechtzeitig eingetroffene Einzelkind, die Mutterschaft, dann nichts mehr. Da ist ein Haus in dem gepflegten, aber abgelegenen Viertel, eine Wohnung, die genauso aussieht wie alle hier im Speckgürtel, mit einem Flur wie der Gang im Zug und den Zimmern als Abteilen. Das Leben dieser Familie spielt sich also in Abschnitten ab, im Durchgangsverkehr zwischen Küche und Wohnzimmer, zwischen Wohnzimmer und Bad, dem Vorzimmer der Nacht, der Spiele, der begleitenden Körperroutinen. Heute regnet es, also stellt sich Giorgia einen Vater vor, der jeder Beliebige sein könnte, einer von denen, die im Stau auf dem Stadtring Fett ansetzen und die ersten grauen Haare bekommen. Dieser Vater denkt an das nächste Briefing und nur sehr wenig an alles Übrige, er fühlt sich ausgelaugt – seit das Kind da ist, ist das Wochenende zu einer mühsamen Pflichterfüllung geworden, die man unter Einhaltung der Regeln angehen muss: Die Wochenenden sind nun wie Werktage, nur ohne Hemd. Giorgia denkt an den Vater und an sein Erstickungsgefühl, das fast verschwunden ist und nur noch selten plötzlich hochkommt wie ein Brechreiz, zum Beispiel montags im Regen auf dem Stadtring oder sonntags, dem Tag des gemeinsamen Filmguckens und des lautlosen Beischlafs. Giorgia kann ihn sogar verstehen, hin und wieder fühlt sie sich auch so, unfähig, sich zu erinnern, wie sie sich vor nur drei Jahren gefühlt hat, als alles anders war, ohne mich. Die Mutter hält sie auf Distanz, sie schaut ihr zu, wie sie sich vor einem Spiegel über die Falten um den Mund fährt, dann dringt der nächste Kunde in ihren Wahrnehmungsstrom ein: mit seiner Identität, die bestimmt werden muss, mit seinen Details.

Giorgia kann ihre Gedanken nicht zügeln, das war schon immer so. Sie weiß, dass normale Menschen anders funktionieren. Bei Giorgia läuft die Wirklichkeit mit einer höheren Intensität ab, sie ist greller, wie manche Träume morgens kurz vor dem Aufwachen. In ihrem Kopf wuchern imaginäre Ausgestaltungen der Leben dieser Leute, denen sie nie wieder begegnen wird, Bilder dessen, was sie im Privaten tun. Den Leute zuzusehen hilft ihr, ein gewisses quälendes Unwohlsein zu bekämpfen – sie sich vorzustellen, wie sie in nach Schlaf riechenden Zimmern das Bett machen, sie dabei zu ertappen, wie sie gleich eine Waschmaschine befüllen, sich in irgendeiner Autowerkstatt mit Motoröl bekleckern, in einem Büro gähnen; sie sich dann erneut vorzustellen, wie sie kochen, einkaufen, zu Mittag essen, Kinder aus der Schule abholen, wie sie alle dicht gedrängt im Fünfundneunziger stehen, weil sich hinten nur der Abschaum hinsetzt, wie ihnen jemand die Tür aufmacht und sie in den Arm nimmt, wenn sie nach Hause kommen.

Der Supermarkt verstärkt das Phänomen noch. Giorgia hat nie an einem Ort gearbeitet, an dem so viele Personen so schnell aufeinanderfolgen: Es ist unmöglich zu widerstehen. Am Ende ihrer Schicht fühlt sie sich erschöpft und möchte nur noch schlafen.

In der Umkleide schwatzen die Kolleginnen ohne Unterlass, ob mit ihr oder ohne sie, sie sind verschwitzt, rollen ihre Kittel zusammen und stecken sie in die Taschen oder ziehen Lippenstift und Lidstrich nach, bevor sie verschwinden.

»Madonna, kaum zu glauben, dass schon Montag ist«, sagt eine Kollegin, die fast immer in den Gängen unterwegs ist, um die Regale aufzufüllen.

»Stimmt, so ein Jammer. Aber heute ging es eigentlich, oder?« Während sie hinausgehen, lächelt Giorgia ihr zu, wie es sich gehört, obwohl sie immer noch an das Mädchen denkt.

Das ist eine weitere ihrer Besonderheiten: dass sie sich auf mehreren Ebenen gleichzeitig bewegt. Giorgia ist bei ihrer Kollegin, und sie lästern ein wenig über den Abteilungsleiter – der sich die Haare gefärbt hat, *wie kann man nur, mit sechzig?!* –, und im selben Moment, an einem tieferen Punkt ihres Selbst, ist sie das unbekannte Mädchen und fühlt sich traurig. Ihr Körper hält die Spaltung aus: Sie lächelt, kratzt sich am Unterarm, verabschiedet sich mit einem Küsschen von der jungen Frau; unter der Oberfläche hat das Mädchen keine Erklärung für ihr Unglücklichsein. Als sie allein sind, würde Giorgia ihr gerne sagen, dass es nicht ihre Schuld ist, dass sie früher oder später lernen wird, nicht bloß ein Filter zu sein.

Giorgia legt jeden Tag denselben Weg zurück, nie weicht sie von der Route ab. Zwischen unserem Haus und dem Supermarkt liegt der kleine Park, ein überdimensioniertes Blumenbeet mit einer Rutsche, einer Schaukel und einem Lattenzaun ringsum. Es erinnert sie immer an eines dieser Gehege, in denen man Hunde frei laufen lassen kann. Hinter dem Park beginnt die Außenmauer der Mercanti-Kaserne, einer Festung mitten in Lambrate, mit ihren unüberwindlichen Mauern und Stacheldraht. Sie ist riesig. Unsere Wohnung befindet sich im Hochparterre, Aufgang drei eines Wohnkomplexes. In Lambrate hat die Luft einen eigentümlichen Geruch, anders als in den anderen Mailänder Vierteln, in denen Giorgia gelebt hat. Derselbe Geruch herrscht, verdichtet, in unserer Wohnung – sie kann sich nicht entscheiden, ob es die Luft von draußen ist, die sich an und zwischen unseren Sachen festsetzt, oder ob der Geruch aus unserer Wohnung nach außen dringt.

Wenn Giorgia von der Arbeit nach Hause kommt, bereite ich fast jeden Tag gerade etwas zu essen vor. Heute überrascht sie mich mitten in einem Telefonat.

»Nein, das geht nicht.«

An der Art, wie ich das Telefon umklammere, erkennt Giorgia, dass ich mit meiner Mutter spreche. In ihren Augen bin ich ein Anblick, der sie zur Ruhe kommen lässt: Nach drei gemeinsamen Jahren gibt es wirklich nichts Neues mehr zu entziffern, keine

Identität, die zusammengesetzt werden müsste. Ich bin Filippo. Ich bin immer hier, anwesend in den Räumen, die mir zukommen. Auch das erlaubt es Giorgia, sich zu entspannen, die Tatsache, dass wir beide unsere Räume haben, diejenigen, die wir teilen, und die exklusiven, wir haben die Geräusche unserer Schritte, die jeden Tag die gleichen sind, wir bewegen uns auf Gleisen wie Spielzeugeisenbahnen. Solche wiederkehrenden Muster sind tröstlich für Giorgia, weil sie sie von dem Zwang befreien, alles in sich aufzunehmen.

»Mama, wir sind uns einig, dass wir das Geld irgendwie auftreiben müssen, und wir werden es auch auftreiben. Du brauchst dich doch nicht gleich so aufzuregen.«

Giorgia weiß, dass wir beide einen schlimmen Tag hinter uns haben. Sie kriegt das Mädchen nicht aus ihrem Kopf; auch als sie den Topfdeckel anhebt, schnuppert, mir einen Kuss auf die Schulter gibt und sich in ihrem Zimmer umzieht, denkt sie noch an sie. Das Problem sind die Wahrnehmungsströme. Ausgehend von dem Mädchen hat sich, wie ein Leck in einem Rohr, ein Durchfluss direkt in ihre Vergangenheit geöffnet. In diesem Rinnsal sammeln sich unzusammenhängende, unbequeme Gedanken an.

»Nein, ich habe nicht gesagt, dass wir's nicht hinkriegen. Wirklich, es ist alles okay. Jetzt arbeitet Giorgia ja im Supermarkt – ja, ja, das hab ich dir doch erzählt, Vollzeit.«

Ab und zu, vor allem, wenn sie in ihren Schlafanzug schlüpft, würde Giorgia es mir gerne sagen. Sie würde mir wirklich gerne sagen, wie sie sich fühlt und warum für sie alles so schwierig ist. Aber sie kann es nicht, bezahlt wieder und wieder den Preis für die Verspätung. Mit gewissen Geständnissen, das weiß sie, muss man am Anfang einer Beziehung herausrücken, wenn noch alles offen ist. Es ist unehrlich, abzuwarten, bis sich ein Gleichgewicht eingestellt hat, die Beziehung eine Ordnung gefunden hat, und dann erst die Hölle losbrechen zu lassen. Doch die Zeit vergeht so schnell, dass sie alle Gelegenheiten verpasst hat, jetzt sitzt sie in der Klemme. Die Sache war überschaubar, bis der Supermarkt dazukam. Der Supermarkt hat alles noch schwieriger gemacht.

»Ich grüße sie von dir. Ich leg jetzt auf, ja? Sag Papa, dass die Sache mit den alten Abgabebescheiden geregelt ist, jetzt lösen wir noch dieses Problem, und dann ist alles in Ordnung, ja?«

Es ist wirklich eine Frage der Menge, da ist sich Giorgia sicher. Es sind einfach zu viele Menschen dort.

»Hey, da bist du ja«, sage ich zu ihr und verbanne das Telefon in eine Hosentasche.

»Diese Frau macht mich fertig.«

Giorgia lächelt mir zu. Das ist beruhigend, sie zeigt ihre Zähne nicht, sie ist stabil.

»Wie war's in der Bar?«, fragt sie mich von ihrem Stuhl aus.

Sie weiß, dass ich gerne rede. Sie weiß auch, dass ich zu der Sorte Menschen gehöre, denen man Fragen stellen muss, damit sie sich berechtigt fühlen zu sprechen. Sie stellt immer sehr viele Fragen. Das ist eine wohlwollende List: Vordergründig lässt sie mich erzählen, im Hintergrund entwickelt sie Strategien. Sie denkt gleichzeitig an mich und an die Schulden, bei denen ich nicht weiß, wie ich sie begleichen soll, an sich und an die Lösung ihres Problems – wie soll sie sich den Menschen entziehen?

»Heute war viel los, ich habe Nico angerufen, damit er aushilft. Aber der will dann sofort bezahlt werden, in bar. Ich weiß nicht, ob ich ihn nächstes Mal wieder anrufe.«

Beim Abendessen erzähle ich ihr weiter von meinen surrealen Diskussionen mit den Kunden, von der Kaffeebestellung, die ich vergessen habe, von dem schlecht schließenden Rollgitter. Giorgia hört mir wirklich zu und denkt, wie fragil alles ist. Die Wohnung, ich, unsere gemeinsamen Abendessen, unsere Probleme: Das alles könnte von einem Moment auf den anderen in sich zusammenfallen, und es wäre allein ihre Schuld.

»Und bei dir? Gibt's was Neues?«, frage ich sie, als wir fertig gegessen haben.

»Sie haben meinen Vertrag verlängert«, sagt sie.

Sie spürt meine Erleichterung, die Welle unbegründeten Optimismus, die über mich hereinbricht, sie versteht, dass mir durch diese Nachricht alles lösbar erscheint, denn so bin ich nun einmal gestrickt. Sie schaut mir zu, wie ich eine Flasche Wein aufmache – ab und zu muss man einfach feiern –, sie trinkt einen Schluck mit mir.

Wie schaffe ich es, das alles nicht zu verlieren?, fragt sie sich, als ich sie auf meinen Schoß ziehe. Wie ich es in letzter Zeit häufig tue, sage ich auch diesmal zu ihr, dass schon alles gut wird.

Eines meiner Bücher, das offen auf der Kommode neben dem Tisch liegt, gerät zufällig in Giorgias Sichtfeld. Sie sollte mir von ihrer Überforderung erzählen, davon, wie es ihr geht.

»Sag mal, würdest du mir vielleicht eins deiner Bücher ausleihen?«

»Was? Äh ... ja, klar«, ich folge ihrem Blick und strecke eine Hand aus. »Meinst du das hier?«

Giorgia nickt.

»Warum nicht?«

»Wusste gar nicht, dass du Science-Fiction magst.«

»Ich muss in den Pausen ein bisschen auf andere Gedanken kommen.«

Giorgia weiß, dass sie beim Lesen vorsichtig sein muss. Wie bei allem hat sie ihre eigene Methode: Sie liest extrem langsam, nicht mehr als zwei oder drei Seiten pro Tag. Mal folgt sie der Handlung, mal zerstört sie sie. An der Kasse versucht sie nun mit gesenktem Kopf zu arbeiten, sich abzukapseln.

Die Stimmen der Leute prallen weiter gegen die Scheibe, aber Giorgia überdeckt sie mit der Geschichte. Das Buch handelt von einem weit entfernten Planeten, den es nicht gibt, und das erleichtert es, alles zu verarbeiten. Giorgia denkt an den Planeten, an das, was auf diesem Planeten geschieht, an die Raumschiffe, die der Schwerkraft enthobenen Himmel, und gleich darauf sagt sie sich immer wieder, dass das alles nicht real ist, sie nimmt die Fantasiegebilde auseinander, bis sie sie auf das reduziert hat, was sie sind: auf Papier gedruckte Buchstaben. Es ist mühselig.

Eines Tages erzählt ihr die übliche Kollegin in einer Zigarettenpause auf dem Parkplatz von einem Problem mit ihrem Freund.

Es ist kalt, ihre Worte bilden Wölkchen zwischen Rangiermanövern und raren Parkplätzen.

»Dann hat er zu mir gesagt, dass es ihm scheißegal ist, verstehst du?«

Giorgia versteht. Sie stellt sich stur gegenüber der Versuchung, an den Freund der Kollegin zu denken, an seine Motive, daran, wie sich diese beiden Unbekannten paaren. Sie denkt an den Planeten Solaris aus dem Buch.

Dann passiert es.

Die Halluzination ist plötzlich da, ist da, wo vorher nichts war. Sie formt sich nicht aus, folgt nicht den Regeln der Dinge, die sich von Weitem nähern, sie sieht sie nicht kommen. Die Halluzination ist riesig. Sie nimmt eine ganze Seite des Parkplatzes ein und erstreckt sich bis in den Himmel.

»Ich werd auch nicht jünger, und ich hab keine Lust, so lange zu warten. Alles okay, Giò?«

Giorgia nickt, weicht aber zurück. Die Halluzination hat eine kolloidale Konsistenz, sie kennt die Bezeichnung bloß, weil sie weiß, dass die Halluzination aus dem Buch kommt.

»Ich fühle mich nicht so gut«, sagt sie und wickelt ihre Jacke enger um ihren Körper.

»Ja, man sieht's dir an.«

»Ist wohl besser, wenn ich nach Hause gehe.«

Giorgia geht schnell wieder rein und lässt ihre Kollegin etwas verloren zurück, sie schaut sich nicht einmal um. Sie spricht mit dem Abteilungsleiter und spürt, wie die Panik in ihr aufsteigt, ihr Mund trocken wird. Dem Abteilungsleiter fällt es leicht, sie nach Hause zu entlassen, er sagt, sie sei so bleich, als müsse sie sich jeden Moment übergeben.

In der Umkleide knöpft sie sich eilig die Schürze auf, sie weiß, dass sie nicht aufhören darf, sich zu bewegen, sonst ist sie gleich wie gelähmt. Sie fängt an, ihr Kinderlied für Notfälle vor sich hin zu murmeln. *Hin zu der kühlen Quelle munter spazierte ich*. Als sie endlich aus dem Supermarkt raus ist, weicht sie vom üblichen Weg ab, geht zur Bushaltestelle. *Das Wasser sprudelt helle, darin erfrischt ich mich*. Während sie neben einer alten Frau auf den Bus wartet, schnürt ihr die Panik den Magen zu. *So viele Jahre lieb ich dich, nie mehr vergess ich dich*. Es ist ein sonniger Tag, Giorgia sucht sich einen freien Platz in der Nähe des Fahrers, wo sie außer der Straße nicht viel sehen kann. *Unterm Blätterdach der Eiche ließ ich mich trocknen dann*. Sie schließt die Augen. *Auf deren höchstem Zweige sang eine Nachtigall. So viele Jahre lieb ich dich, nie mehr vergess ich dich*.

Vom Supermarkt bis zur Bar sind es fünfzehn Minuten. Giorgia steigt an der passenden Haltestelle aus und zieht sich die Kapuze ihrer Jacke über. *Sing, singe, Nachtigall, die du frohen Herzens bist*. Die Straße ist belebt, nicht weit weg eine U-Bahn-Haltestelle; Giorgia mischt sich unter die Passanten, entscheidet sich für die Stufe vor einem geschlossenen Restaurant, setzt sich hin und wartet. *Deinem Herzen ist zum Lachen, aus meinem ein Tränchen fließt*.

Durch die großen Fensterscheiben der Bar bin ich nur zu sehen, wenn ich hinter der Kasse stehe. Giorgia schaut durchs Fenster, atmet tief ein und aus, nach einer Weile nimmt das Herzrasen ab. Als sie ruhiger ist, spielt sie im Kopf die Fantasie durch, die sie sich nie traut, in die Tat umzusetzen. Sie stellt sich vor, wie sie aufsteht, die Straße überquert, die Bar betritt und damit die Glocke auslöst, die seit dreißig Jahren über der Tür vor sich hin rostet.

Sie stellt sich vor, wie ich sie etwas überrascht anschaue, wie ich mich frage, warum sie hier ist und nicht bei der Arbeit; wie ich dann meine schlimme Vorahnung im Keim ersticke und mir sage, dass sie nur früher Schluss gemacht hat. Wenn sie wirklich dazu imstande wäre, würde sie warten, bis meine Arbeitszeit zu Ende ist, sie würde mir vom letzten Tischchen aus zuschauen, wie ich den Kaffee tampere und der spärlichen Kundschaft zulächele. Zwischen einem Kunden und dem nächsten würden wir uns über unverfängliche Themen unterhalten. Gegen Abend dann sollte der Zeitpunkt gekommen sein: Sie müsste mir alles sagen, wirklich alles. »Heute hatte ich eine Halluzination, Filippo.

Das ist schon sehr lange nicht mehr vorgekommen. Ich glaube, die Arbeit im Supermarkt tut mir nicht gut. Ich bin krank, Filippo, aber ich kann es schaffen, im Ernst, ich werd es schaffen. Ich schütte alles mit Beton zu, und es wird der Tag kommen, an dem es nicht mehr an die Oberfläche dringt. Ich will nicht, dass du dir Sorgen machst, verstehst du? Ich hab das Problem schon lange, aber ich werde es lösen. Du darfst dir nur keine Sorgen machen, sonst wird die Krankheit überall sein, selbst wenn sie eigentlich gar nicht da ist. Dann höre ich auf, teilweise gesund zu sein. Es ist wichtig, dass ich mich teilweise gesund fühle. Durch dich fühle ich mich teilweise gesund.«

So viele Jahre lieb ich dich, nie mehr vergess ich dich.

Die Fantasie bleibt eine Fantasie, Giorgia hat sich von ihrer Stufe nicht wegbewegt, aber sie fühlt sich trotzdem besser, so als hätte sie mir die Wahrheit gesagt. Sie bleibt sitzen und schaut zu, wie es rund um die Bar Abend wird: Auf der Straße wird es dunkler, und im Innern hellt sich alles auf. Drinnen im Aquarium lese ich; sobald ein Kunde kommt, richte ich mich abrupt auf, wenn mich niemand sehen kann, raufe ich mir die Haare und habe den typischen Gesichtsausdruck von jemandem, der sich verirrt hat. Da stellt Giorgia sich vor, mich ohne jede Erklärung ziehen zu lassen. Einfach nicht mehr zurückzukommen, wie es ihr Vater getan hat. Keine Anzeichen, kein vorbereitendes Gespräch, so machtvoll wie eine Halluzination: Plötzlich ist nichts mehr da, wo vorher noch etwas war.

Giorgia sagt sich wieder und wieder, dass es nur eine schwierige Phase ist und dass sie aus einem ganz banalen Grund zittert: vor Kälte. Auf der anderen Straßenseite kämpfe ich mit dem Rollgitter, bis es nachgibt und sich mit einem lauten Schlag schließt. Sie folgt mir von Weitem, mit so viel Abstand, dass sie mich mit jemandem verwechseln könnte, der mir ähnelt.

Ich höre Musik über Kopfhörer, Giorgia denkt, dass es ihr leidtut. Sie weiß, dass ich ganz andere Träume hatte – bevor wir zusammengezogen sind, haben wir immer darüber gesprochen, oft bei ihr zu Hause, auf ihrem Bett, im Mehrbettzimmer einer WG.

Lange vor Lambrate und dem Supermarkt war die Fülle unserer Möglichkeiten unser Lieblingsthema. Ich sagte, dass ich mich freuen würde, wenn sie ihr Studium wieder aufnimmt, ihren Abschluss macht – »Ja, Giò, und dann feiern wir dich, mit Krönchen. Was ist, gefällt dir die Vorstellung nicht?« Während wir Pläne schmiedeten, schlug die reale Welt um uns herum den Weg in die entgegengesetzte Richtung ein.

Giorgia erinnert sich daran, der zweite Herzinfarkt meines Vaters, der Abend, als ich bei einem Konzert einen Anruf bekam. Die Autofahrt zur Notaufnahme ist ihr im Gedächtnis geblieben, der trockene Klang ihrer Absätze wie die tickenden Zeiger einer Uhr und die Angst, unwiederbringlich zu spät zu kommen. Sie war ebenfalls dabei, als meine Mutter meinen Vater überzeugte, in den Ruhestand zu gehen, und die Bar plötzlich keinen Betreiber mehr hatte. Sechs Monate der verzweifelten Suche nach einem Job, der es mir erlaubt hätte, mich meiner Verantwortung zu entziehen. Am Ende fand ich mich trotz aller Bemühungen dort wieder: in der Bar meiner Eltern. Von da an bewahrheiteten sich alle Befürchtungen – eine nach der anderen.

Giorgia weiß, dass ich nicht glücklich bin. Wir sprechen es nie aus. Sie sieht die Traurigkeit in meinen Bewegungen, die kleiner geworden sind – früher nahm ich immer sehr viel Raum mit meinen Armen ein, jetzt strecke ich mich nie weiter aus als nötig. Das ist nicht unsere Schuld. Alle Möglichkeiten sind schön, bevor sie Wirklichkeit werden, sie sind das Bild, das zu malen du dir vorstellst, das Lied, zu dem zu tanzen du dir vorstellst. Erst wenn man zwangsläufig mittendrin steckt, versteht man die Dinge wirklich.

Ich steige in den Neununddreißiger, der mich direkt nach Hause bringen wird, Giorgia dagegen nimmt eine andere Linie. Sie würde mir gerne sagen, dass sie es schätzt, wie sehr ich mich bemühe, aber sie kann nicht, denn dann würde unser ganzes Konstrukt in sich zusammenfallen. Sie weiß, dass es unsere Pflicht ist, uns gegenseitig einzureden, es handele sich nur um eine vorübergehende, unglückliche Phase, auch wenn wir nicht in der

Lage sind, andere Vorhaben zu formulieren: All unsere Planungsanstrengungen scheitern an Finanzen und Steuerfälligkeiten, monatlichen Fristen und notwendigen Ausgaben. Einen Großteil unserer Zeit denken wir ans Geld oder tun so, als ob wir nicht daran dächten. Genau wie ich sitzt auch sie in einer merkwürdigen Lage fest: Ihr Gehalt verschafft uns ein wenig Luft, gleichzeitig versetzt es uns in Panik. Jedes Mal, wenn ihr Vertragsende naht, wünschen wir uns beide, dass alles platzt, dass uns irgendetwas dazu zwingt, uns auf eine Alternative zuzubewegen, doch dann nehmen wir die nächste Vertragsverlängerung wieder mit Erleichterung auf. Wenn wir miteinander darüber reden, deuten wir unsere Lage wieder auf fantasievolle Art, beschreiben sie als vorübergehend – *für den Moment ist das okay, für den Moment geht das schon so* –, aber ohne es aussprechen zu müssen, wissen wir eigentlich, dass wir an keiner Lösung arbeiten, an nichts, was auch nur mittelfristig helfen könnte. Und wo all das geblieben ist, was wir wollten, was das eigentlich war, das wissen wir nicht mehr – *für den Moment*.

Giorgias Linie hält etwas weiter weg von unserer Wohnung. Während sie das letzte Stück zu Fuß geht, die Hände wegen der Kälte in die Taschen gesteckt, denkt sie, dass sie gerne kündigen würde. Wollen und Nicht-Können sind die Achsen, um die ihr Leben kreist. Sie würde gerne alles niederreißen oder sich ihrer Krankheit hingeben – und kann nicht. Sie würde gerne lügen oder die Wahrheit sagen, aufhören oder von vorne anfangen, explodieren oder untergehen. Aber sie ist gezwungen, den Mittelweg zu nehmen. Ab und zu fragt sie sich immer noch, ob ihre Mutter wohl genau darüber nachgedacht hat, bevor sie ihre Entscheidung traf. Wenn sie richtig rechnet, muss sie damals in ihrem Alter gewesen sein. Sie hatte immer Angst vor dem Zeitpunkt, wenn sie selbst so alt sein würde. Gerade in Momenten wie diesen stürzt die Welt um sie herum in sich zusammen – es ist einfach *zu viel*, die Menschen, die Halluzinationen, die Krankheit, unsere Schwierigkeiten, ihr Vater, ihre Mutter. Wo sind die Auswege?

Auf den Stufen im Hausflur sitzend wartet sie die übliche Uhrzeit ihrer Rückkehr ab: Es ist spät genug, dass niemand sonst vorbeikommt. Man hört das Ächzen des Aufzugs unter dem Gewicht der Hausbewohner, die aus der Garage nach oben fahren, Gesprächsfetzen zwischen Menschen hinter den Türen, Menschen und Abendessen, Menschen und Schweigen als Antwort, Menschen und Fernseher. Überall Menschen, deren Atmung, deren Bewegungen Giorgia lauscht, aber nicht so, als kämen sie von außen, sondern als wären sie in ihr drin, als schaffte sie es nicht, sie sich aus der Brust zu reißen, und die Menschen bewegen sich in ihr umher, und jeder von ihnen hat seinen eigenen platzraubenden Körper, seinen eigenen Schmerz in einer endlosen Reihe trostloser Klagen. Giorgia greift vorsichtshalber noch einmal zu dem Kinderlied – denn ihr Atem wird schon wieder kürzer.

Hin zu der kühlen Quelle munter spazierte ich. Sie würde sich wünschen, dass ich grundlos herauskomme, dass ich sie auf den Stufen überrasche. *Ach, ich wünschte, die Rose wär am Rosenstrauch geblieben.* So stellen sich doch die entscheidenden Weichen im Leben der anderen, oder? Durch einen unvorhergesehenen Zwischenfall, der den Theatercoup auslöst. *Sing, singe, Nachtigall, die du frohen Herzens bist.* Sie würde gerne weinen, von mir dabei überrascht werden und dann in der Lage sein, es mir zu erzählen. Stattdessen hält sie die Tränen zurück und hält damit unser ganzes prekäres Konstrukt zusammen. Sie steht wieder auf und verbannt diesen Tag in die Tiefen ihres Innern. Sie wird eine andere Lösung finden, sie wird andere Wege ausprobieren.

»Wie war's heute?«, fragt sie mich nach der üblichen Begrüßung.

Ich erzähle ihr von meinem Nachmittag, den sie ja selbst gesehen hat, ich erfinde Kunden, die nicht da gewesen sind. Giorgia hört zu. Der letzte Gedanke, den es zu verbergen gilt, ist, dass wir uns auf einem sinkenden Schiff befinden, auch wenn wir es vielleicht nicht wissen.

So viele Jahre lieb ich dich, nie mehr vergess ich dich.

Mauros Rückkehr in Giorgias Leben nistet sich zwischen uns ein, ein leiser Schmerz in empfindlichen Gelenken, schafft sich einen Spalt und dehnt sich aus.

Es geschieht, als Giorgia sich schon eine neue Strategie zurechtgelegt hat. Sie hat die Bücher zugunsten von Illustrierten aufgegeben, denen sie Techniken der Zerstreuung an die Seite stellt: Sie lenkt ihr Interesse von den psychisch anormalen Geschehnissen ab und konzentriert sich auf die greifbaren Dinge, diesen Trick hat sie gelernt – er wurde ihr beigebracht. Donnerstags zählt sie die Shampoofläschchen; freitags überprüft sie die Vorräte an biologisch abbaubaren Tüten; wie viele Packungen helles Fleisch an einem Tag?

Es geschieht an einem Mittwoch, dem Tag, an dem sie sich auf den Klang des elektronischen Auges beim Einlesen der Strichcodes konzentriert. Während sie ein Deo darüber rollen lässt, streckt sich eine Hand in ihr Blickfeld, jemand wedelt damit herum, um ihre Aufmerksamkeit auf sich zu ziehen. Sie erkennt ihn, noch bevor er ihren Namen sagt.

Mauro trägt eines seiner Hemden, genau wie damals an der Akademie. Und genau wie damals sieht es so aus, als habe er es mindestens dreimal aus- und wieder angezogen, die Falten im Baumwollstoff erzählen von einer nicht zu Hause verbrachten Nacht, andere Falten, die auf seinem Gesicht, machen deutlich, dass der Schlaf kurz und unbequem war – dann sind da noch die Furchen, das im rechten Mundwinkel verharrende Lächeln, die Augen, die er wie Arme dazu benutzt, sich anderen zu nähern oder sie sich vom Leib zu halten.

»Giò!«, ruft er aus. »Was machst du denn hier?«

Gefangen in ihrem Kittel schaut Giorgia ihm zu, wie er sich für seine dumme Frage entschuldigt.

»Wie geht es dir?«, fängt er es gleich wieder auf.

Giorgia weiß nicht, was sie denken soll. Mauro in den Supermarkt einzufügen ist eine immense Anstrengung. Sie spielt mit dem Deo, das elektronische Auge ist verwirrt und erfasst es ein weiteres Mal.

»Gut. Und dir? Was machst du hier?«

Giorgia spürt, dass das ein zu intensiver Reiz ist, dass sie sich dafür nicht gerüstet fühlt. Die Schlange hinter ihm beginnt zu drängen.

»Ich gehe eine Freundin besuchen, die hier ganz in der Nähe wohnt.«

»Ich wohne auch hier, ganz in der Nähe«, sie greift nach den anderen Einkäufen, eine neue Zahnbürste, eine Pralinenschachtel, Kaugummis.

Sie spürt, wie sich endlich ein unverbindliches Lächeln in ihrem Gesicht ausbreitet.

»Wir haben uns ja schon seit Jahren nicht gesehen«, meint Mauro ungläubig.

Giorgia hält ihm den Kassenbon hin, und er reicht ihr automatisch einen Fünfzig-Euro-Schein, den er schon wer weiß wie lange in der Hand hat, vielleicht hat er ihn schon gezückt, bevor er den Supermarkt betreten hat, bevor er auf sie gestoßen ist; ob er sie sofort erkannt hat, ob er sich genau diese Kasse ausgesucht hat, um ihr Hallo zu sagen?

»Stimmt, seit Jahren.«

Er lässt alles in einer Tüte verschwinden.

»Gut siehst du aus. Es kommt mir ewig her vor, dass wir das letzte Mal miteinander gesprochen haben. Wir sollten uns mal zum Kaffee verabreden.« Er reiht die Wörter nahtlos aneinander.

Der Kunde hinter ihm ist wegen der Verzögerung ein wenig genervt, Giorgia entschuldigt sich mit einem Kopfnicken.

»Hör zu, gib mir doch deine Nummer. Dann melde ich mich bei dir.«

Sie hat schon ein eingeschweißtes Brathähnchen in den Händen.

»Sie haben doch nichts dagegen? Gleich bin ich weg, versprochen. Nur eine Sekunde.«

Mauro wartet nicht auf den Segen des Unbekannten, er beugt sich über das Plexiglas und breitet den Kassenbon auf der Kasse aus. Giorgia reicht ihm einen Stift und diktiert ihm ihre Nummer, jetzt sind alle etwas genervt, nur ein Mädchen am Ende der Schlange lächelt.

»Ich melde mich, und dann sagen wir uns Hallo, wie es sich gehört, okay?« Mauro lässt den Kassenbon in seine Tasche gleiten, schaut sie an und wartet auf eine Bestätigung.

»Klar, okay.«

Er lächelt immer noch und geht weg; wie er aufgetaucht ist, verschwindet er wieder, von der Seite des Bürgersteigs verschlungen, die Giorgia nicht sehen kann.

Die gesamte nächste Stunde über fragt sie sich: Und wenn es nur eine Halluzination war? Sie geht jede einzelne Bewegung noch einmal durch, den Moment mit Mauro, vor der Pause überprüft sie die Transaktionen, und Mauros Rechnung ist noch da, Deo, Zahnbürste, Pralinen und Kaugummis.

Nachmittags kehren die Erinnerungen wieder. Mit federndem Schwung prallt Giorgia zurück, stürzt wieder in gewisse Wintermonate, in bestimmte dunkle Pullover, in nummerierte Räume eines immer noch existenten Gebäudes – wer weiß, ob die Räume immer noch genauso aussehen und ob Mauro sich dort auch jetzt noch auf seiner Umlaufbahn bewegt, nie durch die Raummitte voller halbwegs erfahrener Schüler läuft. Diesen Räumen fühlt sie sich immer noch zugehörig. Nein, nimmt sie den Satz zurück, als sie am Ende ihrer Schicht den Kittel auszieht: Es wäre ehrlicher zu sagen, dass das Beste vom Schlechtesten ihrer selbst in der Verbannung jener Räume zurückgeblieben ist, hinter jenen Türen, hinter den Mauern jenes Gebäudes. Es bereitet ihr immer ein unangenehmes Gefühl, wenn sie erkennt, dass ein Teil von ihr sich im Exil befindet, es erinnert sie an den unappetitlichen Anblick ihrer ausgefallenen Milchzähne, an das zähflüssige Blut auf der Zunge. Als sie mit der Akademie aufgehört hat, ist an der Stelle des verbannten Teils nichts Neues nachgewachsen. Darunter war nichts, überlebt hat eine weiche Vertiefung.

Giorgia überquert die Straße, ein Strom eisenhaltiger Lachse zieht zur Stoßzeit den Fluss hinauf, zwischen den Scheinwerfern und rund um die Blumenbeete hängt Nebel, ein ganz weißer

Nebel, der sanft über die Stacheldrahtgrenzen der Kaserne klettert. Sie denkt, dass sie getan hat, was zu tun war. Als sie mich kennenlernte, denkt sie, ist ihr klargeworden, dass sie sich entscheiden musste: Entweder oder, es gab keinen anderen Weg. Sie hat einen hohen Preis bezahlt. Es kommt ihr so vor, als habe sie zusammen mit diesem einen fauligen Bruchstück alles von sich selbst zurückgelassen.

Als sie zu Hause ankommt, sucht Giorgia schon nach einer schlüssigen Einordnung der Begegnung mit Mauro. Wo soll sie sie einsortieren, welchen Sinn soll sie ihr beimessen? Wenn Mauro sie einfach ignoriert hätte, müsste sie jetzt nicht wieder ans Theater denken.

Bevor wir schlafen gehen, stehen Giorgia und ich nebeneinander im Bad. Es ist der Moment, in dem unsere Gespräche ermatten, wir machen vage Pläne für den nächsten Tag, denken über Lebensmittelvorräte und Rechnungen nach.

»Ach ja, ich dachte, wir könnten den Strom mit ein paar Tagen Verspätung bezahlen. Weißt du noch, letztes Mal? Es passiert gar nichts. Du machst dir immer solche Sorgen.«

Giorgia schaut mir zu, wie ich rede und Zahnpastaschaum um meinen Mund verteile.

»Das stimmt.«

»Wir warten auf dein Gehalt, dann wird es vorher nicht zu eng, was meinst du?«

Sie schaut mich im Sitzen vom Klo aus an, ihre Hosen hängen auf Kniehöhe. Sie fühlt sich ausgelaugt. Die Zerstreuungstechniken nehmen sie stark in Anspruch.

»Ich habe heute Mauro getroffen.«

Ich schaue sie verständnislos an.

»Meinen Schauspiellehrer. Ich hab dir doch erzählt, dass ich mal Theater gespielt habe, oder nicht?«

»Ah. Ja, ja. Und wo hast du ihn getroffen?«

»Im Supermarkt«, sagt Giorgia und steht auf. Sie spült und zieht die Hosen hoch, stellt sich neben mich, um sich die Hände zu waschen.

»Kennst du dieses Gefühl, wenn man sich unfreiwillig an etwas erinnert?«, fragt sie mich über den Spiegel.

Ich zucke mit den Achseln und spucke ins Waschbecken.

»Was genau meinst du?«

»Ich meine, es gibt Erinnerungen, die du absichtlich aufsuchst. Zum Beispiel, wenn du dir Fotos anschaust.«

»Ich glaube, jetzt verstehe ich, was du meinst.«

»Und dann gibt es Erinnerungen, die dir unfreiwillig kommen. Zum Beispiel hätte ich nie gedacht, dass ich Mauro im Supermarkt treffen würde. Aber von da an musste ich unfreiwillig wieder ans Theater denken, an eine ganze Reihe von Dingen, die mir vorher nicht einmal zufällig in den Sinn kamen.«

»Hm.«

»Ist das nicht seltsam?«

Wir laufen durch den Flur, ohne das Licht anzuschalten, gemeinsam, kein Platz, sich zu verirren.

»Ich glaube, so funktionieren wir alle«, sage ich zu ihr, als wir uns ins Bett legen. Sie schweigt.

»Fehlt dir das Theater?«

»Vielleicht, ich weiß es nicht.«

»Ich hätte dich gerne mal gesehen. Du wirkst gar nicht wie eine, die sich auf die Bühne stellt.«

Giorgia legt sich auf die Seite und schaut mich an. *Ich wirke gar nicht wie ein Haufen noch ganz anderer Dinge*, würde sie gerne sagen, stattdessen lächelt sie mir zu und streckt eine Hand nach mir aus, fährt mir damit durchs Haar.

»Vielleicht fehlt mir das Theaterspielen.«

»Na ja, du könntest ja immer noch, oder?«

»Klar, aber es war ja nur so.«

Mit diesen Worten fasst Giorgia die Ungeheuerlichkeit dessen zusammen, was sie vor mir verbirgt – *ja nur so*.

Zehn Tage später ruft Mauro Giorgia an. Sie verabreden sich auf einen Kaffee, an einem Samstagnachmittag begleite ich Giorgia zur U-Bahn, bevor ich meine Eltern besuchen fahre.

Der Ort, den Mauro ausgesucht hat, ist nicht harmlos, Giorgia kennt ihn. Es handelt sich um eine Bar in der Gegend, wo sie zu Zeiten der Akademie häufig unterwegs war – es kommt ihr so vor, als sähe man die Silhouetten ihrer damaligen Bekannten und ihre Gespräche noch als Schatten auf den Oberflächen. Mauro wartet an einem Tischchen sitzend auf sie, er telefoniert gerade. Obwohl sie das Lokal gerade erst betreten und das Gespräch noch gar nicht begonnen hat, fühlt Giorgia sich schon geschlagen. Es ist dieses Gefühl der bevorstehenden Niederlage auf feindlichem Terrain.

»Da bist du ja!«, empfängt Mauro sie, als sie in sein Blickfeld gerät. »Entschuldige, ich muss Schluss machen«, sagt er ins Telefon. »Warte jedenfalls noch ein paar Tage und mach dann weiter. Ja, ciao, ciao.«

Er haucht ihr ein Küsschen auf die Wange, Giorgia bleibt steif, die Arme vor der Brust verschränkt.

»Hast du die Bahn verpasst wie in alten Zeiten?« Mauro lächelt, während er sich wieder hinsetzt, er gibt dem Kellner ein Zeichen, um zu bestellen.

»Nein, Filippo hat mich zur U-Bahn gefahren. Ich war einfach nur spät dran.«

»Wie üblich also.«

Er bestellt für sie mit und liegt richtig, aber er übergeht die Vertrautheit stillschweigend. Giorgia fühlt eine ganz bestimmte Angst in sich aufsteigen, die sie schon sehr lange nicht mehr gespürt hat, besser gesagt: seit Mauro und sie sich das letzte Mal gesehen haben; eine mit ihm verbundene Angst, ohne Panik, die schicksalsergebene Vorahnung zu langsamer Beutetiere.

»Also, wie geht es dir? Ich meine, in echt, nicht wie im Supermarkt. Wie geht es dir?«

Giorgia schiebt die Hände unter ihre Beine und lehnt sich ein wenig nach vorne. Sie beschließt, es zu versuchen, und schlüpft in eine Rolle.

»Gut«, antwortet sie. Sie wägt den Tonfall ab, die Worte. »Natürlich, es ist ein ganz anderes Leben, viel geregelter. Aber mir geht's gut, ja, ich bin zufrieden. Doch, ich bin zufrieden.«

»Giò«, er schöpft die Crema seines Espressos mit dem Löffel ab. »Das war eine miserable Vorstellung, lass dir das gesagt sein.«

Er starrt sie an, um sie in Verlegenheit zu bringen, und Giorgia hält nicht stand, sie verliert auf dem Stuhl die Fassung, und ihr entfährt ein frustriertes Seufzen.

»Du könntest wenigstens so tun, als ob.«

»Und warum?«

»Weil wir Freunde sind. Freunde machen das so: Sie erzählen einander Geschichten und tun so, als würden sie einander glauben.«

Mauro lacht und schüttelt den Kopf. Giorgia fühlt sich trotzdem traurig, obwohl sie von der Last des Schauspielerns befreit ist.

»Sieht man es mir so sehr an?«

»Es ist dein Gesicht, Giò, was glaubst denn du? Ich erinnere mich gut an dein Gesicht, und es ist nicht das hier. Es sieht aus, als würdest du den Atem anhalten.«

Giorgia verengt ihren Blick auf den Boden der leeren Espressotasse.

»Jedenfalls, danke der Nachfrage, mir geht's gut.«

Mauro wechselt das Thema und redet von der Akademie, von den Kursen, wie schwierig es sich gestalte, jemanden zu finden, der in der Lage sei, seinen Ansprüchen zu genügen, von der wichtigen Aufführung, für die er Fördergelder erhalten habe.

»Wir haben ein Jahr. Das ist nicht viel, aber es wird überraschend, visionär.«

»Worum geht es?«

»Oh nein, vergiss es, dir erzähle ich nichts. Ich habe dir noch nicht verziehen.«

»Machst du es aber spannend.«

»Du hast mich mitten in der Spielzeit sitzenlassen. Ein anderer Regisseur hätte dich gegrillt, das weißt du.«

Mauro hat die gleichen Blicke drauf wie damals, alle Details sind da wie gerufen, als hätte sich nichts geändert, aber Giorgia weiß, dass der Schein trügt. In den vergangenen drei Jahren haben sich die Dimensionen um sie herum verändert, während sich das Innere, unversehrt, der Veränderung widersetzt hat – aber wie lange noch?

»Das freut mich«, sagt sie zu ihm. »Es freut mich, dass du weiterhin das machst, was dir gefällt, dass du nicht aufgehört hast, daran zu glauben.«

Mauro lächelt immer noch. Er räumt alle Gegenstände zwischen ihnen aus dem Weg, einen nach dem anderen, schiebt sie an den blinden Rand des Tisches, bis nichts mehr übrig ist, nur ein leerer Raum, den er mit seiner Stimme füllt.

»Ich habe eine Rolle, die nur du spielen kannst.«

Diese Feststellung, so schnurgerade heraus, spannt sich wie ein Seil zwischen seiner und ihrer Hand, Giorgia spürt ein Seilende eng um ihr Handgelenk und will daran ziehen, das Seil zerreißen, zögert aber im letzten Moment.

»Du weißt, dass ich nicht kann.«

»Komm schon, Giò. Wir glauben doch nicht an Zufälle. Dich da wiederzutreffen, am letzten Ort der Welt, an dem ich dich vermutet hätte. Das ist passiert, weil ich niemanden wie dich habe, niemanden sonst, der dem gewachsen wäre. Jemanden wie dich habe ich nie mehr gefunden. Ich bin hier, um dich anzuflehen.«

»Ich mache schon seit fast drei Jahren nichts mehr, es ist nicht, wie es mal war.«

»Du weißt, dass das nicht der Punkt ist, ich würde dir helfen. Innerhalb von zwei Wochen würde ich dich wieder in Form bringen.«

Giorgia merkt, wie ein Lächeln ihren Mund bewegt, sie weiß, dass das ein Fehler ist.

»Das hatte ich nicht im Sinn. Außerdem habe ich jetzt den Job, Filippo, es ist nicht wie früher.«

»Die Hälfte meiner Schauspieler hat dieselben Probleme. Wir kriegen das schon irgendwie geregelt, das weißt du, los, sag schon, was ich hören will.«

Giorgia fällt auf, dass sie auf ihrem Stuhl zu weit nach vorne gerutscht ist. *Wir glauben doch nicht an Zufälle.* Mauro hat sich zu ihr gelehnt, sie sieht in seinem Körper dieselbe fiebrige Anspannung, die er in den Fluren der Akademie hatte, wenn sie auf der Suche nach dem Charakter einer Rolle gemeinsam das Linoleum abnutzten – wenn Giorgia ihm plötzlich eröffnete, dass sie ihn gefunden, ja, gesehen hatte. Sie versinkt in der Erinnerung an diese Erregung, die jedem anderen unverständlich ist.

»Ich kann dir darauf jetzt keine Antwort geben.«

Mit Mühe erlangt sie die Kontrolle über sich zurück. Mauro wird wieder harmlos.

»Also gut«, sagt er gelassen, »denk drüber nach. Ruf mich in einer Woche an.«

»In einer Woche«, wiederholt Giorgia, während sie mit einer Hand ihre Stirnfalten glattstreicht.

»Ich habe nicht viel Zeit, das verstehst du hoffentlich«, Mauro nimmt seine Jacke von der Stuhllehne und schlüpft hinein. »Gehen wir?«

Sie trennen sich draußen vor der Bar, inmitten der unsichtbaren Schatten.

»Verarsch mich nicht, Giò«, sagt er, bevor er geht. »Vor drei Jahren hast du mich um eine Atempause gebeten, und ich habe sie dir gewährt. Die Atempause ist vorbei.«

Manche Vergangenheiten – denkt Giorgia nach der Verabschiedung von Mauro – sitzen so tief in deinem Atem, deinem Magen, dass es kein Entrinnen gibt.

Als sie nach Hause zurückkommt, fühlt sie sich schuldig, sie denkt vor allem an mich, der ich von nichts weiß, und sie erzählt sich unsere Geschichte. Sie schaut zu, wie wir einander begegnen, wir sind eine Projektion auf der Fensterscheibe der U-Bahn, die von zahlreichen Variationen unbekannter Köpfe unterbrochen wird – als Kulisse dient der schnell dahinfließende grünliche Beton, während wir uns von den gegenüberliegenden Seiten eines Zimmers anschauen. Um uns herum findet eine Abschlussfeier statt, Alkohol aus Plastikbechern, noch stehen wir alle aufrecht. Wir teilen einen Schwebezustand, und wir haben keinerlei Absicht, etwas daran zu ändern. Ich sehe Giorgia und denke, dass sie die Gabe der immer etwas deplatzierten Schönheit hat, wenn du sie auf einer Seite in Ordnung bringst, löst sie sich auf der anderen Seite auf – die Haare, die Haltung, das Kleid, alles kommt in einem unaufhörlichen Strom aus dem Gleichgewicht. Ich sehe in Giorgia das, was ich sehen sollte: einen Menschen am Rande des Abgrunds, und genau dadurch fühle ich mich angezogen, später beschließe ich jedoch, mir einzureden, dass ich aus anderen, erträglicheren Gründen ihre Nähe suche – sie hat eine Liebenswürdigkeit alten Schlags, sie ist empathisch, besitzt die unentbehrlichen Fähigkeiten des Altruismus und der Geduld. Giorgia erkennt in mir intuitiv etwas Harmloses. Wir ziehen weiter in der Fensterscheibe vorüber, da sind Bilder von uns, wie wir uns unterhalten, da bin ich, der ich sie leicht an der Hüfte streife, und sie, die mich als beruhigende Präsenz wahrnimmt; vor ihren Augen zieht der Tag vorbei, an dem sie dachte, dass ich der letzte Vorposten eines normalen Lebens sein könnte: Das war drei Monate nach unserer ersten Verabredung, als ich nach dem Sex mit meinem Kopf auf ihrem Bauch einschlief – Afrolocken kratzen uns von der Fläche, wir landen verstreut auf dem Gummifußboden des Zugs, alle trampeln auf uns herum.

Giorgias Krankheit hat einen Namen, den sie nicht aussprechen möchte. Sie weiß, dass sie nach Meinung gewisser Ärzte dauerhaft Medikamente nehmen müsste. Sie weiß auch, dass sie die Krankheit in Zaum halten kann, sie muss sich nur auf die Kniffe und Tricks konzentrieren, ihre Übungen machen; letzten Endes ist es bei ihr nicht anders als bei jedem anderen durchschnittlich begabten menschlichen Wesen: Alle sehen Dinge, die nicht existieren, sie sieht sie nur größer, vielschichtiger. Zwar lässt sich nicht leugnen, dass ihr die Kontrolle ganz am Ende auf der Akademie fast entglitten wäre, wegen des ungeregelten Lebens, durch faule Nachlässigkeit; allein zu leben hat ihr nicht gutgetan, sie hat sich ablenken lassen, weil niemand in ihrer Nähe war. Aber jetzt ist die Situation eine andere, es gibt mich, die gemeinsame Wohnung, einen Job, alles ist geregelt. Jetzt ginge es vielleicht.

Das Schauspielen fehlt ihr. Sie hat das Theaterspielen während ihres ersten stationären Aufenthalts unter den Angeboten des Rehaprogramms entdeckt; anschließend hat sie auch außerhalb der Einrichtung Theaterkurse besucht. Theaterspielen ist das einzige Handlungsmuster, bei dem die Krankheit nicht dysfunktional auf ihren Körper einwirkt, sondern sogar nützt. Giorgia ist überzeugt, dass alle einen Ort bräuchten, der dem Kontrollverlust gewidmet ist, ein sicheres Versteck wie das, das sie gefunden hatte, ein Ort, an dem man sich wenigstens ein bisschen befugt fühlt loszulassen. Jetzt spürt sie ständig diesen Druck, ihre Hände umklammern rutschige Zügel. Wie war es demgegenüber in jenen Räumen? *Wie war es, wie war es* – im neurotischen Auseinanderdriften der Pendler geht sie langsam. Die Lektüre des Skripts, die methodische Ausgestaltung der Charaktere, und wenn diese sich dann plötzlich materialisierten und die Schwellen übertraten, wenn sie eine gleichwertige oder sogar dichtere Konsistenz bekamen als die Lebenden. Davon hat sie mir nie erzählt, genauso wenig von gewissen Gräfinnen von Illyrien, die sie heimsuchten, bis sie Giorgia allmählich auslöschten, oder von den Halluzinationen oder den Veränderungen ihres Denkens. Giorgia und ich sind rund um eine Auslassung erbaut.

Giorgia wartet so lange wie möglich. Am Ende der Woche hat sie nicht das Gefühl, sich entschieden zu haben.

»Ich muss mit dir über etwas reden«, sagt sie.

Der Freitagabend ist einer unserer Lieblingsmomente, weil er die Atempause einleitet. Der Freitagabend ist vielleicht der einzige Wellenbrecher der Woche, der Augenblick, in dem wir wieder ein bisschen so werden, wie wir früher waren – noch immer geistert in uns das studentische Vorspiel zum Wochenende herum, deshalb ist es nicht falsch zu behaupten, dass wir uns dank einer Erinnerung entspannen, die keinen Bezug mehr zu unserer Lebenswirklichkeit hat. Am Freitagabend sind wir unbeschwert, wenn auch abgeschlagen, umfangen von einer nicht-körperlichen

Müdigkeit. All unsere Energien erschöpfen sich in mit der Zeit immer aufwändigeren mentalen Anstrengungen, durch das ständige Sich-Zureden und die ständige Selbstbeherrschung.

Zwischen den Resten des chinesischen Essens vom Schnellimbiss legen wir die Hände ineinander.

»Raus damit«, sage ich, betrunken von süßsauren Soßen.

»Mauro hat mir bei unserem Treffen einen Vorschlag gemacht. Ich hab dir nicht sofort davon erzählt, weil ich erst selbst darüber nachdenken musste.«

»Ich hoffe, etwas sehr Unanständiges.«

»Unaussprechlich. Unwiederholbar. Er hat mich gebeten, wieder Theater zu spielen.«

Jetzt weiß Giorgia, dass es ihr am liebsten wäre, ich hätte etwas dagegen, würde es ihr aus irgendeinem absurden Grund verbieten, das Angebot anzunehmen. Aber ich habe überhaupt keinen Grund, das zu tun.

»Ach, wie schön. Warum zögerst du noch? Hättest du nicht Lust dazu?«

Natürlich hätte sie Lust. Es könnte ein Ausweg aus der Überforderung sein, eine Möglichkeit, mit den Kollateralschäden umzugehen, die der Supermarkt verursacht. Es ist für sie bloß so schwierig, zu entscheiden, was die Wahrheit ist.

»Ich weiß nicht, es würde ziemlich viel Zeit in Anspruch nehmen. Die Abende wären ständig mit Proben belegt.«

»Und wo ist das Problem?«

»Wir würden weniger Zeit miteinander verbringen.«

»Vielleicht könnte ich ja ab und zu mitkommen.«

»Ja, ich glaube schon.«

Ich sage es Giorgia nicht, aber sie kommt mir so resigniert vor, dass ich fast wütend werde. Ich denke, dass alles falsch läuft, alles genauso läuft, wie es nicht sein sollte.

»Wir machen gar nichts mehr, was uns Spaß macht, oder nicht?«

Ich umfasse ihr Handgelenk und ziehe sie zu mir, auf meinen Schoß, denn manchmal mag ich es, aus nächster Nähe mit ihr zu sprechen, den Kopf an ihre Schulter gelehnt. Giorgia weiß nicht warum, aber gerade rührt sie diese Geste, deshalb hebt sie ihren Kopf und weicht meinem Blick aus. Wieder hätte sie gerne, dass ich mich zwischen sie und die Entscheidung stelle.

»Sag das nicht.«

»Aber es stimmt doch. Wir haben keine Hobbys, keine Ablenkung.«

Wir sind kurz davor, einander zu sagen, dass dieses Leben uns ankotzt, aber ich bin geübt darin, mich zu beherrschen.

»Na gut. Im Großen und Ganzen können wir uns nicht beklagen. Aber du bist den ganzen Tag da drin eingesperrt, das ist nicht gesund. Ich glaube, es würde dir guttun. Meinst du nicht?«

Giorgia nickt.

»Ich glaube schon.«

»Wir führen ein Alte-Leute-Leben.«

»Ach Quatsch«, Giorgia küsst mich auf die Stirn.

Sie denkt aber weiter darüber nach. *Ein Alte-Leute-Leben.* Nicht einmal, als wir ins Bett gehen und ich mit der Hand nach ihr suche, hört sie damit auf. Sie denkt darüber nach, während ich sie berühre – *ein Alte-Leute-Leben.* Es gibt etwas Schlimmeres, würde sie mir gerne verraten, stattdessen drückt sie ihre Finger in meinen Hals, streichelt mich. Etwas Entsetzliches.

Die erste Leseprobe findet an einem Samstagnachmittag statt.

»Du wirst sehen, es ist eher eine Art gemeinsamer Imbiss«, sagt Giorgia, die bei mir untergehakt ist.

Wir haben beschlossen, mit den Öffentlichen zu Mauro zu fahren, um uns die neurotische Suche nach einem Parkplatz zu ersparen. Heute fühlt es sich schon nach Frühlingsanfang an, die Sonne strahlt vom pockennarbigen, vom nächtlichen Regen noch feuchten Rücken des Gehsteigs zurück.

»Ein *Imbiss*?«

»Aber ja, keine große Sache, du wirst sehen. Außerdem wird ein Haufen Leute da sein.«

»Aber worin genau besteht das Treffen, im Wesentlichen?«

»Es ist eine Art Eröffnungsfeier. Wir lesen das Skript einmal im Schnelldurchgang, anschließend wird in der Regel gegessen und getrunken. Jedenfalls lief das früher so ab.«

Giorgia ist hin- und hergerissen zwischen Nervosität und Vorfreude. Sie fragt sich, wie viele Mitglieder des Ensembles sie wiedererkennen wird – Mauro wollte ihr nichts verraten; seit ihrem letzten Telefonat sind zwei Wochen in absoluter Funkstille vergangen.

Mauros Haus befindet sich in einem Wohnviertel, fernab von großen Kreuzungen und Durchgangsverkehr. Hinter dem Gittertor hat man den Eindruck, in eine Parallelwelt weit außerhalb der Stadt geschlüpft zu sein. Auf dem Gartenweg strahlt Giorgia die Sicherheit derjenigen aus, die sich hier auskennt, es kommt ihr fast so vor, als setzte sie ihre Füße in die Fußspuren, die sie beim letzten Mal hier hinterlassen hat. Sie weiß aber, dass es auch Richtung Ausgang alte Fußspuren von ihr gibt: Sie stammen von dem Tag, als sie Mauro gesagt hat, dass sie aufhören würde, genauer, dass sie exakt in diesem Moment, als sie es sagte, aufhörte – sie sollte nicht mehr zurückkehren. Sie kaschiert ein Lächeln der Kapitulation und drückt die Klingel. Aus dem Hintergrund dringt Musik zu uns, ein weibliches Lachen, das näherkommt.

Eine blonde, schmale, ziemlich kleine junge Frau öffnet die Tür. Als sie Giorgia wiedererkennt, schlingt sie ihre Arme um sie.

»O Gott, Giò, wie schön du bist.«

Sie nimmt Giorgias Gesicht in ihre Hände und küsst sie auf die Nase.

»Das ist Amelia«, sagt Giorgia und lächelt mir zu.

Die junge Frau löst sich von ihr und streckt eine Hand aus.

»Amelia, Filippo.«

Unsere gegenseitigen *Freut mich* überlagern sich, während die junge Frau uns nach drinnen bugsiert, wo wir vom Geplauder eingesaugt werden.

Giorgia trifft auf viele bekannte Gesichter und zugleich auf Stimmen, die sich nie gänzlich aufgelöst haben, weil sie unfähig ist zu vergessen. Da sind Gerüche, die Dicke bestimmter Stoffe wie Zeichen, die die anderen ihr aufgestickt haben. Giorgias gesamte Haut ist eine ausgedehnte Narbe, die empfindlich auf Berührungen reagiert. Ich sehe nur alte Freunde, die sich wiederbegegnen, wohingegen sie unter den Auswirkungen leidet, sie ist fröhlich, sie ist verängstigt, auch wenn ihre Begrüßungen und ihre Umarmungen von außen gesehen gewöhnliche Interaktionen sind.

Ich werde allen vorgestellt, Namen kann ich mir nie merken. Der Letzte, der sich mir vorstellt, ist Mauro, im weißen Hemd, dunkle, zerzauste Locken, eine nervöse Magerkeit. Er ist es, der erklärt, wir seien jetzt bereit für die Leseprobe, und damit die Kleingruppengespräche unterbricht. Wir sind alle aufgefordert, uns ins Untergeschoss zu begeben, in den Partykeller.

Giorgia läuft vor mir die Treppen hinunter, und Amelia vor ihr – »Wie in alten Zeiten, Giò. Wie findest du das?«

»Schön«, sagt Giorgia so leise, dass niemand sie hören kann.

Der Partykeller ist eine von der Wirklichkeit befreite Zone, ebenso wie Mauros gesamtes Haus und die Räume der Akademie. Ein Ort, der nur für diejenigen existiert, die ihn sehen können. Da ist der lange Tisch, aus unbehandeltem, mattem Holz, das noch gebeizt werden müsste. Die niedrigen Fenster als Verbindung zwischen Wand und Decke, zum hinteren Garten hin geöffnet – dort erkennt man die dunklen Knöchel der Ahornbäume und die spitzen Finger blutroter Blätter. Das Bücherregal, das einen Großteil der hinteren Wand einnimmt, bricht unter der Last der Bücher fast zusammen – keines davon scheint neu, sie haben abgenutzte Rücken. Das Sofa, zur Rechten, wird von unsichtbaren Besatzern verknautscht.

Mauro verteilt die Skripte, die Gäste setzen sich spontan auf das Sofa oder die im Raum verstreuten Campingstühle. Giorgia fällt ihr Exemplar in den Schoß, es wurde schon von jemand anderem aufgeschlagen und vollgekritzelt, auf einem Großteil der Seiten stehen Notizen am Rand. Sie beugt sich zu mir, ich sitze neben ihr, und zeigt mir die winzige Handschrift.

»Das wird ein Haufen Arbeit.«

»Fang nicht gleich an zu jammern«, ermahnt Mauro sie, als er Platz nimmt. »Also, ich würde sagen, wir können uns heute Nachmittag auf den ersten Akt beschränken. Die Geschichte kennt ihr alle, oder?«

Einige lächeln und rollen mit den Augen, die meisten Schauspieler sind schon mit gesenktem Kopf im Skript versunken.

»Nehmt euch fünf Minuten für eure Rollen, dann fangen wir an.«

Giorgia liest ihren Namen ganz oben auf der Liste und beugt sich noch weiter vor, Hände und Blick tief im Papier, versucht zu entziffern. *Stimme kontrollieren; ideale Statur: möglichst schlank; bewegt sich schnell, aber beherrscht; Kurzhaarschnitt möglich?*

»Meinst du das ernst mit dem Hundekostüm?«, erhebt sich eine Männerstimme weit hinten im Raum.

»Todernst.«

Mauro holt eine Zigarette aus dem Päckchen auf dem Tisch, steckt sie sich zwischen die Lippen, ohne sie anzuzünden.

»Aber führen wir nicht im Mai auf? Da wird es heiß sein. Ganzkörper…«

»Leben ist Leiden. Weitere Begeisterungsstürme?«

Niemand antwortet, Mauro schaut sich um, die Zigarette zwischen seinen Fingern, dann schlägt er die Beine übereinander und lehnt sich zurück.

»Wir werden uns treu an die Version von 1904 halten. Ich möchte nichts Spolin'sches, haltet die Forsberg in euch im Zaum. Spezialeffekte werden an den technischen Apparat delegiert, wir bleiben sauber und klassisch. Wer hat den ersten Einsatz?«

Ein junger Mann hebt die Hand.

»Bitte.«

Kaum hat die Leseprobe begonnen, steht Mauro auf und folgt langsam unsichtbaren Bahnen zwischen den Stühlen und um den Tisch. Giorgia sucht ihre Stimme, bereitet sich vor, wartet ab. Als sie an der Reihe ist, fügt sie sich ins Spiel ein, folgt dessen vorgeschriebenen Rhythmen: Mit minimalem zeitlichem Abstand springen die Dialogzeilen von einem Mund zum anderen, entwerfen immaterielle Räume, Kleider, Ortswechsel. In diese Rekonstruktion schleicht sich Mauros Stimme, ohne die Grenzen des Spiels zu sprengen, sie gleitet nur sanft darüber – »Hier hätte ich gern eine gleichmäßige Verteilung im Raum, um die Bühne zu füllen«; »Das hier will ich wirklich sehen, aber es darf nicht mehr als ein Schritt sein. Eine Andeutung, aber aufsehenerregend«; »Oh, das wird allen gefallen, ihr werdet sehen. Wirklich allen.«

Das Ende des ersten Akts kommt früher, als Giorgia lieb ist. Auch als Essen und Flaschen auftauchen, blättert sie weiter in ihrem Skript, bis ich gezwungen bin, ihre Aufmerksamkeit auf mich zu ziehen.

»Möchtest du was trinken?«

»Oh, klar. Danke.«

Sie hält sich das Skript zusammengefaltet vor die Brust, verbannt ihre Ungeduld und nimmt die Fäden der Gespräche um sie herum wieder auf. Alle stellen die üblichen Fragen – Was hat sie die letzten Jahre über gemacht? Was macht sie jetzt? *Ah, in einem Supermarkt?* – dann beginnt das Ritual der gemeinsamen Erinnerungen, der Anekdoten. Oft ist die Rede von der Akademie, und Giorgia verspürt eine starke Sehnsucht nach dem, was sie nicht hat sehen können. Sie bemerkt, dass die Zeit in den Räumen dort nicht stehengeblieben ist, dass es neue Protagonisten gab. Und sie, wo war sie, hat sie wirklich gelebt? Gibt es wirklich ein anderes Leben außerhalb der Akademie und des Theaters? Was machen die Leute, die nicht hier sind? Existieren sie wirklich, oder glauben sie das nur?

Es fließt reichlich Wein, Giorgia freut sich, dass ich mich, nachdem ich etwas getrunken habe, endlich auch wohlzufühlen scheine. Sie sieht, wie ich Fragen stelle, wie andere sich großzügig bemühen, mir etwas zu erklären.

»Wo ist das Bad?«, frage ich irgendwann.

»Oben, im ersten Stock«, antwortet die junge Frau, die uns bei unserer Ankunft in Empfang genommen hat. »Ich begleite dich, dann kannst du mir hinterher helfen, ein paar Flaschen runterzutragen.«

Giorgia lächelt mir zu, dann schaut sie mir nach, als ich mit Amelia die Treppen hochsteige, die Schultern so gekrümmt, wie immer, wenn mir etwas peinlich ist und ich mich unbeholfen fühle. Als sie sich umdreht, stellen ihr Mauros Augen eine Frage, die zu beantworten sie sich weigert.

»Wo wohnt ihr eigentlich, Giorgia und du?«, fragt Amelia, während wir uns entfernen. »Komm, wir müssen noch eine Treppe weiter.«

»Lambrate«, antworte ich und folge ihr in den ersten Stock.

»Ah, in der Nähe der Uni«, meint sie. »Zweite Tür rechts, ich hole kurz was aus meinem Zimmer und komme dann wieder.«

Im Bad schaue ich in den Spiegel und merke, dass ich vom Alkohol etwas benommen bin. Es ist ein angenehmes Gefühl, das ich schon lange nicht mehr hatte. In meinem Kopf schieben sich schlichte Gedanken übereinander – Mauros Haus wirkt riesig, eine Reichenvilla, und das bemerke ich erst jetzt, wo ich nicht mehr ganz nüchtern bin. Auch das Bad, zum Beispiel – denke ich, nachdem ich die Spülung gedrückt habe. Ich fahre mit einem Finger über die glänzenden Kacheln an den Wänden, ich wasche mich unter dem heißen Wasserstrahl, vergrabe meine Finger in dem weichen Handtuch. Jemand klopft an die Tür und unterbricht mein Studium des Ambientes.

»Alles okay?«

Amelia wartet draußen, sie mustert mich.

»Ich glaube, ich habe zu viel getrunken.«

»Na, dann ist ja alles okay. Komm.«

In einem Gästezimmer warten zwei Kartons auf uns. Amelia schnappt sich einen davon und überlässt den anderen mir, wieder geht sie voran, ins Untergeschoss bis hinter die Küche mit Halbinsel, wo wir die Last zu Boden sinken lassen.

»Das hat mein Vater gestern alles geschickt, wir sind noch nicht zum Ausräumen gekommen«, erklärt Amelia, während sie einen der Kartons öffnet. »Scheint jedenfalls guter Stoff zu sein.«

Sie reicht mir eine eingestaubte Flasche und sagt, ich solle sie auf die Marmorplatte stellen.

»Ich kann noch gar nicht glauben, dass Giò wieder da ist, weißt du? Als Mauro mir erzählt hat, dass sie zugesagt hat, na, wow. Verstehst du?«

Noch eine Flasche.

»Hast du sie schon mal auf der Bühne gesehen?«, fragt sie mich.

»Nein. Als wir uns kennengelernt haben, hatte sie schon aufgehört.«

Amelia reißt die Augen auf, zusammengekauert im Halbdunkel der Küche, eine neue Flasche in der Hand.

»Oh, glaub mir, sie ist spektakulär. Sie ist wirklich die Sorte Schauspieler, bei der du den Unterschied nicht merkst.«

»Welchen Unterschied?«

»Zwischen Fiktion und Wirklichkeit, was gespielt ist und was nicht. Bei Giò ist es wahr, du schaust ihr zu und hast keinen Zweifel. In der Akademie war sie eine Legende. Sie hat alles in der Hälfte der Zeit geschafft, wir haben sie gehasst.«

»Ah.«

»Auf liebevolle Art, meine ich.«

Amelias Miene verfinstert sich.

»Um ehrlich zu sein, war es ziemlich eigenartig. Stell dir vor: Sie hatte sich schon einen Namen gemacht, was sich ja alle wünschen. Dann stellt Mauro, der auch gerade anfing, Karriere zu machen, eine kleine, aber aufmerksamkeitsträchtige Vorstellung auf die Beine, bekommt Aufführungstermine, fügt sich in die Spielzeit ein. Er und Giò sind vergleichsweise blutjung, die Wunderkinder der Akademie.«

Amelia steht wieder auf.

»Sie harmonieren ausgezeichnet miteinander. Die Premiere ist ein Erfolg, es gibt fantastische Kritiken, sie landen in den Zeitungen. Randnotizen, nichts Großes, aber trotzdem ein erster schöner Erfolg. Mauro werden weitere Termine zugesagt, sie sind begeistert von Giò. Kennst du das, wenn du das Gefühl hast, dass sich alles ineinanderfügt, dass es gleich richtig losgeht? Von außen betrachtet machten die beiden diesen Eindruck.«

Sie stellt die Flasche auf die Marmorplatte, sie scheint sich in einem Gedanken zu verlieren, dann kauert sie sich wieder zwischen die Kartons. Ich brauche ein paar Sekunden, um zu begreifen, dass mir nichts entgangen ist: Amelia hat einfach nicht weitergeredet.

»Und dann?«

Amelia schaut mich von unten an.

»Tja, dann hat Giò gesagt, dass sie aufhört.«

»Einfach so, von heute auf morgen?«

»Ja, mein Freund. Von heute auf morgen. Aus heiterem Himmel.«

»Aber wieso? «

Sie lächelt mir ohne Heiterkeit zu.

»Was weiß ich. Ich dachte, du wüsstest warum.«

»Sie hat mir nie davon erzählt.«

Sie reicht mir eine weitere Flasche, die letzte, dann steht sie wieder auf und fängt an, sie mit einem Geschirrtuch abzustauben.

»Ich weiß es nicht, Mauro wollte es mir nie sagen. Aber glaub mir, er war wütend. Dann fanden die nächsten Aufführungen statt, natürlich mit der Zweitbesetzung, aber es war nicht dasselbe. Wenn du Giò gesehen hättest, wüsstest du, wovon ich rede.«

»Merkwürdig.«

»Ja. Aber das Schlimmste war, dass sie danach verschwunden ist. Da haben wir verstanden, dass Giò eine von denen ist.«

»Eine von denen?«, frage ich abwehrend.

Auch wenn ich etwas angetrunken bin, habe ich keine Lust, jemanden schlecht über Giorgia reden zu hören.

»Das ist keine Kritik, mein Freund«, sagt sie und gibt mir einen Klaps auf die Schulter. »Eine von denen, die einfach verschwinden, die von einem auf den anderen Moment nicht mehr da sind. Bei denen du nie weißt, wann es das nächste Mal passiert.«

Ich denke, dass ich nicht wirklich weiß, wovon Amelia spricht, die ja letztlich eine Unbekannte ist, und dass Giorgia nicht einfach verschwindet, in den letzten drei Jahren ist sie nie verschwunden, nicht mal für einen Nachmittag. Das würde ich ihr gerne sagen, die richtigen Worte finden.

»Halt mal«, bremst sie mich und drückt mir die Flaschen in die Hand. »Wie du siehst, ist jetzt aber alles wieder in Ordnung. Giò ist wieder da.«

Jetzt wirkt sie ehrlich froh.

»Sag es ihr, ja? Keine Späßchen diesmal«, sie zwinkert mir zu, dann läuft sie los.

Ich folge ihr und wäre gern nüchtern genug, das alles zu verarbeiten, nachzudenken. Als wir wieder im Partykeller ankommen, unterhält sich Giorgia gerade mit dem Hundekostüm-Mann, und ich werde wider Willen in das Gespräch verwickelt.

Langsam klingt der Nachmittag aus, nach und nach verabschieden sich die Gäste, Giorgia und ich sind unter den Letzten, die aufbrechen. Wir riechen nach Zigaretten – sobald der Raum sich allmählich leerte, hat Mauro angefangen zu rauchen –, und wir haben braune Flecken auf unseren Pullovern, Spritzer aus einem Rotweinglas, das irgendjemand umgestoßen hat.

In der U-Bahn schläft Giorgia an meine Schulter gelehnt ein. Als wir zu Hause sind, kommt es ihr so vor, als hätte sie nur geträumt, als wäre nichts von dem, was in den letzten zehn Stunden passiert ist, wirklich geschehen: der Wecker heute Morgen, die Vorbereitungen, Mauros Haus, die Leseprobe. Sie sucht die Flecken auf ihrem Pullover, den Zigarettengeruch in ihren Haaren, sie sucht mich und fragt mich, wie ich ihre Freunde finde, ob ich mich wohlgefühlt hätte mit ihnen.

»Sie sind wirklich nett«, sage ich.

Ich mache einen müden, aber glücklichen Eindruck auf sie, sie weiß, dass ich nicht lüge. Sie kommt zu mir aufs Sofa, und wir suchen uns einen Film aus, irgendeinen alten, den wir schon mindestens einmal gesehen haben. Sie legt ihre Beine auf meinen Schoß, und ihr entfährt ein zufriedener Seufzer.

»Warum hast du aufgehört?«, frage ich irgendwann.

Giorgia versteht nicht, wovon ich spreche, sie schaut mich verwirrt an.

»Was?«

»Warum hast du mit dem Theater aufgehört?«

Giorgia denkt, dass diese Frage ja zu erwarten war, dass daran nichts Gefährliches ist. Sie fühlt sich vorbereitet.

»Ich war zu gestresst«, antwortet sie. »Ich habe allein gelebt, war noch unentschlossen, ob ich mit der Uni weitermache, man hatte mir gerade gekündigt. Ich musste über zu vieles nachdenken und dann – ich hatte einfach eine Krise.«

Ich nicke und folge dann wieder dem Film, auch wenn wir beide den Faden etwas verloren haben.

»Und jetzt, wie fühlst du dich jetzt?«, frage ich, ohne mich zu ihr zu drehen.

Giorgia beobachtet mich. Ich bin eine Silhouette im Halbschatten, umrissen von einer künstlich blauen Kontur, die konkreteste Präsenz, die es in ihrem Leben je gab.

»Es geht mir gut«, sagt sie. »Jetzt geht es.«

***

Sechs Monate später begleitet Mauro Giorgia nach der Probe bis zur Straßenbahnhaltestelle. Er ist gerade aus den Sommerferien zurück, und zwischen seinen Fingern sieht man bleiche Übergänge auf dunklerem Grund. Er wirkt nicht erholt, und Giorgia denkt, dass es an seinem zwanghaften Kreisen um das Stück liegt – er hat sie in den letzten zwei Wochen fast jeden Tag angerufen, auch spät abends, um sie als Notizblock für seine Ideen zu benutzen. Mich hat das gestört, und obwohl ich nichts gesagt habe, hatte Giorgia das Gefühl, sich entschuldigen, ihn verteidigen zu müssen – so ist er nun mal, wenn es um seine Arbeit geht, kennt er kein Maß.

»Was habt ihr gemacht?«, fragt Mauro, während er sich eine Zigarette anzündet.

»Wir sind hiergeblieben«, sagt Giorgia.

Sie denkt wieder an die wie ausgestorbene Stadt, an uns, die wir uns durch die Straßen bewegen wie von der Brandung zurückgespültes Plastik – an unsere Gespräche, die nach Teer riechende Hitze, das Gefühl, hier zu sein, während alle anderen anderswo sind.

»Verstehe. Die hier ist es, stimmt's?« Mauro studiert die Liste der Haltestellen.

»Ja, ja.«

»Sie ist gerade weg.«

Sie setzen sich auf die Sitze unter dem Haltestellendach. Die Stadt ist immer noch halbleer, und Giorgia denkt, was für eine Verschwendung, der September in Mailand ist wundervoll, mit den noch grünen Linden und der Sonne, die wie eine reife Frucht auf dem Asphalt zerplatzt.

»Es wird fantastisch«, sagt Mauro, während er Rauch ausbläst. »Die Flugszenen werden beeindruckend.«

»Das hoffe ich sehr«, sagt Giorgia.

»Klar doch. Und dann der ganze Rest, Giò, du wirst sehen. Ich bin sehr zufrieden mit unserer Arbeit.«

Mauro starrt auf einen Punkt der Straße, an dem nichts ist, und hat den ekstatischen Gesichtsausdruck von jemandem, der sich an einer nur ihm zugänglichen Welt erfreut. Sie bleiben schweigend sitzen, bis die Bahn kommt, dann verabschiedet er sich mit einer Umarmung von ihr.

Auch Giorgia fühlt sich glücklich: Das merkt sie zufällig, als sie so tief einatmet, dass ihr die Rippen wehtun. An diesem Dienstag ist da eine besondere Energie in der Luft, für die sich die Proben der letzten Monate, die durcheinandergeratenen Tagesabläufe und die immer seltener mit mir verbrachte Zeit gelohnt haben. Nach so langer Zeit wieder Theater zu spielen hat ihr andere Blickwinkel auf die Dinge gegeben, jetzt scheint alles vertretbarer.

Er materialisiert sich im Kielwasser dieses Gedankens, zwei Sitzreihen vor ihr. Er hat ihr den Rücken zugewandt, über die Nacken anderer Passagiere und Baumwollfalten hinweg lugen seine Haare mit rötlichen, widerspenstigen Spitzen hinter Zipfeln aus Ökoleder, Ärmeln sommerlicher Hemden hervor. Von seinem Körper sieht sie nur den weißen Hals, den Rand einer kindlichen Wange, die schmalen Schultern, mit Herbstblättern bedeckt; zwischen seinen Schultern, plattgedrückt von der metallenen Sitzlehne, breitet sich ein silbriges Spinnennetz aus.

Giorgia verpasst ihre Haltestelle. Es ist die erste richtige Begegnung nach drei Jahren, die letzte war Olivia, und sie erinnert sich noch an ihren Duft, den Rhythmus ihrer Schritte. Wenn sie kommen, treten sie zunächst in einem gewissen Abstand in Erscheinung, als wollten sie um Erlaubnis bitten. Sie sind feinfühlig und diskret, ihre Blicke kreuzen sich nie vor dem passenden Zeitpunkt, sie rücken wohlerzogen näher. Dieses Mal würde Giorgia die Distanz am liebsten aufheben, ihn dazu bringen, dass er sich zu ihr umdreht, aber sie widersteht und holt sich wieder zurück in die Realität. Sie steigt an der nächsten Haltestelle aus und lässt ihn drinnen im Wagen, und wer weiß, ob *Er* sie so anschaut, wie sie noch vor wenigen Minuten Mauro angeschaut hat, wer weiß, ob er in ihrem Blick dieselben verklärten Gedanken sieht.

Giorgia handhabt die Halluzinationen mit klarem Verstand, für sie sind sie ein physiologischer Teil des Hineinversetzens in die Rolle. In dieser Natürlichkeit liegt eine gewisse Überheblichkeit, die sie zu unterschätzen beschließt. Sie unterdrückt die Alarmsignale ihres Körpers und auch die ihres Geistes, sie redet sich ein, dass sie die Krankheit unter Kontrolle hat. Auch als *Er* sich von den Proben, den Räumen der Akademie löst und langsam immer größere Gebiete erobert, ja, sogar in unsere Wohnung schlüpft, redet sich Giorgia weiter ein, dass sie ihn ja eingeladen habe.

Ich weiß nichts von seiner Anwesenheit. Ich fahre Giorgia zu den Proben, manchmal komme ich beim Abholen etwas früher und höre noch ein wenig zu, von draußen vor dem Raum. Dabei sein darf ich nicht, das hat Mauro sofort klargestellt. Ich weiß nicht, dass *Er* beim Abendessen mit uns am Tisch sitzt, auf unsere Wände schreibt, am Fußende unseres Bettes schläft. Giorgia, die es weiß, passt sehr gut auf, ihre Reaktionen unter Kontrolle zu halten – und das ist nicht immer einfach. *Er* schneidet lustige Grimassen, ein wirklich sympathischer kleiner Junge, vor seinen Zeichnungen bleibt man mit offenem Mund stehen; es kommt ihr auch so vor, als würde er immer größer, und sie würde es ihm gerne sagen, aber sie sprechen nicht miteinander, noch nicht. *Er* beschränkt sich darauf, mit den Augen zu kommunizieren. Eines Nachts, als wir miteinander schlafen, geht er nicht weg, sondern bleibt da. Während ich in sie eindringe, sehen *Er* und Giorgia sich lange und vielsagend an.

Am vierzehnten Mai, dem letzten Tag, den wir als treue Versionen unserer selbst verbringen werden, wacht Giorgia glücklich auf. Ich weiß es in diesem Moment noch nicht, ich achte nicht weiter darauf. Die Übung wird mich sehr bald dazu zwingen, zu diesem Morgen zurückzukehren, und ich werde alles noch einmal neu formulieren, jedes Element auseinandernehmen und vergrößern müssen. Bei der zwanzigsten Rückkehr zu diesem Morgen werde ich das versteckte Lächeln bemerken – oder ich werde es mir, als willkürliche Schlussfolgerung, nur vorstellen.

Beim Frühstück denkt Giorgia über vieles nach, und ihre Gedanken verdichten sich in langsamen Gesten – *Er* ist noch hier, sitzt am Kopfende des Tisches.

»Heute wird ein langer Tag«, sagt sie, bevor sie den letzten Keks isst. »Premierentage kommen einem immer endlos vor. Gut, dass ich zwei Tage Urlaub genommen habe.«

»Um wie viel Uhr musst du da sein?«, frage ich sie.

»Mauro hat gesagt um zehn Uhr dreißig, das heißt um zehn.«

Er zupft am Ärmel ihres Schlafanzugs, will ihre Aufmerksamkeit erregen. Giorgia spürt, wie ein Stromschlag durch ihren Körper fährt, und wünscht sich, dass der Zeitpunkt, den Widerstand aufzugeben, doch nur schon gekommen wäre.

»Ach ja, hinterher sind wir alle bei Mauro eingeladen.«

»Nach der Aufführung?«

»Ja. Das wird lustig«, sagt Giorgia, dann nimmt sie einen Schluck Kaffee. »Obwohl man nach einer Aufführung hundemüde ist, will danach keiner schlafen gehen. Die Anspannung ist noch viel zu groß.«

Sie sieht, wie ich die Augenbrauen hochziehe und den Kopf schüttele.

»Ich weiß nicht, wie du das machst«, sage ich. »Wenn ich vor Publikum auf eine Bühne steigen müsste, würde ich am liebsten im Boden versinken. Wie schaffst du es, so ruhig zu bleiben?«

»Aber nein, wenn du erst einmal auf der Bühne stehst, merkst du es gar nicht. Alles geht so schnell vorbei, dass du keine Zeit hast, dir dessen bewusst zu werden.«

»Ich kann's gar nicht erwarten, weißt du?«, sage ich zu ihr. »Ich bin wirklich neugierig.«

Hinter meinem Rücken, in den Räumen, in denen ich nicht anwesend bin, entfaltet sich eine ganze Welt. Während ich im Bad bin, bleibt Giorgia vor dem Wohnzimmerfenster stehen und atmet, füllt den Bauch wie einen Behälter. Vom tiefsten Punkt des Magens aus, hoch in den Brustkorb und noch weiter nach oben, bis die Luft aus den Nasenlöchern strömt. Eine offene Hand auf Höhe des Zwerchfells, wo die Stimme ihren Sitz finden und von dort hervorbrechen soll. In unserem Schlafzimmer schlüpfe ich in die Klamotten eines beliebigen Freitags, uns trennt eine Wand, eine Tür, wenige Schritte – wenn ich nur diese Grenze überwinden würde, wenn es mir gelänge, sie dabei zu überraschen, wie sie sich vorstellt, *Ihn* zu streicheln, der sich dem Fenster zugewandt hat und den Passanten zuschaut, die morgens um sechs vorbeigehen; ich würde sehen, wie sie mit den Fingern durch die Haare des Jungen streicht, gerade im Begriff ist, ihre Illusion zu hätscheln.

Giorgia und ich verabschieden uns an der Tür, und unsere Wege durch diesen letzten gemeinsamen Tag gabeln sich. Sie nimmt sich Zeit im Bad, unter dem warmen Wasserstrahl der Dusche starrt sie auf die Silhouette des Jungen, die sich als Schatten hinter dem Glas abzeichnet. *Er* ist ungewöhnlich still, aber immer noch nah, weicht nicht von ihrer Seite; *Er* klammert sich an ihren Bademantel, während sie ihre Haare trocknet. Sie gehen gemeinsam los, in der Straßenbahn ist kein Platz, *Er* sitzt auf ihrem Schoß.

Leere Theater bergen das Versprechen eines unendlichen Raums. Wenn die Lichter aus und die Sitze nicht besetzt sind, lösen sich die Grenzen des dunklen Hintergrunds auf und man bildet sich ein, dass sie sich immer weiter ausdehnen. Giorgia mag die Vorstellung, dass sie, wenn sie wollte, das Theater bis in alle Ewigkeit erkunden, auf dem Parkett ihr Lager aufschlagen könnte, ohne auf jemanden zu warten. Nur leer, seiner Funktion beraubt, zeigt sich das Theater als das, was es wirklich ist – eine Flucht, ein Fantasiereich – und doch können sie hier *sein*, nur hier und nirgends sonst.

Kaum hat sie das Parkett betreten, fängt *Er* an, zwischen den Sitzreihen herumzurennen.

»Da bist du ja«, sagt Mauro von der Bühne aus. »Komm hoch, wir proben gleich den zweiten Flug.«

Giorgia steigt hoch und lässt sich anseilen, die Bewegungen sind mittlerweile in ihr Körpergedächtnis eingeschrieben und gelingen ihr reibungslos. Mauro schaut sie kaum an, und doch weiß sie, dass er es sieht. Nach dem Flug ist die technische Probe dran, eine Sequenz der Einsätze und Abschlüsse aller Szenen, die Qual der Beleuchtungswechsel. Mauro beobachtet alles von der Mitte des Parketts aus, er verlagert sich nach oben oder nach unten, überprüft verschiedene Blickwinkel, lässt hartnäckig die Eröffnung des zweiten Aktes wiederholen. In der Mittagspause gesellt Giorgia sich mit einem Kaffee zu ihm, und beide versinken im abgewetzten Polster einer Sitzreihe auf dem Rang.

Die Szene beginnt mit einer Reihe sich überlagernder gemalter Bühnenbilder: Das erste ist ein Nachthimmel mit Sternen, er weicht der Mündung einer Lagune, die wiederum den Blick auf das dichte Blattwerk eines Waldes freigibt. Die Bühne leert sich nach und nach, das Plappern hinter den Kulissen bricht ab, zurück bleiben die verwickelten Kabel am Rand der Vorbühne, die krakeligen Notizen des Souffleurs, die er auf der Rampe überfliegt.

»Es ist schon fast perfekt«, sagt Mauro, den Blick starr auf die Bühne gerichtet, »wir haben sehr viele Eintrittskarten verkauft.«

Er redet nicht mit ihr, sondern mit sich selbst, also nickt Giorgia, beschränkt sich aufs Zuhören.

»Ich wäre gern schon so weit.«

Das ist nur ein reflexartiger Gedanke, Giorgia weiß das. In Wirklichkeit ist das hier für ihn der schönste Augenblick: die

Erwartung, die der Schöpfung vorausgeht. Morgen früh wird ihm, genau wie ihnen allen, beim Aufwachen etwas fehlen, und er wird das Gefühl haben, durchzudrehen. Es wird weitere Aufführungen geben, aber es wird nicht dasselbe sein, es gibt nichts Gleichwertiges zu einer Premiere.

»Wie geht es dir?«, fragt er sie.

Giorgia würde ihm gerne sagen, dass es vielleicht ein Fehler war. *Ich habe Angst*, denkt sie.

»Es gibt einen Augenblick auf der Bühne«, sagt sie, ohne ihn anzusehen, »wenn die Identifikation anfängt und alles andere aufhört. Du weißt, dass ich nur deshalb hier bin, oder?«

Sich endlich hingeben zu können. Die Krankheit anzunehmen, sich von ihr beherrschen zu lassen. Das Potenzial der Krankheit – teilweise identisch mit derjenigen, die alle angesteckt zu haben scheint –, sie zu etwas zu machen, was sie nicht ist, von jeglichen Wurzeln befreit. Sehr bald wird es keine Vergangenheit mehr geben, an die sie sich klammern könnte, keine Mütter, Väter, keine Erinnerungen oder Menschen, die dem Aufprall standhalten werden, und Giorgia wird die Freiheit spüren, nicht mehr als sie selbst zu existieren.

»Ich weiß«, sagt Mauro. »Ich bin aus demselben Grund hier.«

Giorgia belässt es dabei, denn sie haben darüber schon gesprochen, in einer weit entfernten Zeit, als alles anfangen sollte – sie weiß, dass er sich erinnert.

»Ich leide nicht unter diesem Ich-Mangel, diesem Fehlen von mir als Individuum, das ist ein abstraktes Konzept, letztlich wertlos. Was bin *ich* denn? Man zwingt mich, mir eine Frage zu stellen, auf die es keine Antwort gibt. Wonach sollte ich mich sehnen? Nach meiner schrecklichen Kindheit, nach der Familie, die ich nicht hatte? Ich will, was alle wollen: mich auflösen.«

Die italienische Probe verläuft reibungslos, Mauro will nicht, dass sie müde werden, und arbeitet nur am koordinierten Ablauf, er nimmt fast keine Anpassungen an der Interpretation vor. Um fünf füllen sich die Garderoben, die Schauspieler verschwinden nach und nach in ihren Kostümen. Giorgia kleidet sich lieber allein an, zieht sich in die Ecke ihrer Garderobe zurück. Für sie ist keine Theaterschminke vorgesehen, nur die Perücke und ihr Anzug, sie zieht beides an und wartet.

Giorgia ist wie ich, sie dreht allem, was um sie herum passiert, immer den Rücken zu, lässt den Blick ins Leere gleiten und versteckt sich dort. *Er* ist jetzt so nah, in einer Umarmung an sie gepresst, sein Kopf gegen ihr Brustbein, und es kommt ihr vor, als drücke sich seine Nasenspitze wie ein Keil zwischen die Knorpel. Giorgia schaut aus dem einzigen Fenster: Die Abenddämmerung wird von einem Metallgitter in makellose kleine Quadrate unterteilt; über die Straße eilen die ersten Zuschauer, manch ein an seine Zigarette geleinter Passant und für eine Party herausgeputzte Grüppchen junger Frauen. Es gibt viele Lichter, die orangefarbenen Dunstkreise der Straßenlaternen und die weißen Regenbogenhäute an der Ampel haltender Autos. Wie eine elektrische Spannung in der Luft spürt man, dass der Sommer nicht mehr weit ist. Es ist der vierzehnte Mai.

Ich komme eine halbe Stunde vor der Aufführung bei Giorgia an. Der Geruch der Kulissen erinnert mich an Puderzucker. Dicker weißer Staub wirbelt um die Scheinwerfer, wogt launisch auf den lackierten Köpfen der Meerjungfrauen und schleicht sich dann in meinen Hals. Auf meiner Zunge schmeckt er süßlich.

»Entschuldigt.«

Die bläulichen Schwänze fegen den Holzfußboden und beim Versuch, ihnen aus dem Weg zu gehen, verfange ich mich in den Armen eines großen Hundekostüms. Ein menschliches Gesicht, eingerahmt vom synthetischen Fell, starrt mich leidend an: Ich erkenne den bedauernswerten Mann von der ersten Leseprobe wieder.

»Entschuldige!«

Er wedelt mit einer Pfote und geht weiter durch den Gang, wobei er die Gegenströmung der »verlorenen Jungs« überwinden muss. Wenn man so nah dran ist, sieht man ihre schwarzen

Bartstoppeln durch die Schminke durchscheinen. In den erst geweiteten, dann stecknadelkopfkleinen Pupillen, in den vor sich hin gemurmelten Sätzen ist die Aufregung zu greifen. An der Wand entlang und ständig wieder zurückgestoßen, gelingt es mir schließlich, die letzte, von der Welt abgeschnittene Garderobe hinten links zu erreichen. Die Tür ist zu, ich will sie gerade mit den Fingerknöcheln streifen, als eine eiskalte Hand mich am Handgelenk packt. Ich erkenne die blonde junge Frau, die mir bei Mauro zu Hause vorgestellt wurde.

»Gib ihr noch einen Moment.«

Hinter der Tür höre ich Giorgias Stimme ihren Rollentext wie ein Gebet aufsagen.

»Ich wollte nur …«

»Später, mein Freund.«

Plötzlich wirkt meine Idee bescheuert. Sie schüttelt den Kopf, und eine Wolke goldenen Glitzers wirbelt aus ihrer Perücke auf, überzieht jede verfügbare Oberfläche.

»Ich hasse es«, zischt sie und rollt mit den Augen. »Komm, wir warten dort.«

Auf der anderen Seite des Gangs steht ein Stuhl unter einem winzigen Fenster, das auf die Straße hinausgeht. Als die junge Frau sich darauf fallen lässt, bleibt hinter ihr eine Glitzerwolke zurück, dann zündet sie sich eine Zigarette an, die sie wer weiß wo hervorgezogen hat. Ich bleibe neben ihr stehen und schaue aus dem Fenster.

»Das wird ein ziemliches Spektakel«, sagt Amelia – jetzt erinnere ich mich an ihren Namen –, »verdammt!«

Mit einer Hand schnippt sie die Asche weg, die auf ihrem Kleid gelandet ist, und stellt den Schaden fest: ein Brandloch in Tinkerbells Kostüm. Sie will gerade noch etwas hinzufügen, da kommt Mauro, klopft an Giorgias Tür und reißt sie ohne zu zögern auf.

»Alles okay?«, fragt er uns im Vorbeigehen.

Ich schaue zu, wie sich die Tür hinter ihm wieder schließt.

»Na ja, er ist hier der Boss«, sagt Amelia und versucht die versengte Stelle zwischen den Falten ihres Rocks zu verbergen.

Nach einer Minute peinlichen Schweigens öffnet sich die Tür wieder. Mauro kommt mit einem strahlenden Gesichtsausdruck aus der Garderobe heraus, gefolgt von Giorgia, die bleich und angespannt ist, die Arme vor der Brust verschränkt.

»Hey«, murmelt sie, als sie mich erkennt.

Das Gesicht des Jungen ist schon mit ihrer Brust verschmolzen, zwischen ihren Brüsten schaut sein Nacken hervor, und die gesamte Rückseite seines Körpers ragt aus Giorgia heraus wie eine große Insel. Ich sehe ihn nicht, ich drücke sie an mich und schiebe ihn bei unserer Umarmung weiter in sie hinein. Die Rosen bewahre ich sicher an meinem Sitzplatz auf, ich werde sie die ganze Zeit zwischen meinen Beinen halten, in der Hoffnung, dass sie nicht zerknicken.

Giorgia lässt sich streicheln. Als sie über meine Hände streicht, tut sie es kraftlos, aber ich bemerke es nicht, ich denke, dass man in den Garderoben das Gefühl hat zu ersticken, will da raus.

»Vorhang in fünfzehn Minuten, ich schaue kurz nach der Beleuchtung«, verabschiedet sich Mauro. »Amelia, wenn du auf der Bühne krächzt, trete ich dir persönlich in den Hintern.«

Sie bricht in ein ordinäres Lachen aus und bläst ihm ein Wölkchen grauen Rauch hinterher.

»Wie fühlst du dich?«, frage ich Giorgia und versuche das Drumherum zu ignorieren.

Sie lehnt ihren Kopf an meine Schulter und seufzt versteckt unter der rötlichen Perücke. Es wirkt, als schlackere der grüne Anzug ein wenig an ihr, als hätte die letzte Stunde in der Garderobe sie noch ein wenig schmaler werden lassen. Amelia zwickt sie leicht in die Wange und lächelt ihr freundlich zu.

»Keine Sorge, du wirst bombastisch sein. Ich mache mich auch mal auf, okay?«

Giorgia nickt langsam.

»Ich habe ein wenig Angst«, sagt sie, als Amelia weg ist.

»Ich auch«, gestehe ich.

Sie richtet sich auf und schaut mich an.

»Danke für alles.«

»Ich habe nichts getan.«

»Doch. Du hast mich hier sein lassen.«

Plötzlich erkenne ich die Dissonanz. Eine Anomalie, etwas, das nicht mit Giorgias Worten übereinstimmt und ihre Augen aufflackern lässt.

»Wir können jederzeit abhauen, wenn du willst«, scherze ich instinktiv.

Giorgia neigt den Kopf zur Seite. Da ist es wieder. Etwas in mir reagiert auf den Missklang, und ein unerklärlicher Schrecken schnürt mir den Hals ab. Auch sie hat es gehört.

»Nein, alles in Ordnung«, sagt sie.

Ich versuche sie noch ein wenig fester zu umarmen, aber Giorgia entwindet sich behutsam.

»Besser wir gehen auch zu den anderen.«

Ich folge ihr durch den Gang, der jetzt fast leer ist. Die Schauspieler tummeln sich in der Nähe des Vorhangs. Ein Zittern durchzuckt Giorgia, und ich bemerke, wie es unter meiner Hand entlangfährt und dann weiter Richtung Beine. Ich fühle mich verloren, als müsste ich jeden Augenblick selbst auf die Bühne treten.

Giorgia dreht sich um, den Rücken zum Vorhang.

»Du musst jetzt gehen.«

»Okay«, sage ich. »Es wird alles gut, du wirst sehen.«

Sie drückt meine Hand. Einige Schauspieler gehen durch die Vorhänge, die die Bühne von den Kulissen abtrennen, und legen sich in die winzigen Betten, die die Szene füllen. Giorgia reckt sich plötzlich zu mir und umarmt mich noch einmal, so fest, dass ich für einen Moment spüre, wie ihr Herz gegen meine Brust schlägt: ein wilder, drängender Rhythmus. Ein Flüstern bewegt ihre Lippen, aber ich verstehe nicht, was sie sagt.

»Wenigstens etwas Gloss, Giorgia!«

Ein Maskenbildner schiebt sich zwischen uns, ich bin gezwungen zu gehen und habe nicht einmal mehr Zeit für eine Verabschiedung.

Bis dreiundzwanzig Uhr siebenundvierzig wird dieser Augenblick keine besondere Bedeutung haben – ich weiß noch nicht, dass ich umkehren wollen müsste, zurück in Giorgias Arme, noch weiter zurück, unter die Bettdecke heute Morgen, und noch weiter, die sechs Monate wieder aufwickeln, die uns hierhergebracht haben.

Hinter dem dicken Vorhang, der uns trennt, und hinter den Gerüsten, Gittern, Balken und Körpern beginnt Giorgia zu verschwinden. Ich könnte sie noch festhalten, aber ich bin von schlichten Gedanken abgelenkt.

Giorgia löst sich im Prozess des Hineinversetzens auf. Um sie herum tummeln sich die Schauspieler zwischen den Kulissen, ein leises Gemurmel verbindet sie. Als die Lichter schwächer werden und schließlich ganz verlöschen, bleibt noch der Widerschein der Parkett-Beleuchtung, zurückgeworfen vom Porzellan der Zähne zwischen halb geöffneten Lippen. Der Atem eines Unbekannten, der ihr Ohr streift, der kalte Schweiß, der sich auf dem Kinn in kleine Kristalle spaltet – das Parkett versinkt in der Dunkelheit, und die Bühne wird taghell erleuchtet.

Giorgia denkt kaum noch, von ihrem Willen ist gerade noch so viel übriggeblieben, wie es braucht, um sie verschwinden zu lassen. In der Tiefe befreit *Er* sich, es dauert nur eine Sekunde. Einen Augenblick, bevor sie die Bühne betritt, löst sie sich auf, und ich habe sie für immer verloren.

Kapitel 1
VERSTÄNDLICH VIELSCHICHTIG

Die Details schieben sich vor unseren Abschied: Das Blau von Giorgias Augenringen, die sichtbaren und unsichtbaren Präsenzen, die uns belagerten, ihr Duft – noch immer hängt etwas davon zu Hause in den Kissenbezügen, in den Kleidern, die sie zuletzt getragen hat, er hält sich hartnäckig, trotz der vier Monate, die seither vergangen sind. Jetzt riecht Giorgia anders, vielleicht wegen der Medikamente, vielleicht wegen der Desinfektionsmittel, mit denen die Laken in der Klinik imprägniert sind. Ich kann nicht aufhören, an ihren neuen Geruch zu denken, während ich von Mailand zu der inmitten von Reisfeldern begrabenen Anstalt fahre.

Die Lomellina steht wie eine lange Bank im Wasser, Eschen spiegeln sich kräuselnd in den Pfützen, und blasse aufgeblähte Wolken am Horizont drohen ein neues Gewitter an. Der Fiat Panda stößt Klagelaute aus, aber ich mache mir deswegen keine Sorgen. Seit ungefähr einem Monat macht mir gar nichts mehr Sorgen. So unausweichlich durchgetaktet ist jede Woche: Arbeit, Zuhause, Klinik, Zuhause, Arbeit. Eine perverse Abfolge, aber jetzt geht es schon besser als am Anfang. Ich habe die Panik nicht vergessen: Im Vergleich dazu ist die neuerdings eingetretene Schmerzunempfindlichkeit geradezu heilsam. Bei Giorgia war es genauso. Anfangs ließen die psychotischen Anfälle sie zertrümmert, wie in Stücke gerissen und nur schlecht wieder zusammengeflickt im Klinikbett zurück. Als die Medikamente zu wirken begannen, verfestigte sich das Krankheitsbild: ein anhaltender katatonischer Zustand.

In der ersten Zeit hegte ich noch die Hoffnung, dass Giorgia mit der richtigen Behandlung wieder ins Leben zurückkehren würde. Nachdem man sie in die Heilanstalt Anastasio verlegt hatte, musste ich der Wirklichkeit ins Auge sehen. Die Medikamente können zwischen Monströsem und Kostbarem nicht unterscheiden, sie schläfern zwar das Monster ein, reißen dabei aber alles andere gleich mit nieder, einschließlich Giorgia selbst: Alles ist vorbei, niedergemäht, sie erinnert sich weder an mich noch daran, wer sie ist, noch an sonst irgendetwas.

Es gibt seltene Momente der Klarheit, in denen ich weiß, dass diese Situation unerträglich ist. Das betonen auch meine Freunde, meine Eltern, aber niemand von ihnen kommt abends mit mir nach Hause. Niemand von ihnen ist gezwungen, auf Giorgias Fingerabdrücke auf den Schranktüren im Bad zu starren, auf das Make-up, das Giorgia hasste und trotzdem immer auflegte, und niemand von ihnen kann sich an das Gefühl erinnern, zuzusehen, wie sie ihre Haare wie Ringe um ihre Finger wickelt.

Der Klinikparkplatz ist fast leer, und der Panda schleppt sich dahin, bis er neben der Hecke steht. Ich fühle mich genau wie er, wir sind die Erweiterungen des jeweils anderen, ramponiert, ungepflegt und nicht sonderlich sauber. Der Weg vom Hof zur Klinik und dann hoch bis zu Giorgias Zimmer ist schon vorgeschrieben, und statt sich zu ereignen, bewahrheitet er sich eher, wie eine Prophezeiung. Ich fühle mich wie jedes Mal, und zwar als wäre ich nicht ich selbst, sondern ein anderer, in einer entfremdeten Version der Ereignisse. Ich schaue mir dabei zu, wie ich die schwere Glastür aufstoße – auf dem großen Bild an der Wand wartet die heilige Dymphna mit Leidensmiene auf ihre Enthauptung. Zu Füßen der Heiligen begrüßt mich die freundliche Dame vom Sonntagsdienst mit einem Lächeln, aber auch heute fragt sie mich nicht, wie es mir geht.

Um mich zu akklimatisieren, nehme ich lieber die Treppe als den Aufzug. Der erste Stock ist immer recht nah, der nachfolgende Flur hingegen scheint unendlich lang. An seinem Ende geht ein Fenster ohne Griffe auf den Garten, genau wie das in Giorgias Zimmer. An ihren besten Tagen starrt sie die ganze Zeit in den Himmel.

Ich bin schon fast an der Tür, die weit geöffnet und mit einer Kette an der Wand befestigt ist, als ein fremder Klang, eine Stimme, mich überrascht. Sie gehört weder Giorgia – sie spricht nicht mehr – noch der Pflegerin. Es ist eine Männerstimme, aber ich habe Mühe, die Worte zu verstehen. Kurz denke ich, es wäre der Chefarzt, aber der Tonfall ist anders, leichter.

»Doch kann ich ihn nicht lieben. Er konnte längst sich den Bescheid erteilen.«

Giorgia liegt zusammengekauert auf der Seite, den Rücken der Tür zugewandt, und da sitzt jemand neben ihr, mit einem Buch in der Hand. Es ist nicht der Chefarzt. Ich erkenne Mauro. Er hebt sofort den Blick, und sein Gesicht öffnet sich zu einem großmütigen Lächeln.

»Filippo!«

Ich sehe, wie er das Buch auf die Fensterbank legt und mir entgegenkommt, meinen Arm drückt: die perfekte Darstellung eines alten Freundes, den man lange aus den Augen verloren hatte. Als wir uns das letzte Mal getroffen haben, war Giorgia noch im Krankenhaus. Er war zu spät für die Besuchszeit und hielt sich nicht lange auf: gerade lang genug, um einen Blick auf sie zu werfen.

»Wie schön, du bist auch da«, Mauro lässt meinen Arm nicht los. »Ich war gerade dabei, Giorgia etwas vorzulesen, hast du was dagegen?«

»Nein, gar nicht.«

»Nimm du den Stuhl, ich stehe.«

»Wir können die Pflegerin bitten, einen …«

»Nein, nein, ich sitze sowieso schon zu lange.«

Um irgendetwas zu tun, um mich aus der Verlegenheit dieser unvorhergesehenen Begegnung zu befreien, laufe ich um Giorgias Bett herum.

Ihre Augen sind offen und starr, die Augenlider glänzen etwas bläulich, ihr Gesicht ist ausdruckslos. Die leichte Furche zwischen ihren Augenbrauen ist verschwunden, ihre Stirn ein glattes, weißes Blatt Papier, als hätte jemand mit einer Handvoll

Kalk darübergestrichen, um alles auszulöschen. Giorgia ist Giorgia, aber sie ist nicht Giorgia. Die dunklen Haare, bei der samstäglichen Dusche gewaschen, wachsen langsam nach – anfangs hat sie sie sich immer ausgerissen, deshalb mussten sie abgeschnitten werden. Sie liegt zusammengekrümmt auf der Seite, die Hände unter ihrer Wange eng aneinandergelegt. Heute ist augenscheinlich ein mittelmäßiger Tag, nicht gefährlich, aber auch nicht gut.

Ich gehe zu ihr und gebe ihr einen Kuss auf die Stirn, in ihrem Geruch liegt ein wenig von all dem, was ich schon kenne, Seife, Medikamente, oft getragener Schlafanzug; dann setze ich mich und schaue sie an. Normalerweise erzähle ich ihr von meinem Tag, von irgendetwas Interessantem, was diese Woche passiert ist, irgendwelchen Absurditäten der Kunden und, nur ab und zu, wie ich mich fühle. Ich passe gut auf, dass ich nichts sage, was sie verstören könnte, denn, das sage ich mir immer wieder, ich weiß ja nicht, was hinter jener Mauer vor sich geht. Vielleicht weint Giorgia dort drinnen, oder sie ist glücklich. Vielleicht ist es nur eine Frage der Tiefe.

Mauro blickt mich fragend an, ob er weitermachen dürfe, ich nicke. Er fängt wieder an zu lesen, und ich verstehe es nicht. Seine Anwesenheit hier ist unerwartet, und doch benimmt er sich, als wäre alles ganz normal. Mir kommen wieder Bruchstücke jener Nacht in den Sinn: seine Finger, wie sie Giorgias Knöchel umfassen, um sie daran zu hindern, weiter um sich zu treten, dann, wie seine Augen ihren Mund anstarren, der in einem endlosen Schrei aufgerissen ist. Ich räume mein Gedächtnis leer, indem ich mich energisch auf seine Stimme konzentriere, die langsam dahingleitet. Ich wiederhole seine Worte innerlich, eins nach dem anderen, bis alles verschwindet und die Muskeln sich lösen. Nach einer Weile wird das Gemurmel zu einem tröstenden Klang, es legt sich auf alles, auf die Laken und meine Beine, fließt wie Regenwasser hinunter auf den Fußboden. Vielleicht ist es die Müdigkeit, vielleicht das Gefühl, nicht allein zu sein – heimlich erfasst mich eine Art Entspannung und lässt mich in den Schlaf sinken.

Im Traum sitzt Giorgia am Fenster, beschienen von Sommersonne. Sie redet gerade, aber ihre Stimme ist nicht zu hören, ich sehe, wie sich ihre Lippen bewegen, wie sie maßvoll gestikuliert, ein weißes Knie vor die Brust gezogen. Jetzt weiß ich, dass sie mir von dem Stück erzählt, deshalb der glühende Blick, die vor übermenschlicher Anspannung funkelnden Augen. Es ist kein Traum. Es ist eine Erinnerung, die sich wieder auflöst. Ich wache plötzlich auf und werde in das blasse Bühnenbild der Klinik zurückgeworfen. Das Licht draußen ist bleiern. Auch Giorgia schläft. Die ganze Demütigung, eingeschlafen zu sein, erfasst mich: Die Wanduhr zeigt sechs Uhr abends an, es ist fast schon Zeit zu gehen. Von Mauro keine Spur. Ich verbringe die letzte halbe Stunde damit, Giorgia schweigend anzusehen, bis mich die Pflegerin auf dem Bett sitzend überrascht, wie ich an ihrem Gesicht vorüberstreiche, ohne es je zu berühren.

»Es tut mir leid, aber die Besuchszeit ist jetzt zu Ende.«

Ich bedanke mich und verabschiede mich von Giorgia auf unsere neue Art: ohne ein Wort zu sagen. Draußen vor dem Zimmer hat sich der Zweck dieses Tages erschöpft, und mir bleiben nur wenige Stunden für die Dinge des Überlebens, ein schneller Einkauf im Supermarkt – nie in dem, wo sie gearbeitet hat –, die Entscheidung für einen Film, unter dem ich den Abend begraben kann. Daran denke ich, als ich nach der Verabschiedung von der Frau am Empfang hinter der Glastür Mauro erkenne. Er hat mir den Rücken zugewandt und raucht, der weiße Rauchfaden steigt von der Zigarette nach oben auf, es sieht aus, als stünde sein Kopf kurz vor der Selbstentzündung. Unser Aufeinandertreffen ist unvermeidlich.

»Ah, da bist du ja«, meint er, kaum trete ich durch die Tür. »Ich habe auf dich gewartet.«

Er hat das Buch unter dem Arm und wirkt jetzt weniger zufrieden als eben. Ich schaue ihn genauer an, auch er ist müde und zerknautscht: Das Hemd ist zerknittert, und die aufgekrempelten Ärmel sehen aus, als seien sie da schon seit ein paar Tagen.

»Tut mir leid, dass ich hier aufgetaucht bin, ohne dir vorher Bescheid zu sagen.«

»Aber nein, das war gut so.«

Mauro taxiert mich schnell, während er einen Zug nimmt.

»Wie erlebst du sie? Ist irgendeine Besserung in Sicht?«

»So ist es jetzt schon eine Weile, und von einer Verringerung der Dosis redet grade niemand. Sie haben es versucht, aber sie ist nicht stabil genug.«

Mauro nickt und wendet seinen Blick ab. Wer weiß, ob auch er gerade daran denkt, wie Giorgia am Ende der Vorstellung versucht hat, sich aus dem Fenster zu stürzen. Das war das letzte Mal, als wir mehr als dreißig Minuten miteinander verbracht haben.

»Ich gehe, ich bin fix und fertig«, sage ich zu ihm. »Komm wieder, wann immer du magst.«

»Sicher, danke. Wir könnten uns ja mal treffen, abends, wenn es dir passt.«

»Klar.«

Wir machen nicht einmal Anstalten, unsere Nummern auszutauschen. Mauro beschließt das Gespräch mit einem vagen Lächeln und einem Kopfnicken. Er schaut mich an, als ich ins Auto steige und den Motor anlasse, und er schaut mich immer noch an, als der Motor sich weigert, anzuspringen, ein würdiger Abschluss dieser Woche. Als ich geschlagen den Kopf gegen die Lehne fallen lasse, kommt er näher und sagt durchs Fenster: »Soll ich dich mitnehmen?«

Mauros Alfa ist übersät von überall herumliegenden Stapeln zusammengehefteter Papiere, einige sind dabei, zwischen Windschutzscheibe und Armaturenbrett zu vergilben, andere sind in die Fächer an den Türen gesteckt oder zusammengerollt und mit Gewalt ins Handschuhfach gezwängt. Namen in Druckschrift sind zu lesen, »Herr Komiker«, »Der Fischer«.

»Entschuldige das Chaos«, sagt er, kaum haben wir die Klinik hinter uns gelassen. »Ich bin auf der Suche nach einem neuen Text.«

»Kein Problem. Hast du was Interessantes gefunden?«

»Nein, ich finde alles scheußlich. Vielleicht sollten wir bis zur nächsten Spielzeit warten.«

»Das tut mir leid.«

»Das ist immer so, dann taucht im letzten Moment vielleicht doch noch was auf, wer weiß.«

Es fängt zu regnen an, und einige Minuten lang stockt das Gespräch.

»Außerdem fehlt mir Giorgia«, Mauro redet leise, aber ihr Name explodiert in der Stille. »Ich habe niemanden, der so gut ist wie sie.«

Seine Worte lassen mich frösteln. Wieder Stille, diesmal länger.

»Du wohnst in Lambrate, richtig?«, versucht Mauro es nach einer Weile wieder.

»Ja, in der Nähe der Kaserne. Und du?«

»Maciachini-Viertel. Du hast Giorgia doch begleitet, oder? Bei der ersten Leseprobe.«

»Ach, stimmt, das hatte ich vergessen.«

Mauro lächelt verständnisvoll, ohne den Blick von der Straße abzuwenden.

»Ich bin auch nicht in Form. Hast du Lust, bei mir noch was zu trinken? Ich bring dich dann auch nach Hause.«

Der Vorschlag wabert eine Weile durchs Auto, und ich denke, dass ich Nein sagen, nach Hause fahren und mich unter die Dusche stellen sollte, aber beim bloßen Gedanken daran habe ich das Gefühl zu ersticken. Ich wäre gerne in der Verfassung, mit mir selbst feilschen zu können.

»Ja, gerne.«

Mauro nickt zufrieden, dann schaltet er das Radio ein. Im Lauf der Fahrt kommt das Gespräch in Gang, und wir reden über Gott und die Welt, entdecken zufällig zwei gemeinsame Bekannte, stolpern in eine Diskussion über die Studentenbewegungen, was uns auf Umwegen zum Irakkrieg führt. Ich bemerke, dass Mauro zu fast allem eine entschiedene Meinung hat, er ist auf eine widerliche, aber diplomatische Art selbstsicher, er bewegt sich behutsam durch das Gespräch und stellt viele Fragen. So kommt es, dass ich mit ihm mehr rede als mit irgendwem sonst in letzter Zeit.

Nach rund zwanzig Minuten im Stadtverkehr erreichen wir sein Haus. Wir halten uns nicht lange im Garten auf, es regnet, aber jetzt erinnere ich mich vage daran.

Wir nehmen den Haupteingang, durch den man ins Wohnzimmer und zu den Treppen in die oberen Stockwerke kommt.

»Entschuldige das Durcheinander hier, ich hatte dieses Wochenende ein paar schlecht erzogene Gäste«, sagt Mauro, während er vorausgeht.

Zwischen zwei Sofas und einem Glastischchen verstreut liegen leere Kartons und Pizzaränder, Weinflaschen und benutzte Papierservietten herum. Es riecht nach verbrauchter Luft, und Mauro reißt mit einem verlegenen Lächeln schnell das Fenster auf.

»Bist du das, Mauro?«, eine spitze Stimme dringt von oberhalb der Treppen zu uns.

»Ja, mit einem Freund.«

Mauros Ruf steigt die Treppen hoch, erhält aber keine Antwort, bis auf ein weit entferntes, kurzes Lachen, ein Echo. Mir fährt ein Frösteln den Rücken hinauf, und das ist sicher Angst, aber nicht vor der Gegenwart. Ich denke darüber nach, ob und wann Giorgia, in einer mir unbekannten Vergangenheit, wohl diese Stufen hochgestiegen ist und ob je auch ihre Schuhe oder Shirts zwischen den Sofakissen steckten. In einem grellen Aufblitzen stelle ich sie mir vor, wie sie an einem Knopfloch von Mauros Hemd herumspielt. Dann lächelt er mir zu, und Giorgia verschwindet.

»Trinken wir was«, sagt er.

Wir trinken. Ich habe noch nicht einmal das Wort verdaut, da schlucke ich schon eine brennende Substanz herunter. Sie hat eine braune, undurchsichtige Farbe, ich habe den Namen sofort wieder vergessen. Mauro erzählt mir von den Schwierigkeiten, die sich in scheinbar einfachen Rollen verstecken – »... es ist wie im echten Leben, verstehst du? Ein einfacher Charakter hat unendlich viele Jacken-, Hosen- und Westentaschen, deren Inhalt man unmöglich erraten kann. Eine bei einer vielschichtigen Rolle mühsame, aber zu bewältigende Aufgabe wird bei einer einfachen Rolle beinahe unlösbar. Kannst du mir folgen?«

Es gelingt mir nicht, das Thema zu erfassen, also versuche ich es in möglichst schnell heruntergekippte Gläser zu untergliedern. Ich habe seit Monaten nichts getrunken. Als eine Art Beschwörungsgeste habe ich Alkohol gemieden. Außerdem, was wäre, wenn in diesem Glas etwas von dem Wahnsinn wäre, der Giorgia ergriffen hat? Sehr klar ist mir seit dem Tag der Premiere einzig, dass der Wahnsinn überall lauert und dass er unsichtbar ist.

Mauro zündet sich eine Zigarette an, die im weißen Gewitterlicht erzittert, alles wird wie immer erst heller und glühender, bevor es gänzlich unscharf wird – so auch seine Wimpern und der sichtbare Teil seines Profils.

»Es ist wie mit dir und Giorgia, ja, so wird es vielleicht klarer«, und einer seiner Mundwinkel lächelt traurig. »Sie war vielschichtig, aber verständlich. Du bist einfach, aber unergründlich. Richtig?«

Ich weiß nicht, was ich antworten soll. Die Wahrheit ist, dass ich jetzt, genau in diesem Moment, in dem der Alkohol zwei oder drei Male mit seiner Hand über die Konturen gewischt hat, an nichts anderes mehr denken kann als an sie und an jenen Abend. Die Erinnerung, die ich gemieden oder weggestoßen habe, kommt hoch wie ein Brechreiz.

»Sie hat geglaubt, sie wäre Peter Pan«, ich halte meinen Kopf mit den Händen fest, und die Wahrheit stürzt auf mich ein.

Sie ist grauenhaft.

»Wie sie geschrien hat ... Das war das letzte Mal, dass ich ihre Stimme gehört habe.«

Mauro sieht mich nicht an.

»Sie hat etwas zu mir gesagt, an jenem Abend, bevor sie ... Ich habe viel darüber nachgedacht. Ich habe darüber nachgedacht, bin dorthin zurückgekehrt und habe es gehört: Sie hat

›Entschuldigung‹ gesagt. Verstehst du? Sie hat mich um Entschuldigung gebeten. Sie wusste es.«

Er antwortet nicht. Dieses Geständnis, so erschreckend wie unvermeidlich, bringt ihn nicht aus der Fassung. Ich sehe zu, wie er aufsteht und langsam zum Fenster gleitet, mir und meinen Worten den Rücken zukehrt.

»Ich bin zu müde, ich schaffe es nicht mehr, dich nach Hause zu bringen. Du musst wohl hierbleiben«, sagt er. »Es gibt Platz genug. Ich fahr dich morgen früh nach Hause.«

Ich lehne ab; ich denke, dass unsere, Giorgias und meine, Wohnung eine Zuflucht für Gespenster geworden ist; ich schenke mir noch mal nach; und dann so weiter, ich wiederhole das Ritual einmal, zweimal, fünfmal, Giorgia, die Gespenster, ein Glas, bis Mauro von dem Ort seiner Verbannung zurückkehrt und mich über einen Berg von Treppenstufen nach oben begleitet, bis in eine kuschelige Höhle.

Der letzte Gedanke franst am Horizont meines Bewusstseins aus: »*Entschuldigung*.« Giorgia hat »Entschuldigung« gesagt.

Ich starre auf die Holzbalken an der Zimmerdecke, erkenne sie nicht wieder, suche nach einer Antwort, bis ich anfange, den vorangegangenen Tag zu rekonstruieren – die Klinik, Mauro, das Besäufnis. Die Balken werden vom Licht des herbstlichen Morgens umrankt, mit dem ich nichts zu tun habe. Seit Giorgia nicht mehr mit mir zusammenlebt, habe ich keinen Ort mehr, jeder Ort ist bloß der falsche Abdruck einer richtigen Erinnerung. Jetzt, in diesem unbekannten Haus, das ich zum ersten Mal mit ihr gesehen habe, ist das Gefühl der Entfremdung erstickend.

Ich setze mich auf und bemerke, dass ich noch meine Klamotten von gestern anhabe und dass mich meine Schuhe am Fußende des Bettes erwarten. Die Einrichtung ringsum ist so unpersönlich wie in Gästezimmern üblich – der unversehrte Kelim auf dem Parkett, ein unbequemer Sitzsack in der linken Ecke, die runden, leeren Nachttischchen, der Einbauschrank mit seinem Spiegel. In dem Rahmen aus hellem Holz breitet sich mein Spiegelbild als dunkler Fleck aus. Ich sehe fertig aus, habe einen langen Bart, verquollene Augen und denke, bei meinem Anblick würde jedem klar, dass ich kurz vor dem Zusammenbruch stehe. Was mich noch zusammenhält, das spüre ich, sind mein Pullover und meine Hosen: Sie zwingen den Körper in eine Form, die ich ohne sie verlieren würde. Ich stelle mir vor, wie ich auf dem Fußboden auseinanderfalle, in Glasmurmeln verstreut die Treppe hinunterrolle, die ich gestern Abend hochgestiegen bin – ich weiß nicht wie, mit welcher Kraft, vielleicht hat Mauro mich gestützt?

»Wach oder nicht wach, ich komme jetzt hoch, okay?«

Ich begreife, dass ich von diesen Rufen aus dem Schlaf gerissen wurde. Die weibliche Stimme gelangt vom darunterliegenden Stockwerk zu mir, sie ist dünn und wird beim Näherkommen deutlicher. Sie betritt das Zimmer noch vor ihrer Besitzerin.

»Ah, du bist wach«, sagt die junge Frau und bleibt in der Tür stehen.

Ich erkenne sie wieder, aber erneut fällt mir auf, dass ich ihren Namen nicht mehr weiß. Sie ist immer noch blond, zierlich.

»Wie fühlst du dich?«, fragt sie, die Hände in die Seiten gestützt. Sie wartet nicht auf eine Antwort: »Ziemlich beschissen, scheint mir.«

»Ja«, sage ich und stehe auf.

Sie trägt einen leichten Anorak, entweder ist sie gerade ins Haus gekommen oder will gleich los.

»Mauro kommt in einer halben Stunde zurück. Ich hab dir was zum Frühstücken mitgebracht, findest du alles unten. Warte bitte auf ihn, er hat keinen Schlüssel.«

»In Ordnung.«

Sie taxiert mich, spielt mit einem Ende ihres Schals.

»Gut, ich verlass mich auf dich«, sagt sie. »Wir sehen uns.«

Das Klackern ihrer Absätze entfernt sich so schnell, wie sie gekommen ist.

»Vorsicht bei der letzten Stufe«, schreit sie von unten.

Gleich darauf schlägt eine Tür – dann das Quietschen des Gittertors, die junge Frau ist nicht mehr da, und ich richte meine Aufmerksamkeit mit etwas Verspätung auf meine Verlegenheit, auf das Haus eines Unbekannten, auf gestern Abend. Wenn sie mich nicht gebeten hätte zu bleiben, würde ich mich am liebsten auch aus dem Staub machen.

Ich schlüpfe in meine Schuhe, orientiere mich im Flur – drei Türen, zwei zu meiner Linken, eine zu meiner Rechten. Ich finde das Bad vom letzten Mal wieder, mit denselben weichen Handtüchern, eine Sekunde lang vermeide ich die Begegnung mit dem Spiegel. Das Haus ist warm, was die Temperatur angeht und auch die Farben, überall Holz, Bilder an den Wänden, die bis zur Treppe führen. Im Erdgeschoss angelangt, bemerke ich die letzte Stufe: Da ist ein Loch, die Dielen sind zerbrochen, und man sieht den dunklen Boden durch. Auf dem Esstisch sind die Spuren von gestern Abend beseitigt worden – die Gläser verschwunden, die Flasche zurück in die Hausbar gestellt, die Stühle zurechtgerückt. Nur eine umgeschlagene Teppichecke verrät uns, erzählt von der vorherigen Unordnung – ich spüre sie noch, in mir ist alles so aufgewirbelt, wie wenn ein Haus abgebrochen wird.

Rund um die Halbinsel, die die Küche begrenzt, stehen vier Barhocker: Ich suche mir einen aus. Aus einer weißen Papiertüte dringt der Fettgeruch von Croissants zu mir, aller Wahrscheinlichkeit nach das Frühstück, das die namenlose Frau meinte, aber ich schaffe es nicht, die Distanz zu überwinden: Mit unbeweglichen Armen schaue ich zu, wie die Fettflecken immer größer werden. Die Uhr an der Wand in der Nähe des Fensters sagt mir, dass es für alles schon zu spät ist. Ich denke an die Bar, an die Kunden, die auf einen Kaffee vorbeikommen wollen, sie werden denken, dass wir pleitegegangen sind, und nicht mehr wiederkommen. Ich denke an die Bar, dann daran, dass ich am liebsten abhauen würde und nicht kann und dass ich stark nach Alkoholschweiß und meinen schmutzigen Klamotten rieche – dass ich am liebsten abhauen würde und nicht kann. Ich denke an Giorgia, die nicht einmal mehr ihre eigene Haut wiedererkennen kann, wie ist das nur möglich?

Durchs Küchenfenster strecken die Blätter der Bäume ihre Gesichter herein, sie werden schon langsam gelb, bis auf die Blätter eines unbestimmten Immergrüns, und die Stadt existiert nicht. Jetzt bemerke ich die Stille, die so tief ist wie bei Häusern auf dem Land. Die U-Bahn ist nur ein paar Schritte entfernt, auch der Montagsverkehr – hier dagegen, eine Überdruckstille.

Ich habe Angst, herumzulaufen, lieber drehe ich mich nur auf dem Hocker und schaue mich um. Als ich gerade die Fotos an den weit entfernten Wänden betrachte, überrascht mich das Geräusch des Schlüssels in der Tür.

»Guten Tag«, sagt Mauro beim Eintreten.

Ich sehe zu, wie er eine Zeitung aufs Sofa wirft und sich die Jacke auszieht – die zusammengerollt auf dem Hocker neben mir landet.

»Deine Freundin meinte, ich solle auf dich warten, weil du keinen Schlüssel hättest«, sage ich.

Er schaut mich an und lächelt besserwisserisch. »Wer? Amelia?«

»Ja, die Blonde.«

»Das ist meine Schwester. Entschuldige, aber das war die einzige Möglichkeit, sicherzugehen, dass ich dich hier noch antreffe.«

Er grapscht sich eins der Croissants aus der Tüte und beißt hinein, dann geht er zu dem großen amerikanischen Kühlschrank und holt einen Tetra Pak Milch heraus.

»Hör zu, mach nicht so ein Gesicht. Gestern Abend konntest du es auch gar nicht erwarten, die Fliege zu machen, ich musste dich überreden, dich hier ins Bett zu legen«, fügt er hinzu. »Willst du einen Kaffee?«

»Entschuldige, daran kann ich mich nicht erinnern«, sage ich. »Gerne.«

»Was ist, magst du keine Croissants?«

Er hält mitten in einer Bewegung inne und starrt mich an.

»Doch, doch, ich mag Croissants.«

»Na, dann iss.«

Ich gehorche, stecke eine Hand in die Tüte und greife zu.

»Hast du gut geschlafen?«, fragt er, während er an der Kaffeemaschine hantiert.

»Ja.«

Ich habe nichts geträumt, was mir lange nicht passiert ist. Seit Giorgia eingeliefert wurde, habe ich immer irgendetwas geträumt. Es gibt einen bestimmten Traum, eher eine Art Alptraum, der immer wiederkehrt: Giorgia und ich spannen saubere Laken auf das Bett, dann erkenne ich an einem Blick von ihr, dass es nicht wirklich sie ist, ich stelle fest, dass die wahre Giorgia im Schrank eingeschlossen ist. Als ich sie da herausholen will, entdecke ich, dass sie tot ist.

Ich verscheuche die Erinnerung an den Traum und nehme den Espresso entgegen, den Mauro mir hinhält. Er hat sein zerknittertes Aussehen vom Vortag abgeschüttelt – er trägt ein sauberes Hemd und ist bester Laune. Ich mustere seine beträchtliche Nase, die olivfarbene Haut, bemerke, dass wir fast gleich groß sind.

»Deine Schwester und du, ihr seht euch gar nicht ähnlich«, sage ich.

Er sitzt auf der anderen Seite der Halbinsel, er nickt.

»Ich komme nach meiner Mutter und Amelia nach ihrer«, sagt er. »Hast du Geschwister?«

»Nein, Einzelkind.«

»Ich war auch Einzelkind, eine ganze Weile. Amelia und ich haben uns erst kennengelernt, als sie schon eine Jugendliche war.« Er leert seinen Espresso in einem Schluck. »Jetzt iss aber mal.«

Ich gehorche erneut. Ich habe keinen Hunger. Einige Bemerkungen von Giorgia über Mauros keinen Widerspruch duldende Umgangsformen kommen mir wieder in den Sinn: Ich denke, dass sie recht hatte, er wirkt nicht wie einer, der Raum für Alternativen lässt. Ich tue, was er sagt, um nicht unhöflich zu sein: Wenn er will, dass ich esse, werde ich essen. Auch mit gesenktem Blick weiß ich, dass er mich beobachtet. Hin und wieder schaue ich mich kurz um, ein paar Mal begegne ich seinem Blick und finde ihn freundschaftlich, wie gestern in der Klinik. Die Stille macht mich unruhig, erst recht, wenn sie nur von meinen Kaugeräuschen unterbrochen wird.

»Vielleicht habe ich ein Skript gefunden«, sagt Mauro, während er plötzlich wieder aufsteht. »Eine vielversprechende Adaption.«

Er holt einen Topf aus dem Küchenschrank und füllt ihn mit Wasser. Nachdem er den Herd angemacht hat, sucht er etwas hinter einer anderen Schranktür.

»Gestern, als du schon eine Weile geschlafen hast. Ich bin in den Partykeller gegangen, um nach einem Text zu suchen, und da hab ich's gefunden. Es ist schon seit Jahren hier, ich hatte ganz vergessen, dass es existiert.«

Er wedelt mit einer Packung Penne in meine Richtung.

»Das ist nur passiert, weil du hier warst.«

Er sagt das, als wäre es etwas Offensichtliches. Dann hält er mir eine Papierserviette hin, mit der ich meine fettigen Finger abwischen kann.

»Heute werde ich es dem Ensemble vorschlagen, ich habe mich schon entschieden«, fährt er fort und stützt sich dabei auf die Marmorplatte am Waschbecken. »Ich glaube nicht an Zufälle. Giorgia wird dir erzählt haben, dass ich etwas abergläubisch bin.«

Ich schüttele den Kopf und trinke zwei Schlückchen von meinem Espresso, der mittlerweile kalt ist.

»Das sind wir beim Theater alle«, sagt er. »Wie auch immer, wie geht es dir?«

Die plötzliche Wende des Gesprächs trifft mich unvorbereitet.

»Gut …«, antworte ich.

Mauro beobachtet mich, die Hände vor der Brust verschränkt – ich sehe das Urteil, das er zwischen seinen Lippen zurückhält.

»Angesichts der Umstände«, präzisiere ich.

»Ich bin nicht gut darin, etwas vorzugaukeln, das musst du mir verzeihen. Darf ich direkt sein?«

Ich habe den Eindruck, dass es ihn wirklich Anstrengung kostet, mich das zu fragen.

»Sicher«, sage ich.

Ich denke an unser Gespräch von gestern Abend. Ich habe nicht genug getrunken, um es zu vergessen – Mauro, wie er zum Fenster geht, in die Dunkelheit schaut.

»Man sieht, dass es dir nicht gut geht«, sagt er. »Hast du jemanden, der dir hilft? Jemanden, mit dem du reden kannst?«

Das Wasser fängt an zu kochen. In der Zeit, die mir gewährt wird, suche ich nach einer Antwort und weiß, dass ich, seit Giorgia eingeliefert wurde, nicht darüber nachdenken wollte. Meine Eltern musste ich recht abrupt mit dem Thema konfrontieren: auf dem Krankenhausflur ein Anruf bei meinem Vater – kurzatmig, die Auseinandersetzung mit dem Krankenpfleger: Ich hatte keine Erlaubnis, Giorgia auf die Station zu folgen, für das Personal war ich niemand; *»Papa, Giorgia ist krank.«* Ich musste die Krankheit erklären, bevor ich sie selbst verstand.

Wie ich haben auch meine Eltern geglaubt, dass die Medikamente Giorgia innerhalb eines überschaubaren Zeitraums heilen würden. Seit der Verlegung in die Klinik haben wir immer seltener darüber gesprochen – jetzt existieren Giorgia und ihre Krankheit nur noch in meinen Zusammenfassungen der Tage, wenn ich erwähne, wo ich unterwegs war. Nach dem Krankenhausaufenthalt wollte ich nicht mehr, dass sie mich bei meinen Besuchen begleiten: Ich habe Angst, ihre Gesichter zu sehen, zu hören, wie sie mich bitten, darüber hinwegzukommen und mein Leben weiterzuleben. Meinen Freunden habe ich nur vage Erklärungen gegeben: ein Burnout, irgendetwas Annehmbares. Ich habe meine Kontakte auf ein Minimum reduziert, um nicht näher darauf eingehen zu müssen. Jetzt gibt es nur noch Giorgia und mich.

Nur noch Giorgia und mich, denke ich, und merke, dass Mauro mich anstarrt: Er wartet.

»Es ist kompliziert«, sage ich. »Es ist schwer zu verstehen, meine ich, für jemanden, der das nicht miterlebt hat.«

»Gehst du in eine Selbsthilfegruppe?«

»Nein.«

»Denk drüber nach. Ich habe mir eine gesucht, als meine Mutter Krebs hatte. Das hat geholfen.«

Mauro holt einen Plastikbehälter aus dem Gefrierfach, entlässt einen Würfel Soße in einen Topf, und ein paar Minuten lang schauen wir beide zu, wie er über der Flamme schmilzt.

»Was haben sie bei ihr diagnostiziert?«, fragt er dann, ohne den Kopf zu heben.

Ich rufe mir wieder die ersten Gespräche mit dem Chefarzt ins Gedächtnis. In der Klinik ist er es, der Giorgias Zustand beobachtet. Er kommt zweimal pro Woche zur Visite bei ihr vorbei: dienstags und freitags. Als Giorgia gerade dorthin verlegt worden war, fanden die Kontrollen häufiger statt, oft beobachtete der Chefarzt ihre Reaktionen während der Besuchszeiten. Ich hatte ihm gesagt, dass ich es sei, der sich um sie kümmere, dass ich Bescheid wissen müsse.

»Paranoide Schizophrenie«, antworte ich. »Aber der Arzt hat schon wiederholt darauf aufmerksam gemacht, dass diese Diagnose wenig aussagt. Sie dient nur dazu, etwas zu benennen, über das man nicht wirklich etwas weiß.«

»Das heißt? Die Diagnose ist vielschichtiger?«

»Ja.«

Im selben Moment merken wir beide, dass ich nicht weiterreden mag.

Mauro gießt die Pasta über dem Waschbecken ab, ich versinke in der Beobachtung seiner Automatismen – das Abgießen des Wassers, der aus einer Schublade geholte Löffel, die mit der Soße vermischten Penne. Alles, ohne ein einziges Mal den Kopf zu heben, mit demselben friedlichen Gesichtsausdruck. Er ist nicht besorgt, in ihm ist keine Spur der gestrigen Nervosität vor dem Klinikausgang – weder die Zigarette noch das Drängen in seiner Stimme. Er füllt einen Teller, steckt eine saubere Gabel hinein. Die Küchenuhr zeigt neun Uhr dreißig. Er kommt näher und lässt den Teller über die Marmorplatte zu mir schlittern.

»Iss.«

Ich sollte mich dagegen wehren. Mauro schaut mich an, nicht nur mich, sondern meine Handgelenke, die Kleider, die an mir herumschlabbern. In den letzten drei Wochen habe ich die

Mittagessen mit meinen Eltern geschwänzt, die Sonntage bei ihnen durch Telefonate ersetzt – ich habe behauptet, die Bar sei ausnahmsweise auch am Wochenende geöffnet, und sie haben nicht weiter nachgefragt. Zu Hause habe ich nie Hunger, aus Überlebensinstinkt ernähre ich mich von Thunfisch und Dosenfleisch. Ich fühle mich ertappt. Mauro lässt nicht locker.

Ich esse.

Er fängt wieder an, mir von dem Stück zu erzählen, und bleibt sitzen, bis ich den letzten Bissen hinunterschlucke – »Ich gehe kurz runter, meine Sachen holen, dann fahre ich dich nach Hause, in Ordnung?«, sagt er, als ich fertig bin. Wieder allein, denke ich, dass ich jemanden bräuchte, der mir sagt, was ich tun soll. Ich würde es tun. Was auch immer, ich schwöre es. Ich flehe die Haushaltsgegenstände an, das ins Zimmer fallende Bündel Herbstlicht.

Wir brauchen eine Stunde bis zu mir. Ich habe versucht, Mauro davon zu überzeugen, mich an der nächsten U-Bahn-Station rauszulassen, aber er hat darauf bestanden, mich bis nach Hause zu fahren. Er beharrt sogar darauf, vor dem Gittertor zu parken.

»Schöne Gegend«, sagt er, während er durch die Windschutzscheibe die Umgebung studiert.

»Ja, nicht schlecht.«

Ich sehe, wie er seinen Blick zum Ende der Straße schweifen lässt, wo man das Schild des Supermarkts erahnen kann.

»Also, deine Nummer?«, sagt er, während er sein Telefon aus der Tasche zieht.

Ich diktiere sie ihm.

»Hast du jemanden, der dir mit dem Auto helfen kann?«

Das hatte ich ganz vergessen.

»Ich glaube schon«, antworte ich, schon in die Berechnung der unvorhergesehenen Ausgaben vertieft.

»Ich kenne jemanden, wenn du magst. Ein Freund, er könnte es für dich irgendwo hinbringen.«

Bevor ich etwas erwidern kann, hat Mauro mir die Nummer seines Freundes schon per SMS geschickt – »Wenn du sonst niemanden findest, ruf ihn an. Sag, dass ich dich schicke.«

»Danke für alles«, sage ich.

»Keine Ursache.«

Ich weiß nicht, was ich noch sagen soll, mich von Mauro zu verabschieden ist so seltsam, wie ihn in Giorgias Zimmer anzutreffen. Ich habe schon die Autotür geöffnet, als er mich am Arm festhält.

»Um wie viel Uhr morgen?«, fragt er.

Ich verstehe nicht, ich bin etwas verlangsamt vom Kater.

»Die Besuchszeit. Ich fahre dich zu Giorgia, wenn's dir recht ist.«

»Von fünf bis sieben ... Aber das musst du nicht, ich kann den Bus nehmen.«

»Ich hol dich um halb fünf ab, ja? Früher schaff ich es nicht, ich hab einen Kurs.«

»In Ordnung ...«

»Alles klar, dann bis morgen.«

Er lockert seinen Griff und lässt mich gehen. Bevor er losfährt, nickt er durchs Fenster. Mit dem Blick folge ich seinem Alfa Romeo, bis er um die Ecke biegt.

Die Wohnung ist kalt. Schon beim Eintreten stört mich die Dunkelheit. Ich lasse die Schuhe an, ziehe überall die Rollläden hoch und begutachte, wie viel Staub sich auf den Oberflächen, in den faltigen Laken angesammelt hat. Ich ziehe mich im Bad aus, sammele Kleider und Bettwäsche auf einem Haufen. Vor dem Duschen putze ich mir die Zähne. Es gelingt mir nicht, dem Hinterhalt meines Spiegelbildes zu entgehen. Ich sehe mich, weiß, mager; auf dem Brustkorb Schatten und Gräben, die Muskeln haben an Spannkraft verloren. Der Bart dehnt sich als ungepflegter rötlicher Fleck bis zum Hals aus. Die Narbe auf dem Jochbein ist tiefer geworden, ihre Ränder sinken hinab in ein dunkles Tal. Das ist der Mann, den Mauro getroffen hat, derselbe, der betrunken in sein Bett gefallen ist: Nun erkenne ich in seinem altruistischen Elan die Reaktion auf einen Hilferuf. Zum ersten Mal seit Monaten betrachte ich mich mit den Augen eines Fremden und mache mir Sorgen um meinen Zustand.

Auch Giorgia hatte abgenommen vor der Aufführung. Unter dem warmen Wasser der Dusche denke ich an ihren Körper. Insbesondere nach den Besuchen erinnern sich meine Hände an bestimmte Empfindungen. Sie liegen unmittelbar hinter den jüngsten Ablagerungen des Berührungsgedächtnisses, verborgen in den tieferen Hautschichten; nicht, sie durch ein Laken zu berühren, sondern das Phantom ihrer lauwarmen Haut, an ihren Rippenbögen entlangzufahren. Giorgias schmaler Körper ist hier bei mir – und im nächsten Moment ist er abgewaschen, vom Siphon aufgesaugt.

Jetzt, wo ich selbst wieder sauber bin, sollte ich noch die Wohnung putzen, stattdessen falle ich mit nassen Haaren ins Bett und habe nicht einmal mehr die Kraft, mir einen runterzuholen, obwohl ich es gerne täte: Von Giorgia fantasierend schlafe ich ein.

Kapitel 2
PHANTOMSCHMERZ

Giorgia gefiel die Bar. Bevor der Ort zur Bar meiner Eltern wurde, war dort ein kleines verlassenes Schlachthaus gewesen. Meine Eltern investierten in den Betrieb, als das Universitätsgelände erweitert wurde; mein Vater wollte die glänzenden weißen Kacheln behalten, deshalb beschränkten sie sich darauf, die Inneneinrichtung mitsamt der Bar-Ausstattung zu kaufen, und hinten bauten sie eine kleine Toilette ein – die sehr bald als nicht normgerecht beanstandet wurde: Nun müssen Kunden, die nur zum Pinkeln in die Bar kommen, bis zum Tor des benachbarten Mehrparteienhauses pilgern.

Ich bin hier drinnen aufgewachsen.

Meine ersten Erinnerungen sind Geräusche: das Zischen der Dampflanze, die die Milch aufschäumt, das metallische Zusammenstoßen der Siebträger mit den Brühgruppen, sehr laute Stimmen, gedehnt und unverständlich. Mit etwa fünf Jahren tritt der Bilderkatalog an die Stelle der Geräusche: meine Mutter, wie sie vor dem Schließen die Fingerabdrücke der Kunden von allen Oberflächen wischt, sie duckt sich wie ein Gecko gegen die Wand und studiert den Widerschein des Lichts in den Fliesen; mein Vater, wie er mich an der Hand hält, während er das Rollgitter befestigt: *»Wenn man sich vorstellt, dass hier früher Tiere aufgeschnitten wurden.«*

Bis zur Mittelschule, als mir ein eigener Hausschlüssel gewährt wurde, war das letzte Tischchen ganz hinten mein Kinder- und mein Spielzimmer und mein Schreibtisch für die Hausaufgaben. Wenn Giorgia mich besuchen kam, saß sie auf demselben Platz: Einmal sagte sie, dass man von dort aus alles im Blick habe, man sehe das Parkett, die Bühne und die Kulissen – genau so hat sie sich ausgedrückt, *»Parkett, Bühne und Kulissen«*, zu einer Zeit, als diese Worte noch keine andere Bedeutung hatten als jene unbelebte, harmlose.

Ich habe Mauro eine Nachricht mit der Adresse der Bar geschickt, habe ihm geschrieben, dass er mich zu Hause nicht antreffen wird. Seitdem sind fast sechs Stunden vergangen: Er hat nicht geantwortet. Dazwischen liegen ein im Bus eingenommenes Frühstück, wenige Kunden und eine Nachfrage, warum gestern geschlossen war – ich habe eine ungeplante Instandhaltungsmaßnahme an den Rohrleitungen erfunden. Der Bewohner des Gebäudes gegenüber, mein einziger Stammkunde, hat mir bis zwei Uhr Gesellschaft geleistet. Wir haben gemeinsam zwei abgepackte Tramezzini gegessen, er am Tischchen sitzend, ich hinter dem Tresen stehend. Das Gespräch mit ihm war der entspannteste Moment des Tages: ein langsames Hin und Her mechanischer Antworten, seine Bemerkungen über die *Gazzetta dello Sport*, meine Entgegnungen. Wir tauschen immer dieselben Sätze aus, außer wenn bei der Coppa Italia irgendwas Außergewöhnliches passiert ist. Um drei rief meine Mutter an, die sich wegen der gestrigen Funkstille Sorgen machte. Seit Papa den Infarkt hatte, versucht sie ihn durch mich zu ersetzen: Nun liegt es in meiner Verantwortung, ihr gut zuzureden, sie wegen der Schulden zu beruhigen, ihren düsteren Vorhersagen glaubhaft zu widersprechen – wenn sie etwas Negatives über die Einnahmen sagt und ich ihr keine rosigere Perspektive biete, spult sie gleich wieder ihren Monolog über mein überflüssiges Studium ab, als wollte sie sagen: Wenn ich nicht dafür sorgen könne, dass es ihr gut geht, gehe es uns beiden schlecht.

Die Türglocke überrascht mich, als ich gerade den Fahrplan des Überlandbusses entziffere. Der Kunde gehört zur Sorte derer, die nur auf die Toilette müssen, das erkenne ich daran, wie er den Raum mustert: Als er die Tür ganz hinten sieht, hellt sich sein Blick auf. »Einen Espresso, bitte«, sagt er und tupft seine verschwitzte Stirn mit einem T-Shirt-Ärmel ab. Er traut sich nicht, sofort zu fragen, und bewegt sich auf der Stelle, trommelt mit den Fingern auf dem Tresen, blinzelt zu den Panini im Neonlicht der Kühltheke.

Während ich Kaffee mahle, klingelt es erneut. Hinter dem Kunden taucht ein Kopf mit schwarzen Haaren auf: Überrascht erkenne ich Mauro, ich grüße ihn, er kommt näher. Der Kunde hat ihn kaum bemerkt. Seine Ungeduld macht mich unruhig.

»Hören Sie«, sage ich, während ich ihm die Schlüssel reiche. »Den Espresso mache ich Ihnen hinterher. Die Toilette ist in der Siebenundzwanzig: einmal raus, erstes Tor rechts, zweite Tür links im Treppenverschlag.«

Der Mann verliert die Fassung nicht: Er greift nach den Schlüsseln, bedankt sich und spurtet zum Ausgang.

»Die Toilette musst nicht du putzen, stimmt's?«, sagt Mauro.

Er hat ein seltsam asymmetrisches Lächeln: Er lacht mit den Mundwinkeln nach unten.

»Nein, Gott sei Dank nicht«, sage ich. »Ich dachte schon, du hättest meine Nachricht nicht bekommen.«

»Ja, entschuldige, mein Vormittag war die Hölle.«

»Halb so wild. Kaffee?«

»Ja, danke.«

Mauro schaut sich um, er mustert das Ambiente, als mache er sich Notizen.

»Und wie war deiner?«, fragt er, während ich sein Espressotässchen fülle.

»Bis jetzt würde in der Überschrift nur der Name meiner Eltern stehen«, antworte ich. »Setz dich ruhig.«

Er bedankt sich mit einem Kopfnicken, ich schaue zu, wie er sich ein Tischchen aussucht, und habe einen Moment lang Angst, dass er sich auf den letzten ganz hinten setzt; ich verspüre eine unsinnige Erleichterung, als er vor mir Platz nimmt. Er ist wieder erschöpft, wie vor zwei Tagen in der Klinik; dasselbe Hemd wie gestern, unrasiert. Ich spiegele mich in der verchromten Oberfläche der Kaffeemaschine: Ich bin froh, mein Gesicht sauber vorzufinden.

»Und gefällt es dir?«

»Es ist nicht schlecht«, sage ich und weiß nicht, ob wir über die Arbeit oder das Lokal reden. »Wo arbeitest du denn?«

»Hier und da«, sagt er. »Ich gebe Kurse an der städtischen Schauspielakademie, in einigen anderen Einrichtungen, hin und wieder gebe ich Rhetorik-Workshops für vertrottelte Führungskräfte aus der Brianza. Ich schlage mich so durch.«

Der Klo-Kunde kommt zurück, das Gesicht jetzt trocken und entspannt. Er gibt mir die Schlüssel zurück und hält sein Versprechen, einen Espresso zu nehmen. Während er sich mit mir unterhält – ein kurzer Schwatz über die neue Baustelle an der U-Bahn –, beobachtet Mauro ihn die ganze Zeit mit prüfendem Blick. Als wir wieder allein sind, kommt er zum Tresen und gibt die leere Tasse zurück.

»Wann können wir los?«, fragt er und wirft dabei einen Blick auf die Uhr hinter mir an der Wand.

»In einer Viertelstunde mache ich zu.«

Er nickt und setzt sich wieder hin.

»Du begegnest einem Haufen Leute«, sagt er. »Da kommt keine Langeweile auf.«

»Ja, es ist recht viel los.«

Das stimmt nicht, aber ich will nicht selbstmitleidig wirken. Ich habe keine Lust, die Vorstellung zu nähren, die er sich wahrscheinlich von mir schon gemacht hat.

»Arbeitest du schon immer hier?«

»Nein. Ich habe erst vor zwei Jahren hier angefangen.«

»Und vorher?«

Ich weiß, dass seine Fragen harmlos sind. Der einzige Grund, warum ich mich in die Ecke gedrängt fühle, ist, dass solche Gespräche für mich nie entspannt sind. Ich habe mich noch nicht mit der Vorstellung abgefunden, diesen Job zu machen. Es gab in den vergangenen zwei Jahren keinen einzigen Tag, an dem ich nicht Lust gehabt hätte, alles hinzuschmeißen. Wenn ich es nicht getan habe, dann nur wegen Giorgia und einem Existenzminimum für uns zwei. Noch immer tue ich es nur ihretwegen.

»Ich habe in einer Pressestelle gearbeitet, für einige Lokalzeitungen geschrieben … Dann ging es meinem Vater schlecht, und meine Eltern haben es hier nicht mehr allein geschafft.«

Mauros Telefon klingelt. Er entschuldigt sich, holt es aus der Tasche und starrt lange auf das Display, so lange, dass ich denke, es wird zu klingeln aufhören, bevor er rangehen kann – als er den Anruf annimmt, hat aber noch jemand auf ihn gewartet.

»Mir war so, als hätte ich dir schon gesagt, dass du mich nicht mehr anrufen sollst« – sein Tonfall ist ruhig, trotzdem macht es mich verlegen. Ich fange an, die Spülmaschine auszuräumen. »Ja, Lara, da bin ich mir sicher. Und du hast gesagt, dass das in Ordnung ist. Das ist die neue Regel, erinnerst du dich?« Ich verbrenne mir die Finger an einer heißen Tasse und unterdrücke ein Stöhnen. »Ja, das ist die neue Regel: Du rufst mich nicht an, und wir sehen uns nicht mehr als einmal pro Woche. Ich verstehe wirklich nicht, was dir daran nicht klar ist.« Ich mache mich ans Abtrocknen der Gläser, tue so, als studierte ich den Kalender: Er zeigt noch immer den vergangenen Mai. Der Vierzehnte ist ein schwarzer Tag wie die anderen, ein mit seinen Artgenossen identischer Freitag. »Lara, fangen wir schon wieder damit an?« Ich höre, wie Mauro plötzlich vom Stuhl aufsteht, dann sehe ich ihn hinausgehen. Er zieht eine Zigarette aus dem Päckchen, tastet seine Hosen ab, ohne Ergebnis. Ich beobachte, wie er zwei Passanten anhält, das Telefon immer noch am Ohr. Als eine junge Frau ihm beim Anzünden hilft, schenkt er ihr ein ganz anderes Lächeln als mir: klassisch, gerade. Er wirkt nicht aufgewühlt von dem Gespräch, er steht still und spricht nicht viel. Dann dreht er sich plötzlich um und überrascht mich dabei, wie ich ihn durch die Scheibe anstarre. Ich nehme sofort den Kopf runter, versinke im Abschließen der Kasse.

Einige Minuten später kommt Mauro wieder herein, als wäre nichts. Er hilft mir, das defekte Rollgitter herunterzulassen. Auf dem Weg zu der Straße, in der er geparkt hat, erzählt er mir von den Schauspielkursen für Anfänger, die diese Woche beginnen, er fragt mich, ob ich Lust hätte, einen zu besuchen. Ich denke an Giorgia, sage, dass das nichts für mich sei: Ich möge es nicht, die

Blicke anderer auf mir zu haben, im Zentrum der Aufmerksamkeit zu stehen.

»Das ist ein weit verbreiteter Gedanke und als solcher oberflächlich«, sagt Mauro, als wir ins Auto steigen – er lädt zwei Skripte und ein dünnes Buch auf mir ab und steckt sich eine weitere Zigarette in den Mund, ohne sie anzuzünden. »Diese Ansicht, ein Schauspieler sei eine Art dreister Narzisst, ist so verkürzend, dass ich davon Kopfschmerzen bekomme.«

»Ich wollte damit nicht sagen …«

»*Soso, ein Schauspieler. Einer, der beklatscht werden will*«, insistiert er. »Entschuldige, aber ich muss diesen Beruf einfach verteidigen, das ist mein Job. Ich arbeite jeden Tag mit Schauspielern, mit angehenden Schauspielern. Versteh mich nicht falsch: Wahrscheinlich fangen einige von ihnen aus einer Art Selbstbetrug heraus an, reden sich ein, dass sie bewundert werden wollen. Eben weil dieses Vorurteil über Schauspieler so hartnäckig verbreitet und dadurch weiter befördert wird.«

»Ich will gar nicht sagen, dass alle Schauspieler Egozentriker sind«, gelingt es mir zu erwidern, als wir an einer Ampel halten. »Ich habe nur gesagt, dass ich nicht gern im Zentrum der Aufmerksamkeit stehe.«

Mauro schaut mich an: Er hat eine freundschaftliche Miene, mein Urteil erschüttert ihn nicht wirklich. Vielleicht spielt er nur mit mir.

»Lass mich das Argument zu Ende bringen«, sagt er, während er in den ersten Gang schaltet. »Es ist sehr wichtig, dass du das verstehst, auch wegen der Sache mit Giorgia: Ich glaube, das ist fundamental.«

Mit der Erwähnung ihres Namens lenkt Mauro die Richtung des Gesprächs völlig um.

»Wenn du an sie denkst: Hattest du je den Eindruck, sie wäre eine Person, die gern im Zentrum der Aufmerksamkeit steht?«

»Nein.«

»Da stimme ich dir zu. Von allen Menschen, die ich bisher getroffen habe, gehört Giorgia zu denjenigen mit dem geringsten

Interesse, die Aufmerksamkeit anderer auf sich zu ziehen. Man hätte sie nie dabei ertappen können, wie sie nach Blicken hascht, nach Komplimenten fischt, sich nach irgendjemandes Bewunderung sehnt. Darin war sie immer atypisch. Im Grunde wollen wir doch alle, dass jemand zu uns kommt und ›sehr gut‹ sagt, oder? Früher oder später geben wir alle dieser Versuchung nach.«

»So war sie nicht«, bestätige ich.

»Nein. So *ist* sie nicht«, wiederholt Mauro. »Und sie ist die vielversprechendste Schauspielerin, mit der ich je zusammengearbeitet habe. Die beste, aus meiner Sicht, und nicht nur aus meiner. Der Punkt ist ein anderer. Wie Giorgia will ein Schauspieler, der diesen Namen verdient, beklatscht werden, darin sind wir uns einig, aber nicht als er selbst. Der wahre Schauspieler verlangt, dass das Publikum in ihm das Talent anerkennt, seine eigene Identität zurückzuweisen. Er will von allen daran erinnert werden, wie gut er darin ist, jemand anderes zu sein, und dafür Blumen bekommen. Das macht ihn zu einem der unglücklichsten Geschöpfe auf der Welt. Hast du je vorgegeben, etwas zu sein, das du nicht bist?«

Ich bemühe mich, seine Worte in mich aufzunehmen, seit Monaten hatte ich kein so forderndes Gespräch. Seit ich allein bin, bin ich an Stille gewöhnt: In dieser Diskussion fühle ich mich langsam, leer.

»Was meinst du damit?«, frage ich.

»Wir alle tun es: behaupten, uns gefiele dies statt das, tun so, als wären wir glücklich, wenn wir am Boden sind und so weiter. Geht dir das nie so?«

»Doch, sicher. Ich glaube, das ist … natürlich?«

»Ja, richtig. Das ist natürlich. Es ist eine Frage des Überlebens: das aufgesetzte Lächeln, die abgemilderten Reaktionen und andere, subtilere Formen des Schauspielerns sichern uns einen Platz in der Welt, auf allen Ebenen. Instinktiv praktizieren wir diese noch nicht strukturierte Art der Aufführung – und ich beziehe mich dabei wohlgemerkt nicht auf vorsätzliches Lügen: Ich rede von unwillkürlicher Mimikry, von den notwendigen kleinen Täuschungen.«

»Verstehe.«

»Gut«, sagt Mauro, nimmt die Zigarette aus dem Mund und steckt sie sich hinters Ohr. »Also, wir schauspielern unbewusst. Wenn dagegen ein Schauspieler eine andere Identität annimmt, weiß er das, und er lässt nicht nach, bis er verschwindet. Hier kommen wir zum Knackpunkt: Wer würde sich im Vollbesitz seiner Fähigkeiten selbst zurückweisen? Klar tun wir das alle ständig, aber eben ohne uns dessen bewusst zu werden. Jemand Klügeres als ich hat gesagt, die Grundvoraussetzung für einen großen Schauspieler sei, dass er sich selbst in seiner Rolle liebt. Ich sage, die Grundvoraussetzung für einen großen Schauspieler ist, dass er sich selbst *nur* in seiner Rolle liebt. *Nur* wenn er ein anderer ist.«

Wir fahren auf den Autobahnring, als die Sonne schon so tief steht, dass sie einen heimtückischen Lichtreflex auf die Scheibe wirft. Mir liegt eine Frage auf der Zunge, ich schaffe es aber nicht, sie auszusprechen, ich spiele mit den Ecken der Skripte auf meinem Schoß. Mauro macht das Radio an, eine neutrale Geräuschkulisse.

»Und die Regisseure?«

Ich weiß nicht, ob ich ihn provozieren will: Letzten Endes hat er nichts gesagt, was mich reizen müsste. Jedenfalls ist das der einzige Satz, der aus meinem Mund kommt.

Ein kurzer Lacher schüttelt ihn durch.

»Na, das ist doch klar«, sagt er. »Die Regisseure wollen Gott sein.«

Dann dreht er die Musik so laut auf, dass er das Gespräch damit abwürgt.

In der Klinik erwartet uns Giorgia in derselben Haltung erstarrt. Sie haben ihr den Schlafanzug gewechselt: Pummelige lila Küken spielen auf ihren Armen Fangen und stecken ihre Schnäbel unter die um ihre Hüfte gewickelte Tagesdecke. Mauro wollte das Buch mitnehmen. Jetzt lehnt er am Fensterbrett und liest. Auf der Treppe nach oben hat er mich gefragt, was ich über Shakespeare wisse, und ich habe ein paar Sachen hervorgekramt, die ich im

Seminar zu Englischer Literatur gelernt habe, ewig her. Ich musste allerdings zugeben, dass ich mich an nichts aus der Komödie erinnere, die er Giorgia gerade vorliest, *Was ihr wollt*. Er hat die Handlung für mich zusammengefasst, das Spiel mit den Identitäten, und ich habe wieder gespürt, wie diese Frage, wer Giorgia eigentlich wirklich ist, auf mich einstürzt.

Ich schaue Giorgia an, und sie schaut mich nicht an, und Mauro genauso wenig. Ich frage mich, ob und wie ich das nicht hatte sehen können. Giorgia wollte nicht irgendjemand anderes sein. Giorgia war glücklich, glücklich mit mir. Nicht das Glück der Begeisterten, nichts Flüchtiges: Sie war glücklich auf eine Art, vor der ich mehr Respekt habe, gelassen und gleichmäßig, beständig. Nie hatte ich den Eindruck, dass sie aus einem Käfig entkommen wollte, sich eingesperrt fühlte.

Mauro liest: »*Olivia*: Bleib'! Ich bitt' dich, sage, was du von mir denkst. *Viola*: Nun, dass Ihr denkt, Ihr seid nicht, was Ihr seid. *Olivia*: Und denk' ich so, denk' ich von Euch dasselbe. *Viola*: Da denkt Ihr recht: ich bin nicht, was ich bin.« Das Rascheln beim Umblättern einer Seite. »*Olivia*: Ich wollt', Ihr wärt, wie ich Euch haben wollte! *Viola*: Wär's etwas Bessers, Fräulein, als ich bin, so wünsch ich's auch«.

Der Unterschied in seinem Tonfall ist minimal, aber ausreichend, um die beiden Rollen auseinanderzuhalten. Ich wünschte, er wäre nicht hier. Seine Anwesenheit macht mich unruhig, ich fühle mich schuldig, hier herumzusitzen und Giorgia anzuschauen, die reglos bleibt, während die Zeit vergeht und ihr Aufenthalt in der Klinik immer länger wird. Vier Monate lang waren wir von der Verantwortung befreit, zu existieren. In der Klinik ist alles vorübergehend, die Bettlägerigkeit ein temporärer Zustand auf dem Weg der Genesung; auch während des ersten Monats schien es jeden Tag so, als sollte Giorgia in der kommenden Woche entlassen werden. Nun macht Mauros Anwesenheit das Ausmaß der verstrichenen Zeit deutlich, plötzlich ist sie unendlich und unbegreiflich, und ich bin gezwungen, mir den desaströsen Gang der Ereignisse einzugestehen. Das alles ist wirklich geschehen, das alles ist wahr, und wenn sich nichts ändert, wird es für immer wahr sein. Ich kann akzeptieren, was ich gesehen habe: dass sie verrückt geworden ist, dass aus ihr, die ich liebe, das schlimmste Übel hervorgebrochen ist – aber nur in den Grenzen eines Übergangs. Ich brauche das Wissen, dass wir uns auf eine wenn auch nur teilweise wiederherstellbare Normalität zubewegen, und das kann mir niemand versprechen. Niemand.

Mauro liest weiter. Langsam lasse ich meinen Blick von Giorgias Handgelenk, das in der weiten Mündung ihres Ärmels verschwindet, nach oben gleiten, entschieden fahre ich fort bis zur Schulter, den Kinderschlafanzug entlang. Ich wage mich weiter vor über den Hals, zum Knorpel eines Ohrs: Ich erinnere mich, wie sie es mit zwei Fingern halb umknickt, wie sie zu mir sagt, sie habe das Gefühl, aus Gummi zu sein – ich bin fast sicher, dass das eines der ungefilterten Gespräche in der ersten Zeit war, in der Phase, als wir nicht zur Verständigung miteinander sprachen, sondern um Daten zu sammeln: die Intensität und Höhe der Stimme, die Kompatibilitäten des Klangs. Ich habe Angst, auf ihrer Haut Zeichen dessen zu finden, was gerade passiert, die Sackgasse einer neuen Falte oder das erste weiße Haar. Ich stöbere tief in ihrem Blick, es quält mich, ihn mir noch lebendig vorzustellen und ihn tot zu sehen; ich möchte eine Hand ausstrecken und ihr Haar durchwuscheln, daran ziehen, damit es wieder so lang wächst, wie es vorher war, aber ich darf es mit den Berührungen nicht übertreiben, hat man mir erklärt: lieber keine Reaktion hervorrufen. Also betrachte ich sie: von außen unversehrt, unverändert, aber innerlich versehrt, haltlos, ich stelle mir vor, wie sie in diesem Bett alt wird.

»Ich lasse euch allein.«

Mauros Stimme weckt mich nicht gänzlich wieder auf. Ich merke, wie er mich an der Schulter berührt, und höre, wie er sich über den Flur entfernt.

Als es wieder still ist, wünschte ich, er wäre nicht gegangen. Ich stehe vom Stuhl auf, bringe fünf Schritte zwischen Giorgia und mich. Im Garten hinter der Klinik sind zwei Kranke in Begleitung von Pflegepersonal, ein dritter Patient im Rollstuhl ist beim Brunnen abgestellt. Alle haben freie Sicht auf unbewegliche Dinge: die Betonstufe des Beckens, den Acrylkragen des Morgenrocks, den Fuß einer Linde. Sie bewegen sich langsam, wie schwerelos, mit kleinen Schritten. Ich würde gern das Fenster öffnen, frische Luft hereinlassen, aber die Scheibe ist dick, Sicherheitsglas, und es gibt keine Fenstergriffe.

Mit einem Mal kommt es mir unmöglich vor, hierzubleiben, gleichzeitig kann ich mich nicht bewegen. Ich bin in der Zimmerecke gefangen wie Giorgia in ihrem Bett. Ich höre sie atmen, sehe, wie sie sich ausdehnt und wieder zusammenzieht, wie sie die Falten im Laken breiter macht: Organisch ist sie noch am Leben. Ich erkenne es wieder: mein Phantomglied, das sich noch immer bewegt. Gemeinsam haben wir unsere Version der Wirklichkeit errichtet, sie fußte auf uns beiden, und zu zweit konnten wir sie mit großer Anstrengung aufrechterhalten. Jetzt, wo wir einen Zuschauer haben, fällt nach und nach alles in sich zusammen.

Ich denke darüber nach, das Bett aufzuschlitzen, Giorgia zu packen und fortzuschleppen, weit weg von hier. Und auch wenn sie schreit, auch wenn sie mir in die Hände beißt und mir die Augen auskratzen will, werde ich sie an einem sicheren Ort festbinden, bis der Sturm vorbei ist. An einem Ort weit weg von dieser Vorhölle. Während ich mir unsere ungestüme Flucht vorstelle, bewegt Giorgia sich weiter, und ich spüre sie, finde sie aber nicht; ich gehe sie draußen vor dem Zimmer suchen, suche sehr aufmerksam in der leeren Besuchertoilette, und meine Suche endet mit dem dritten hoffnungslosen Heulanfall dieses Monats.

Ich warte nicht, bis der Tränendruck nachlässt. Als ich bei Mauro im Auto sitze, fühlen sich meine Augen noch seltsam und geschwollen an. Er tut so, als wäre nichts, sagt kein Wort, sondern lässt sofort den Motor an und fährt rückwärts aus dem schmalen Weg, als nähmen wir eine Verfolgung auf. Als ich denke, er müsste abbremsen, sehe ich, dass er die Geschwindigkeitsbegrenzung überschreitet. Fünf Minuten später rast er mit hundertdreißig auf den Autobahnring. Ich versuche Blickkontakt aufzunehmen, aber er ignoriert mich, fährt unbeirrt weiter. Ich bin noch geschwächt von dem Zusammenbruch in der Toilette und schaffe es nicht, einen zusammenhängenden Einspruch vorzubringen, also finde ich mich damit ab, stocksteif neben ihm zu sitzen. Ich überzeuge mich gerade davon, dass es mir egal ist, wenn wir jetzt sterben, da setzt er zu einem doppelten Überholvorgang nach rechts an, damit wir unsere Ausfahrt nicht verpassen. Ich klammere mich an den Sicherheitsgurt, schließe beim Hupen eines LKWs, den wir schneiden, die Augen. Auf meinen Fluch hin schaltet Mauro das Radio an und dreht auf volle Lautstärke.

Als wir uns der ersten Ampel nähern, bin ich nicht mehr so sicher, ob er bremsen wird – doch er bremst, allerdings kommen wir trotzdem gefährlich nah an der Stoßstange eines Fiat Multipla zum Stehen. Er dreht sich zu mir um, ganz ruhig, und einige Sekunden lang starren wir einander an.

»Wie fühlst du dich?«, fragt er.

»Darf ich fragen, was das gerade war?«

Als wir wieder losfahren, lehnt sich Mauro im Sitz zurück.

»Das hatten wir nötig«, antwortet er. »Wie fühlst du dich?«

Das Adrenalin hat alles andere weggefegt, aber das sage ich ihm nicht. Er dreht die Musik leiser, lächelt zufrieden – »Das hatten wir nötig«, wiederholt er.

Den Rest der Fahrt schweigen wir, und ich bin zu müde, darüber zu spekulieren, wie mental instabil er eigentlich ist – das wäre ein Alptraum ohne Ende, die Möglichkeit einer Dimension, die allein vom Wahnsinn beherrscht wird. Er bringt uns in aller Ruhe ans Ziel.

»Wir müssen reden«, sagt er, als wir vor meiner Haustür ankommen. »Hast du etwas gegen einen kurzen Spaziergang?«

Er wartet nicht auf meine Antwort, sondern steigt vor mir aus dem Auto und läuft, ohne auf mich zu warten, den Bürgersteig entlang. Als ich ihm folge, schließt er per Knopfdruck das Auto ab.

Die Tage werden schon kürzer, und es wird etwas frisch, aber der Sonnenuntergang ist so rot wie an einem Sommerabend, der Himmel spannt sich wie ein flacher Deckel über unsere Köpfe, vom Kondensstreifen eines Flugzeugs in zwei Teile geschnitten. Bis zur Ecke der Kaserne sagt Mauro nichts. Ich warte darauf, dass er sich eine Zigarette anzündet, aber er erfüllt meine Erwartungen nicht. Wir gehen die gelbe Kasernenmauer entlang. Auf der anderen Straßenseite wirft uns das riesige Neonschild des Supermarkts, in dem Giorgia gearbeitet hat, ein hässliches Licht entgegen.

»Diese Situation ist nicht gesund«, sagt Mauro.

Der Angriff trifft mich nicht unvorbereitet. Es ist, als hätte ich seit Sonntag auf nichts anderes gewartet: dass er sich zurückzieht, dass ich wieder allein bleibe.

»Ich weiß, du musst das nicht tun. Ich danke dir, dass du mich gestern und heute begleitet hast«, sage ich.

Er bleibt mitten auf dem Bürgersteig stehen, in der Nähe der Bushaltestelle. Wir werden von einem Schwall Menschen erfasst, die aus dem Vierundfünfziger hervorquellen.

»Nein, Filippo«, sagt er und breitet dabei die Arme aus. »Jetzt reicht's aber.«

Wir ernten neugierige Blicke von einigen Passanten.

»Wie bitte?«

Der Sinn dieses Wutausbruchs entzieht sich mir, ich bin erschöpft. Ich spiele mit dem Gedanken, auf dem Absatz kehrtzumachen und abzuhauen, aber Mauro geht einen Schritt auf mich zu, hakt sich bei mir unter und schleift mich mit. Es ist fast noch schlimmer als die Raserei mit dem Auto.

»Alles hat seine Grenzen«, sagt er. »Ich hatte nicht den Mut, Giorgia im Krankenhaus zu besuchen, dann tauche ich nach vier Monaten wieder auf. Du solltest nicht zu mir sagen, dass das in Ordnung ist, und mir auch noch danken. Du müsstest sauer auf mich sein! Auf mich losgehen, mir einen Arschtritt verpassen!«

Mit glühenden Augen starrt er mich an wie ein Verrückter. Er wartet auf eine Reaktion von mir, aber bevor ich etwas erwidern kann, lässt er mit einem Seufzer Luft ab, schüttelt den Kopf und bleibt stehen, um in seinen Taschen nach einer Zigarette zu suchen. Er bittet einen Passanten um Feuer.

»Ich bin ihr Freund und ihr Lehrer«, sagt er nach dem ersten Zug. »Schon so lange jemandes Lehrer zu sein wie ich bei Giorgia ... dass ich sie so vernachlässigt habe, ist unverzeihlich.«

Er erlischt. Ich konzentriere mich auf das, was er gesagt hat, suche nach ein bisschen Wut, aber sosehr ich mich auch anstrenge, kann ich nicht einmal eine vage Genervtheit aus mir hervorpressen. Seit dem Tag der Premiere hege ich, abgesehen von Giorgia, für niemanden intensive Gefühle. Ich fühle mich, als hätte man mich in die Badewanne gesteckt: Unter der Oberfläche ist alles verschwommen, gedämpft.

»Es ist einfach schwierig«, sage ich, und Mauro hebt den Kopf. »Man weiß nicht, was man sagen soll, was man tun soll ... Außerdem warst du doch im Krankenhaus, oder? Ich war auch da, erinnerst du dich?«

Mit einer Hand zerknautscht er sein Gesicht, und als er mich wieder anschaut, hat er zerzauste Augenbrauen. Zum ersten Mal finde ich ihn lächerlich.

»Ich konnte sie nicht einmal ansehen. Ich bin ins Zimmer gekommen und habe nur auf ihre Füße geschaut«, sagt er. »Ich habe mich die ganze Zeit nur gefragt, wie ich davon nichts mitkriegen konnte. Dann habe ich mich zu einem weiteren Besuch durchgerungen; ich hab sie in diesem Bett vorgefunden, dich kurz vor dem Zusammenbruch. Du müsstest mich hassen.«

»Ich stehe nicht kurz vor dem Zusammenbruch«, der Versuch erstirbt mir auf den Lippen.

»Hast du keine Freunde, die für dich da sein können?«

»Es ist schwierig«, ich zwinge mich, weiterzureden. »Sie kannten Giorgia nicht richtig, vorher.«

»Du kannst diese Situation aber auch nicht allein bewältigen«, sagt Mauro. »Ich hab mit dir doch schon über Selbsthilfegruppen gesprochen.«

»Ja. Aber ich geh da sicher nicht hin und lass mir von den Dahinvegetierenden der anderen erzählen. Allein der Gedanke ...«

Ich glaube, so bricht der Damm: Mauro durchstößt den Schutzwall, indem er mir von Giorgias Füßen im Krankenhaus erzählt, und ich stelle mir andauernd vor, wie er das Zimmer betritt, wieder und wieder höre ich seine Stimme, wie er zu mir sagt, dass er sie nicht einmal ansehen kann. Ich verstehe, wovon er spricht, er versteht, wovon ich spreche. Das Geständnis entfaltet sich in einer unzusammenhängenden Erzählung dieses Alptraums. Ich erzähle ihm von den ersten Therapiezyklen, als sie versucht haben, die Dosis der Medikamente zu verringern, und dieses Andere in heftigen Aggressionen aus ihr herausbrach, in die Handflächen gerammte Scherben, Blut im Gesicht und auf den Wänden; ich erzähle ihm von den Schreien, den Halluzinationen, davon, wie sie versucht hat, sich in die Körper des Pflegepersonals zu wühlen, um Zuflucht zu finden. Ich erzähle ihm, dass zum Einschläfern des Untiers in ihr auch Giorgia fast vollkommen sediert, in einen dem Tiefschlaf sehr verwandten Zustand versetzt werden muss.

Ich erzähle ihm von den Hoffnungen, meinem Unwissen, der Verzweiflung, ich erzähle ihm, dass ich von einem gewissen Zeitpunkt an aufgehört habe, auch nur irgendetwas zu fühlen, als wäre meine Haut vernarbt. Tief unten leide ich weiter – ja, ich würde mich gerne vollkommen gehen lassen; ja, ich versuche es immer noch. Mauro hört zu wie jemand, dem eine Diagnose bestätigt wird; wenn ich an irgendeinem Detail hängenbleibe, ermutigt er mich, weiterzureden. Als ich fertig bin, habe ich immer noch keine Antwort, Giorgia liegt noch genauso reglos in ihrem Bett, aber ich fühle mich von der Last des Lügens befreit: Ich musste nichts filtern, die Wahrheit nicht verwässern. Er weiß, wie Giorgia vorher war, wie ich erinnert er sich an sie. Ich habe keine Angst, dass er versuchen könnte, sie auszuradieren.

»Ich würde sie nur gern da rausholen«, sage ich, und mir fällt auf, dass wir fast die gesamte Außenmauer der Kaserne abgelaufen sind.

»Das ist doch eine Privatklinik, oder? Wer bezahlt das überhaupt?«, fragt Mauro.

»Ja, ist eine Privatklinik. Giorgias Tante bezahlt, aber sie hat sich nie blicken lassen. Sie hat ihren Anwalt ins Krankenhaus geschickt, dann in die Klinik, damit er überprüft, ob alles in Ordnung ist.«

Der einzige Funken Verachtung, den ich verspüre, richtet sich gegen diese Unbekannte. Giorgia hatte sie mir gegenüber kaum erwähnt, sie hatte die Pflegschaft angedeutet und dass sie sich wegen Meinungsverschiedenheiten auseinandergelebt hatten. Dass jemand die Entscheidung treffen konnte, ein Waisenmädchen sich selbst zu überlassen, hat mich damals schwer getroffen. Ich hatte mir ein grässliches Bild von ihrer Tante gemacht, dann habe ich sie ganz vergessen: Jenseits dieser wenigen Andeutungen hatte Giorgia nie wieder über sie gesprochen.

»Wer hat die Klinik ausgesucht?«

Mauro spielt mit einer Haarsträhne, er verfolgt eine Spur.

»Ihre Tante. Sie ist Giorgias gesetzlicher Vormund. Der Anwalt kam mit unterschriebenen Papieren an, ich wurde nur informiert, weil er Mitleid mit mir hatte.«

Der Anwalt stellte sich mir als Vertreter von Mariella Brentani vor, während ich in Giorgias Krankenhauszimmer ihre Wäsche in Ordnung brachte. Direkt nach ihrer Einlieferung hatte ich in ihren Sachen nach irgendeinem Hinweis auf eine Telefonnummer, eine Adresse ihrer Tante gesucht, damit ich ihr mitteilen konnte, was passiert war. Ohne Erfolg.

»Woher wusste ihre Tante, dass Giorgia im Krankenhaus ist?«

In Sichtweite seines Autos werden Mauro und ich langsamer.

»Keine Ahnung. Ich nehme an, dass sie vom Polizeipräsidium Bescheid bekommen hat, wegen des Maßregelvollzugs. Es hat jedenfalls nicht lange gedauert, bis der Rechtsanwalt da war.«

Der graumelierte Mann um die fünfzig hatte sich nach der Art meiner Beziehung zu Giorgia erkundigt. Er sagte, Signorina Brentani werde sich aus der Ferne um die Angelegenheit kümmern. Er zeigte mir die vom Richter unterschriebenen Papiere, eins nach dem anderen; ich las sie und versuchte zu verstehen. Als gesetzlicher Vormund hat Giorgias Tante das Entscheidungsrecht bei allem, was ihre Nichte betrifft: In weniger als achtundvierzig Stunden war der Mensch, den ich liebe, in den Besitz von jemandem übergegangen, dessen Gesicht ich noch nie gesehen hatte.

Als der Rechtsanwalt das zweite Mal kam, teilte er mir mit, dass Giorgia in eine private Einrichtung verlegt werde. Er bat mich um meinen Ausweis, nahm meine Daten auf und sagte dann, dass mir die Erlaubnis gewährt worden sei, sie zu besuchen, so oft ich wolle.

»Wir sollten mit ihr reden«, sagt Mauro.

»Ich hab's versucht. Ich habe überall nach dem Namen ihrer Tante gesucht: nirgends auch nur eine Spur von ihr. Ich hab es außerdem telefonisch bei der Anwaltskanzlei probiert, doch da hat nie jemand abgenommen.«

»Aber ich weiß, wo sie wohnt.«

Einen Moment lang glaube ich, ich hätte mich verhört.

»Was?«

»Ich weiß, wo Giorgias Tante wohnt.«

Mauro wundert sich über meine Reaktion genauso wie ich mich über seine Worte.

»Als ich Giorgia kennengelernt habe, hat sie noch bei ihrer Tante gelebt.«

»Das wusste ich nicht.«

»Wir könnten es probieren: dort aufkreuzen und schauen, was passiert.«

Mauro holt den Autoschlüssel aus der Tasche.

»Wozu denn?«, frage ich.

»Damit wir die Lage besser verstehen, herausfinden, ob schon alle Wege beschritten wurden: die Einschätzungen anderer Ärzte, Einrichtungen, die stärker an einer Reha orientiert sind.«

Ich bin unentschlossen. Mauros Vorschlag bietet mir nach Monaten die erste wirkliche Hoffnung, so zart sie auch sein mag. Gleichzeitig ärgert mich die Tatsache, dass der Vorschlag von ihm kommt. Ich spüre Eifersucht, gleich darauf schäme ich mich dafür.

»Großartige Idee«, sage ich.

»Lass mich über einen guten Zeitpunkt nachdenken«, sagt er, während er die Autotür öffnet. »Ich habe ihre Tante nur ein paar Mal gesehen. Ich will vermeiden, dass sie uns wegschickt.«

»Hältst du das für möglich?«

»Oh ja. Das halte ich für möglich«, Mauro lächelt wissend. »Ich fahr jetzt mal.«

Er steigt ins Auto, lässt aber ein Bein auf dem Bürgersteig.

»Hör zu, ich hab dein Auto vor der Klinik gesehen und meinen Freund angerufen: Er bringt es dir morgen Nachmittag hierher.«

»Ja, ich habe es nicht rechtzeitig geschafft ... Danke. Danke für alles.«

»Nicht der Rede wert. Ich ruf dich morgen an, um dich auf dem Laufenden zu halten.«

Er schließt die Autotür. Bevor ich weitergehe, betrachte ich ihn kurz durch die Scheibe: In seinem Profil entdecke ich dieselbe Müdigkeit, die sich auf meinem Spiegelbild ausbreitet. Ich gehe und sehe ihn nicht losfahren. Trotzdem merke ich, dass er nicht mehr da ist, ich bin wieder in Isolierfolie gewickelt. Und doch bewege ich mich weiter, als wäre ich nicht allein, als wäre mir ein Teil meines Phantomglieds zurückgegeben worden.

Mauro entscheidet sich für einen Sonntagmorgen. Wir treffen uns frühmorgens, unterirdisch, in Cadorna. Ich entdecke ihn im ungewöhnlich stillen Verbindungstunnel zwischen den U-Bahn-Linien: Er studiert aus nächster Nähe ein riesiges Werbeplakat, als wollte er die Körnung des Plakats bewerten. Heute trägt er einen blauen Baumwollschal um den Hals, dessen Enden er während der Zugfahrt ständig über seine Schultern zurückwirft; seine Kleidung ist gepflegter als sonst, das Hemd hat keine einzige Falte. Auch ich habe versucht, vorzeigbarer zu erscheinen als in letzter Zeit üblich – *»das sind bessere Leute«*, hat Mauro am Telefon gesagt, als wir das Treffen besprachen. *»Lass uns versuchen, einen guten Eindruck zu machen.«*

Bessere Leute. Mir fiel auf, dass ich nie die Möglichkeit in Betracht gezogen habe, Giorgia könne aus einer wohlhabenden

Familie stammen. Sie hat nie irgendein Vermögen angedeutet: Als ich sie kennengelernt habe, jonglierte sie mit Ausgaben, Unigebühren und prekären Jobs: freitag- bis sonntagabends kellnern, montags und donnerstags Treppen putzen, ein paar Stunden Praktikum in einem Büro in der Innenstadt. Ich erinnere mich, wie sie sich zwischen einem Job und dem nächsten eilig umzog, wie sie Seminare ausfallen ließ, um ihre Rechnungen zu bezahlen: Am Ende hat sie ihr Studium an den Nagel gehängt.

Giorgias Tante wohnt im Herzen von Brera, in einer Querstraße der Via Pontaccio. Wir treffen auf den Antiquitätenmarkt, der gerade aufgebaut wird, und laufen die kleine Parallelstraße etwa bis zur Hälfte entlang.

»Hier in der Nähe müsste es sein …«, sagt Mauro und sieht nach den Hausnummern.

Vor einem Bogen, der durch zwei Torflügel aus dunkelgrünem Holz abgeschirmt wird, hält er an. Er studiert die Sprechanlage aus Messing – »Hier ist es« –, er klingelt, bringt seine Frisur in Ordnung und mustert sein Spiegelbild in der Messingplatte. Ich tue es ihm nach, überprüfe meinen Gürtel, starre auf meine Schuhe: Ich sehe sie mit den Augen eines Fremden und finde sie schmutzig.

»Wer ist da?«, die Stimme klingt jung, sie kommt mit einem Hintergrundrauschen aus der Gegensprechanlage.

»Guten Tag, Mauro Franzese, ein Freund von Giorgia, ich weiß nicht, ob sich Signora Mariella an mich erinnert. Ich würde gern mit ihr sprechen, wenn das möglich ist.«

Schnarren und Rauschen als Antwort.

»Warten Sie einen Moment.«

Die Verbindung bricht ab. Mauro schaut mich an und nickt ernst, langsam reibt er sich die Hände, dann betrachtet er gedankenverloren das Tor. Er schätzt unsere Möglichkeiten ab oder sucht vielleicht eine Erinnerung auf, in der ich nicht vorkomme. Seit er mir erzählt hat, dass er Giorgias Tante kennengelernt hat, stelle ich mir ständig den Moment dieses Treffens vor. Ich sehe, wie er sich mit symmetrischem Lächeln vorstellt, ich sehe Giorgia so strahlend wie nie; dann bleiben sie in meiner Vorstellung in einem neutralen Raum allein, und Mauro streichelt Giorgia: eine langsame Berührung die Wange entlang. Dieses Hirngespinst werde ich seit Tagen nicht los, es hat gedroht, noch weiter zu gehen, und ich habe es aufgehalten, zusammengefaltet und beiseitegelegt. Ich habe den Fokus auf das Wichtigste verengt: Giorgia aus der Klinik herauszuholen.

»Kommen Sie hoch.«

Die Stimme bricht so plötzlich ab, wie sie aufgetaucht ist, und das Tor öffnet sich mit einem Klicken.

Mauro läuft die Treppen hoch. In der Stille hört man das Geräusch einer Panzertür, die sich in den Angeln dreht. Wir steigen bis ins Halbdunkel des dritten Stocks hinauf, ohne die Stille zu stören. Ich trockne den Schweiß meiner Hände an der Hose ab, so diskret, dass die junge Frau auf der Schwelle es nicht bemerkt: Sie empfängt uns mit einem freundlichen, offenen Lächeln auf ihrer braunen Haut. Sie trägt eine weiße Bluse und schwarze Hosen, eine andere Dienstkleidung, als ich sie erwartet hätte. Sie sieht nicht aus wie eine Hausangestellte.

»Guten Tag«, sagt sie.

»Guten Tag, ich bin Mauro, und das ist Filippo. Ist die Signora im Haus?«

»Sie erwartet Sie«, sie spricht leise, aber die Aussprache ist geschliffen, akzentfrei. »Bitte.«

Die junge Frau tritt zur Seite, wir gehen an ihr vorbei und bleiben wartend auf dem weichen Teppich stehen. Der Eingang ist nur schwach beleuchtet, und wir haben keine Zeit, das Ambiente zu studieren – »Mariella ist auf der Veranda.« Wir lassen sie in den Wohnbereich vorausgehen; in dem sehr hellen Parkett spiegelt sich das Tageslicht, das über die Balkonfenster hereinkommt. Die Kanten der Möbel schneiden rechteckige Schatten in die Oberflächen – ein langes blaues Sofa mit niedriger Lehne, ein rautenförmiger schmaler Esstisch, vier leere Stühle, das Bücherregal, das die hintere Wand auskleidet; wo ein Fernseher stehen sollte, hängt ein Gemälde: ein schwarzes Quadrat auf weißem Grund.

Die Veranda nimmt die Südseite der Wohnung ein, die Sonne dringt mit schrägen Klingen durch die Scheiben und zersplittert im Wasserdampf aus einem Vernebler: Eine Frau ist über eine schemenhafte Orchidee gebeugt. Die junge Frau lässt uns den Vortritt und bedeutet uns weiterzugehen. Als wir durch die Tür treten, dreht sich Giorgias Tante ohne Eile um. Sie ähnelt ihr sehr, sie hat dieselben dunklen Haare, die in einem langen Zopf zusammengebunden sind, dieselbe traurige Augenfalte und eine gewisse Ähnlichkeit in den Proportionen des schlanken Körpers. Das ist Giorgia, wie sie mit etwa sechzig Jahren aussehen könnte, und für einen Moment verlässt mich der Mut, ich wende den Blick ab.

»Guten Tag«, sagt sie, die Stimme ist sanft, leise. »Wie geht es dir?«

Ich kehre ins Hier und Jetzt zurück, Mauro antwortet mit einem maßvollen Lächeln.

»Gut«, sagt er. »Darf ich Ihnen Filippo vorstellen, Giorgias Freund?«

Ich folge einem Automatismus: Ich gehe zwei Schritte vor, strecke die Hand aus, und sie drückt sie kurz – »Angenehm.« Sie mustert mich einen Augenblick und schaut gleich darauf wieder woandershin. Sie stellt den Vernebler auf dem hölzernen Bord ab, das die gesamte Veranda umläuft und auf dem kleine Pflanzen, scharfspitzige orangene Blumen und gewölbte Kaktusköpfe, arrangiert sind.

»Wollt ihr euch setzen?«, fragt sie freundlich und zeigt dabei auf die Rattanbank zu ihrer Linken, die zwischen den Blumentöpfen zweier großer Ficuspflanzen eingezwängt ist.

Wir bedanken uns beide und nehmen Platz.

»Entschuldigt mich kurz, ich lasse Ambica einen Kaffee aufsetzen.«

Wir schauen zu, wie sie weggeht und die Glastür hinter sich schließt. Von hier aus kann man nicht nach drinnen gucken: Das reflektierende Sonnenlicht macht uns blind für das, was in der Wohnung passiert. Ich setze mich aufrecht zwischen die Kissen, mir wird langsam warm. Ich denke an den höflichen Empfang, dann wieder an Giorgia, die lieber Treppen putzen gegangen ist, als diese Frau um finanzielle Unterstützung zu bitten, und schon versinke ich wieder im Meer der Fragen. Mir ist, als ob ich gegen die Strömung schwömme und deshalb nicht von der Stelle käme, immer an einem Ort bleibe, von dem aus ich mir nichts von all dem erklären kann, was mir gerade widerfährt.

Mauro studiert das Ambiente, und um mich abzulenken, studiere ich ihn. Er wechselt immer wieder die Perspektive, bewegt seinen Kopf, neigt sich leicht mit dem Oberkörper nach vorne, um den Rattansessel vor uns zu erforschen, streckt die Beine aus, bis er mit den Knien das Holztischchen berührt, das zwischen unserem Sitzplatz und demjenigen der unsichtbaren Gastgeberin steht. Er nimmt Maß. Als er bemerkt, dass ich ihn anstarre, wirft er mir einen fragenden Blick zu. Wir werden unterbrochen, weil Giorgias Tante zurückkommt. Die junge Frau, die uns in Empfang genommen hat, folgt ihr mit einem Tablett.

Sie stellt das Tablett auf dem Tisch ab und löst sich dann geräuschlos in Luft auf.

»Bitte, bedient euch«, sagt Giorgias Tante, als wir wieder allein sind.

Ich will gerade ablehnen, aber Mauro kommt mir zuvor und füllt zwei Tässchen mit dem Espresso aus der Mokkakanne.

»Danke, dass wir hochkommen durften«, sagt er, während er mir einen Henkel aus Porzellan hinhält. »Ich hätte Ihnen gern vorher Bescheid gesagt, habe Ihre Nummer aber nicht in Erfahrung bringen können.«

Die Frau antwortet nicht, sie beschränkt sich darauf, die Falten im Schoß ihres dunklen Kleides glattzustreichen, einer Art Überrock aus grobem Baumwollstoff, der ihr ein mönchisches Aussehen verleiht.

»Arbeitest du immer noch als Regisseur?«, fragt sie dann und stützt ihr Kinn auf eine Hand.

»Ja, mit allerlei Pleiten, Pech und Pannen«, antwortet Mauro.

»Wann warst du das letzte Mal hier?«

»Ich glaube, vor fünf Jahren, bevor Giorgia umgezogen ist.«

»Ich erinnere mich noch daran, weißt du? An dem Tag habt ihr im Wohnzimmer die Rolle einstudiert. Giorgia war wütend.«

Sie hat zwei tiefe Falten neben dem Mund, jetzt zerbrechen die Geraden: Sie lächelt.

»Ja, daran war ich schuld, wie immer.«

Mauro nimmt einen Schluck Kaffee, die Aufmerksamkeit gleitet zu mir ab.

»Und du? Wie lange seid ihr schon zusammen, Giorgia und du?«

»Drei Jahre«, sage ich.

Jetzt lächelt sie nicht mehr, sie schaut mich ungerührt an.

»Und wie geht es ihr?«, fragt sie.

Ich senke den Blick, dann nehme ich mit einer Anwandlung von Mut den Blickkontakt wieder auf.

»Besser«, sage ich.

»Keine Angst, ich weiß, wovon wir sprechen«, sie ist plötzlich müde. »Ich habe die Befunde gelesen, der Anfall war sehr heftig.«

»Die ersten zwei Monate waren schwierig.«

»Wusstest du, dass Giorgia krank ist?«, dann schaut die Frau Mauro an. »Und du? Hast du es gewusst?«

Wir sind am Scheideweg angekommen, und beim Gedanken an die Wahrheit, die mich hier drinnen erwartet, packt mich die Angst. Ich denke an Giorgia, wie sie mich um Entschuldigung bittet, bevor sie auf die Bühne geht, an all die Rechtfertigungen, die ich erfunden habe, um dieser Erinnerung zu entkommen, all die Male, die ich mir zugeredet habe, ich hätte mir das nur eingebildet. Ich denke an den Schatten, der über Mauros Gesicht gehuscht ist, als ich ihm diese Worte gebeichtet habe; auch bei ihm die Angst vor etwas, das wir hätten vorhersehen oder verhindern können, das wir, wenn wir es gewusst hätten …

»Nein«, sagt Mauro.

»Nein«, wiederhole ich.

Die Frau nickt, sie lehnt sich zurück.

»Und welche Version der Wahrheit hat sie euch erzählt?«, fragt sie. »Was wisst ihr über ihre Vergangenheit?«

Ich gehe schnell durch, was ich weiß. Giorgia hat mir von einem Autounfall auf dem Rückweg aus einem Ligurien-Urlaub erzählt: Ihre Eltern seien auf der Stelle tot gewesen; sie dagegen sei mit ihrer Tante zu Hause geblieben und habe deshalb ihre Familie überlebt. Darüber sprachen wir am Anfang unserer Bekanntschaft, als alle Gesprächsthemen noch harmlos waren. Ich habe verlegen reagiert, aber während ich noch darüber nachdachte, was ich sagen soll, lächelte Giorgia schon unbeschwert, sagte, das sei fast dreißig Jahre her, sie habe eine ungewöhnliche, aber glückliche Kindheit gehabt: Sie sei behütet und geborgen aufgewachsen, die Welt sei voller Waisenkinder, die weniger Glück hatten. Mit der Zeit hat mich die Tatsache, dass sie Waise ist, nicht mehr erschreckt. Ich habe in ihr nach Zeichen des Schmerzes gesucht und keine gefunden. So verlor die Trauer an Bedeutung, löste sich langsam im Hintergrund auf. Jetzt denke ich an den Mangel an Details, an die Fotos, von denen Giorgia sagte, sie habe sie im Haus ihrer Tante gelassen ... Noch kenne ich die Wahrheit nicht, ich frage mich, wie ich ihr glauben konnte, wieso ich nicht insistiert habe, nicht in sie gedrungen bin. Aber wozu? Um was zu erfahren?

»Kann ich dir helfen?«, fragt Giorgias Tante. »Ist es die Geschichte mit dem Unfall?«

In mir steht plötzlich alles still. Ich nicke.

»Das tut mir leid, ich habe sie immer zur Offenheit ermuntert, ich habe immer geglaubt, dass das der sicherste Weg ist«, sagt sie. »Giorgias Eltern sind nicht bei einem Unfall gestorben.«

Am liebsten würde ich das Gespräch abbrechen, bin aber wie versteinert. Ich würde diese Unbekannte gern bitten, meine Wirklichkeit unangetastet zu lassen, und kann nicht, ich bin gefangen.

»Meine Schwester hat Selbstmord begangen, als Giorgia fünf Jahre alt war. Ihr Vater hat Giorgia zurückgelassen, als sie sieben war, und seitdem habe ich mich um sie gekümmert. Natürlich nur, solange sie es zugelassen hat.«

***

Mauro und ich haben eine stille Verabredung: Er bleibt bei unseren Besuchen nur die ersten dreißig Minuten. Er liest die ganze Zeit vor, nähert sich nie Giorgias Bett, manchmal schaut er sie nicht einmal an – ich sehe, wie er schon beim Hereinkommen mit den Augen Schutz zwischen den Seiten sucht, sie nach der markierten Stelle durchkämmt, von der er längst weiß, wo sie ist. Ich glaube, das ist seine Art, sich sein Erinnerungsbild von Giorgia zu bewahren.

Seit dem Treffen mit Giorgias Tante wende ich, sobald Mauro das Zimmer verlässt, die entgegengesetzte Methode an. Ich starre Giorgia hartnäckig an, unterziehe sie aufreibenden Befragungen und wiederhole noch einmal die Wahrheit, zerlege sie in Einzelteile. Ich kehre in das Haus zurück, in dem sie aufgewachsen ist, zu der Unbekannten, die sich um sie gekümmert hat, höre ihr zu, wie sie von einem mir unbekannten Leben Giorgias erzählt.

Ich stelle mir Giorgias Mutter vor wie auf dem Foto von 1982, das mir gezeigt wurde, die Haare fließen als dunkles Wasser über ihren Rücken: Sie heißt Milena. Milenas Krankheit hat Hochs und Tiefs. Milena lehnt eine Dauermedikation ab, weil die sie bremst, sie aber schnell sein will: Sie will ihren Abschluss in Architektur machen, bevor Giorgia auf die Welt kommt. Auf dem Foto sieht man weder ihren Bauch noch Giorgias Vater – »Er hat Philosophie studiert, sie waren im selben Kollektiv. Kein schlechter Mensch, aber völlig unvorbereitet. Er hat wirklich geglaubt, dass er das mit Milena schafft. Auch wir haben es geglaubt.« Nach Giorgias Geburt wird Milenas Krankheit schlimmer, die Familie kann sie davon überzeugen, eine neue Behandlung anzufangen.

In den ersten beiden Jahren ist Milena nicht in der Lage, sich um das Kind zu kümmern – »Sie litt sehr darunter, sie nicht so großziehen zu können, wie sie es gewollt hätte.« Als Milenas Zustand sich stabilisiert, beschließt sie, mit Giorgias Vater zusammenzuziehen – »Wir haben nur unter der Bedingung zugestimmt, dass sie eine Wohnung in der Nähe meiner Eltern finden.

Wir versuchten so präsent wie möglich zu sein.« Als Milena einen schweren Rückfall hat, widersetzt sich Giorgias Vater einer Einlieferung – »Wir hätten eine Entmündigung anstreben sollen. Wir hatten nicht den Mut dazu. Wir dachten immer, dass der Respekt vor Milena wichtiger wäre als alles andere. Allein die Vorstellung, vor Gericht ziehen zu müssen, um die Kontrolle über ihr Leben zu bekommen, war für meine Eltern entsetzlich.«

Woran erinnerst du dich?, würde ich Giorgia gerne fragen. Ihre Tante hat gesagt, dass sie und ihre Mutter allein im Haus waren, als es passierte. »Er hätte dort sein müssen, bei ihnen, wir waren abwechselnd dran.« Sie fanden Giorgia vor der Badezimmertür sitzend. Für Milena war es schon zu spät.

Es müsste doch Spuren geben, irgendwo, auf Giorgias Körper: Eine Narbe wie die, die ich auf dem Jochbein habe, ein Hinweis auf die Tür, die sich für immer geschlossen hat, auf ihren Vater, der verschwindet und nicht mehr wiederkommt. Gestern habe ich der Versuchung nachgegeben. Ich habe die Stille abgewartet, den Schichtwechsel des Pflegepersonals. Mich hat der irrationale Instinkt gepackt, ihren Körper danach abzusuchen. Ich habe die Daunendecke beiseitegeschoben, einen Knopf nach dem anderen geöffnet: Sie hat weiter aus dem Fenster geschaut, als wollte sie sagen *mach schnell, beeil dich, ich tue so, als sähe ich nichts*. Ich habe keine Wunden gefunden, die Haut auf der Brust und auf dem Bauch ist unangetastet. Keine Spur der Tragödie zwischen ihren Beinen, an ihren Schenkeln – bis zu ihren Fußsohlen bin ich vorgedrungen. Anschließend habe ich sie langsam wieder angezogen, ein Kleidungsstück nach dem anderen.

Giorgias Narben sind in ihrem Inneren. Tief in sich hat sie die Wahrheit und die Krankheit verborgen. Ihre Tante hat gesagt, dass die erste Diagnose ungefähr mit fünfzehn kam: Sie ist genetisch vorbelastet, vielleicht verdammt. Mit der Zeit hat Giorgia gelernt, die Krankheit zu verbergen, hat die Medikamente, verschiedene Dosierungen und ihre Auswirkungen kennengelernt. Wie Milena hat sie sich irgendwann gegen eine Dauermedikation gewehrt.

»Sie tat so, als nähme sie die Medikamente, steckte die Tabletten aber in ihre Jackentaschen. So hatte sie ihren persönlichen Vorrat: Sie nahm, was sie brauchte, um die schlimmsten Momente zu überwinden. Sie sagte, dass sie mit den Medikamenten nicht richtig funktioniere. Bis sie achtzehn war, war es ein ständiger Kampf«, ihre Tante sackte im Sessel zusammen und erzählte von den aufreibenden Kämpfen, die sie ausfechten musste, um Giorgia ein normales Leben zu ermöglichen.

Sobald Giorgia volljährig war, wollte sie selbst über alles entscheiden. Die Tante war, was Giorgias Krankengeschichte anging, von nun an außen vor – »Sie hat gedroht auszuziehen, falls ich versuchen sollte, mich einzumischen.« Aber das Gleichgewicht war prekär, Durchhalten schwierig. »Ich habe das Unmögliche versucht. Sie ist trotzdem ausgezogen.« In den Jahren fern von zu Hause hat Giorgia ihr Versprechen gehalten, einmal im Monat anzurufen, um mitzuteilen, wie es ihr geht. Darüber hinaus kein einziges Zugeständnis.

So hat Giorgia ihre zweite Welt aufgebaut, in der sie so tat, als wäre sie gesund. In diese Welt hat sie mich, ohne zu zögern, hineingezogen, so tief war ihre Überzeugung, alles unter Kontrolle zu haben. Sechs Jahre lang hat sie mit der Krankheit Verstecken gespielt – dann kam sie zurück, oder sie ist einfach nie weg gewesen.

Die Meldung, dass Giorgia im Mai eingeliefert worden sei, kam von Amts wegen – vom Krankenhaus aus hat man die letzte Telefonnummer eines Familienmitglieds angerufen, die in der Krankenakte hinterlegt war. Als Giorgias Tante bemerkte, wie ernst die Lage ist, beantragte sie Giorgias Entmündigung.

Mariella Brentani begleitete uns zur Tür. Sie entschuldigte sich nicht für ihre Abwesenheit in den letzten Monaten: Sie sagte, sie sei nicht dazu in der Lage, für sie sei das, als würde sie fünfundzwanzig Jahre zurückspulen und das Bad betreten, in dem sie ihre Schwester tot aufgefunden habe. Sie hat betont, dass sie die Möglichkeit, Giorgia aus der Klinik zu nehmen, erst im Fall einer deutlichen Besserung in Betracht ziehen werde. Sie hat uns nicht gebeten, wiederzukommen, keine Möglichkeit eines Wiedersehens angedeutet. Sie verabschiedete uns mit einem rätselhaften Gruß: Sie sagte, die Ängste, die wir nicht kennen, seien die schlimmsten, weil sie sich alle erfüllen. Aber vielleicht hat sie auch gar nichts gesagt, vielleicht habe ich es selbst vor mich hin gemurmelt, als ich im Dunkeln die Treppen hinunterstieg.

Kapitel 3
ERWACHEN

Das Auto ist nicht mehr zu retten. Ein Kolben ist hin, die Reparaturkosten übersteigen meine Möglichkeiten, und es steht ohnehin ganz unten auf der Liste an Dingen, an die ich gerade denken kann. Ich halte es möglichst sauber, auch wenn es nur herumsteht: Wenn ich ein bisschen Zeit habe, gehe ich mit einem Eimer Wasser und Lappen runter und befreie es vom Staub. Ich habe Angst, dass es zu einem dieser verlassenen Autos wird, die seit Monaten am selben Ort parken, mit schlaffen Reifen.

Irgendwo hinzufahren ist kein Problem. Ich nehme die Öffentlichen, genau wie ich es vorher getan habe, um Benzin zu sparen. Jeden zweiten Tag nimmt Mauro mich mit zu Giorgia. Er hat das Buch zu Ende vorgelesen und wieder von vorne angefangen. Das Novemberwetter ist schon winterlich düster.

Den gesamten letzten Monat über haben Mauro und ich über die Enthüllungen von Giorgias Tante geredet. Giorgia hat uns beide angelogen. Es ist schwer zu akzeptieren, dass ein so gutherziger Mensch wie sie sich dazu entschieden hat, eine so große Lüge zu erzählen – oder sich selbst so tief im eigenen Innern zu verstecken.

Seitdem ist mein Wunsch, mit ihr zu sprechen, noch stärker, ich will sie fragen, ihre Stimme hören, wenn sie mir antwortet.

Gestern hat Mauro gesagt, dass ihn die Wahrheit eigentlich gar nicht so sehr überrascht: Er habe immer geglaubt, dass auf Giorgias Vergangenheit ein Schatten liege. *»Da war irgendetwas«*, hat er zu mir gesagt. Ich habe danach gesucht und nichts gefunden, der Gedanke hat mich die ganze Nacht wachgehalten. Der Schatten, ein so großer Schatten, und ich habe nur den Körper gesehen, der zu diesem Schatten gehörte.

Ich erinnere mich nicht, wann ich Giorgia das letzte Mal im Hof der Akademie abgeholt habe. Heute kehre ich zu Fuß dorthin zurück, an einem sonnenhellen Samstagnachmittag. Mauro hat darauf bestanden, dass ich bei den Proben zu dem neuen Stück zuschaue, er meint, ich müsse mal vor die Tür, vom üblichen Rhythmus aus Arbeit und Klinikbesuchen abweichen. Ich bin seinem Wunsch nur deshalb nachgekommen, weil ich das Gefühl hatte, dass er großen Wert auf meine Anwesenheit legt.

Im großen Foyer hinter dem Haupteingang stehen weiße Tische und Stühle, an einigen sitzen junge Leute, die sich unterhalten. Der lange Empfangstresen ist nicht besetzt, deshalb frage ich das nächstgelegene Grüppchen nach dem Weg. Sie schicken mich in den rechten Flügel des Gebäudes, Erdgeschoss, Aula zwölf. Am Ende des Gangs erkenne ich Mauro sofort. Er unterhält sich mit einer jungen Frau; sie wickelt eine Haarsträhne mehrmals um ihren Zeigefinger, er schiebt die nicht angezündete Zigarette von einem Mundwinkel in den anderen und lächelt verhalten. Der Gang ist leer, und ihre Stimmen sind deutlich zu hören.

»Ilse ist sehr wichtig, sie ermöglicht den Zugang zu einer bestimmten Welt. Du passt fast perfekt zu ihr, das habe ich dir schon gesagt«, sagt Mauro gerade.

Seine Gesprächspartnerin nickt mehrfach, kurz und deutlich.

»Warum soll sich dann auch Stefania auf die Rolle vorbereiten?«, fragt sie.

Sie kann ihren Ärger nicht vollständig zurückhalten, eine Haarsträhne spannt sich gerade zwischen ihren Händen, sie lässt nicht locker, bis Mauro ihr eine Hand auf die Schulter legt.

»Ich will bloß sehen, wie ihr arbeitet. Ich muss herausfinden, wer von euch beiden geeigneter für das ist, was ich im Kopf habe. Du hast das Physische auf deiner Seite, aber das allein reicht nicht. Du weißt, wie ich dazu stehe, es ist noch nichts entschieden.«

Sie hat keine Zeit, etwas zu erwidern, Mauro sieht mich und lässt sie stehen – »Entschuldige, ich muss kurz jemandem Hallo sagen.« Als er ihr den Rücken zuwendet und mir entgegenkommt, fange ich den wütenden Blick der jungen Frau auf, die im Marschschritt wieder im Saal verschwindet.

»Du bist gekommen!«, sagt Mauro und breitet die Arme aus.

»Klar.«

»Aber ja, ich wusste es. Amelia und ich haben nämlich eine kleine Wette abgeschlossen. Komm, es geht gleich los.«

Ich folge ihm in den Saal. Eine breite Glasfront geht auf den Innenhof, auf dem Parkett bewegen sich die Silhouetten von etwa dreißig Personen. Einige bewegen sich langsam, ein sanftes Aufwärmen. In der Mitte des Raums sagen ein Mann und eine Frau einander Auge in Auge gegenüberstehend Verszeilen auf – »Man spricht heiser oder klar, kehlig oder macht sich dann / in der Nase auf die Suche nach noch einem anderen Klang« – die Stimme folgt den Klangfarben in drängenden Variationen. Mauros Schwester lächelt uns beim Hereinkommen aus der entgegengesetzten Ecke des Raums zu.

»Okay, lasst uns anfangen. Alle hinsetzen, bitte«, sagt Mauro laut, um das Stimmengewirr zu übertönen.

Ohne Hast sammeln sich alle an der seitlichen Wand, und Amelia kommt zu uns.

»Ich traue meinen wunderschönen Augen nicht«, sagt sie, während sie mich mustert. »Herzlich willkommen.«

»Heute Abend zahlst du deine Schulden«, sagt Mauro. »Ich vertraue ihn dir an.«

Mit einem Kopfnicken bedeutet er mir, ihr zu folgen, und so lande auch ich in der Gruppe der Schauspieler, die, mit dem Rücken an die Wand gelehnt, auf dem Boden sitzen.

»Wie geht es dir?«, fragt Amelia, während sie ihre Haare zu einem Zopf bindet.

»Gut.«

»Also«, zieht Mauro erneut die Aufmerksamkeit auf sich und geht in die Mitte des Raums. »Heute haben wir nicht viel Zeit, wie ihr wisst, haben die Kinderproben für die Weihnachtsvorführung angefangen, und wir müssen den Saal früher als üblich räumen, deshalb bitte ich euch um äußerste Konzentration: Wir versuchen, ohne Pannen wenigstens bis zur dritten Szene durchzukommen. Hat jemand mein Skript gesehen? Luca, hatte ich es dir in die Hand gedrückt?«

Ein junger Mann lässt den Text über das Parkett bis zu Mauros Füßen gleiten. Mauro blättert schnell die ersten Seiten durch.

»Luca, du erinnerst dich an das, was ich gesagt habe: Zu diesem Zeitpunkt des Stücks betonen wir Moritz' Melancholie noch nicht zu sehr. Wir wissen zwar, dass er Selbstmord begehen wird, aber das Publikum noch nicht, oder es will zumindest so tun, als wüsste es das nicht, bis es so weit ist. Tun wir ihm den Gefallen.«

Der junge Mann nickt energisch. Ich schaue mich um: Alle starren Mauro an, wie Nachttiere, die von den Scheinwerfern eines Autos hypnotisiert werden. Die Einzige, die sich über ihr Skript beugt, ist Amelia.

»Fabio, für dich gilt das Gegenteil: Lass uns Melchiors Vitalität unterstreichen. Mehr Schwung in den Bewegungen, keine Zurückhaltung. Sara und Amelia«, als sie ihren Namen hört, hebt sie den Kopf. »Irgendetwas an eurem Zusammenspiel überzeugt mich immer noch nicht. Lasst uns der Linie folgen, auf die wir uns Mittwochabend verständigt haben, und schauen, wie es läuft. Noch Fragen?«

Es folgt eine Art religiöser Stille.

»Bestens. Dann fangen wir an.«

Amelia steht als Erste auf, gefolgt von einem recht großen jungen Mann. Mauro schließt die Tür des Saals und stellt sich in die Ecke, das Skript unter den Arm geklemmt, das Kinn auf eine Hand gestützt. Amelia und der andere Schauspieler schauen einander lange an, ohne zu sprechen, sie füllen allein die Bühne – den leeren Raum, die Zuschauer sitzen alle auf einem Haufen an der Seite. Die Probe beginnt ganz plötzlich, als Amelias Finger so tun, als berührten sie den Rock eines Kleides, dann kommt ihre Stimme dazu. Der Übergang von der Realität zur Fiktion ist abrupt: Als es mir gelingt, dem Text zu folgen, wechselt die Szene bereits wieder. Amelia setzt sich hin, die Schauspieler der nächsten Szene stellen sich nach einem bestimmten Schema auf.

Von einem gewissen Punkt an ziehen die Bewegungen meine gesamte Aufmerksamkeit auf sich. Ich denke an die Körper, die für die Inszenierung scheinbar mühelos den Regeln der Täuschung folgen: Der Mund lügt, Beine, Arme, Augen lügen mit. Es gibt einen Darsteller, der beste, finde ich, bei dem die beiden Dimensionen nie auseinanderfallen – »Warum hat man mich nicht ruhig schlafen lassen, bis alles wieder still gewesen wäre«, sagt er. »Meine lieben Eltern hätten hundert bessere Kinder haben können. So bin ich nun hergekommen, ich weiß nicht wie, und soll mich dafür verantworten, dass ich nicht weggeblieben bin.«

Wie Mauro sich erhofft hat, läuft die erste Probe fast ohne Unterbrechungen bis zur dritten Szene durch. Am Ende will er ein paar Änderungen – er besteht auf eine bestimmte Gestik, er hat ein präzises Bild im Kopf und stellt die Schauspieler um, als arbeite er an einer technischen Zeichnung. Sie widersetzen sich nicht, sondern passen sich seiner Perspektive an, folgen den Instruktionen, suchen die gemeinsame Ausrichtung. Sie proben eine Stunde lang, manchmal legen sie nur wenige Zentimeter der Handlung zurück oder halten sich beim Tonfall eines Satzes auf. Beim Zuschauen breitet sich dieselbe Entspannung in mir aus, wie wenn Mauro in Giorgias Zimmer in der Klinik vorliest. Ich folge den wenigen Hinweisen auf die Handlung und versuche mich an einer Rekonstruktion der Figuren: Zwischen die Wirklichkeit und mich schiebt sich eine weiche Decke; es gibt einen Augenblick, kurz vor Schluss, in dem ich gänzlich abwesend werde, da verschwindet Giorgia und alles drum herum. *Ich* verschwinde.

»Kommst du?«, fragt Mauro, als die Probe zu Ende ist.

Ich sitze immer noch auf dem Boden, um uns herum bewegen sich die Schauspieler in kleinen Grüppchen Richtung Ausgang.

»Amelia und ich gehen mit ein paar Freunden was essen«, fügt er auf dem Gang hinzu.

Uns überrennt ein Trupp dunkel gekleideter Kinder um die zehn Jahre, die geschlossen auf dem Weg in den Saal sind. Mauro wuschelt über ein paar Haarschöpfe und grüßt den atemlosen Kollegen, der die Kinder begleitet.

»Kommst du mit oder hast du andere Pläne?«, fragt er dann, aber man sieht ihm an, dass er das nicht ernsthaft in Betracht zieht.

»Nein«, antworte ich, während das letzte Kind der Reihe mir entgegenstolpert. »Ich habe keine anderen Pläne.«

Im Auto will Amelia unbedingt hinten sitzen, und während der Fahrt klemmt sie sich zwischen unsere beiden Sitze: Sie wechselt zwischen Wegbeschreibungen für Mauro und an mich gerichteten Fragen hin und her. Sie informiert sich darüber, wie es mir gesundheitlich geht, wo genau meine Bar ist, fragt mich, was ich von den Proben halte, aber bevor ich antworten kann, haben wir schon geparkt und sind unterwegs zu einem Tor in der Nähe des Corso San Gottardo. Mauro und Amelia diskutieren nun über einen der Hauptdarsteller, den jungen Mann, den ich so gut fand, und machen ihn herunter: Ich höre, wie sie ihn in Stücke reißen, sie zerpflücken seine Emphase, die plastischen Posen – »In Wirklichkeit ist er sehr gut«, sagt Mauro halblaut zu mir, als wir bei der Klingel angekommen sind. »Wir dürfen nur nicht zu viel Spaß haben.« Amelia nickt wissend und hüpft wegen der Kälte von einem Bein aufs andere.

Wie ich feststelle, wohnen unsere Gastgeber im dritten Stock eines Wohnhauses, dessen Wohnungen über einen gemeinsamen, auf den Hof gehenden Balkon zugänglich sind. Ich werde als ein Freund vorgestellt, Giorgia wird nicht erwähnt, aber ich bin trotzdem nervös, weil ich weiß, dass ich niemanden erkennen würde, der bei der Premiere anwesend war. Eine Weile warte ich auf einen mitfühlenden Gesichtsausdruck oder das Bedauern in einem Seitenblick, aber nichts dergleichen passiert, ich werde für die Abendessensvorbereitungen rekrutiert und soll Tomaten schneiden. Die Zungenschläge sind vielfältig – das Paar aus Kalabrien, der leichte toskanische Akzent eines schlanken jungen Mannes, das Venezische, das Amelia nachahmt. Als das Essen fertig ist, setzen wir uns an den Tisch, es gibt keine Tischdecke, und die Teller sehen alle unterschiedlich aus. Das Gespräch verdichtet sich schnell. Hauptthema sind die letzten Vorstellungen, und Mauro, der neben mir sitzt, fungiert als Mittelsmann, enthusiastisch füllt er meine Wissenslücken. Obwohl ich mich nicht auskenne, werde ich mit einbezogen: Dank ihm wollen mir alle das Theater erklären, und vom Theater weitet sich die Diskussion aus, ich erfahre, dass der junge Mann aus der Toskana gerade bei einem meiner früheren Professoren seinen Abschluss macht, wir kramen Namen und Anekdoten hervor, an die ich mich gar nicht mehr zu erinnern meinte.

Nach dem Essen ist die Luft im Raum hitzig und stickig. Der Wein ist leer, seitlich auf dem Sofa sitzend spielt jemand Gitarre. Mauro ist hinausgegangen, er beobachtet uns durch den Spalt des halboffenen Fensters. Ich gehe zu ihm auf den Laubengang und lehne mich über das Geländer. Seit meinen Studienzeiten war ich nicht mehr in einer solchen Wohnung – bei solchen Abenden.

»Literaturwissenschaft«, sagt Mauro neben mir. »Ich wusste nicht, dass du Literaturwissenschaft studiert hast.«

»Ja«, sage ich. »Mit Bestnote abgeschlossen.«

Er lächelt über meinen Begräbniston.

»Und du?«, frage ich.

»Ich? Nichts. Ich meine, nichts, was mich zu einem Abschluss gebracht hätte, zur großen Enttäuschung meiner Mutter. Sie hätte mich gern als Start-up-Gründer oder als Vorstandsvorsitzenden gesehen.«

Ich schaue zu, wie er den Rauch über die Brüstung bläst, die Haare außer Kontrolle und das Hemd von schräglaufenden Falten durchzogen. Ihn mir in einem Job im Finanzwesen auszumalen, übersteigt meine Vorstellungskraft.

»Etwas in der Art hatte meine Mutter auch im Kopf, glaube ich«, sage ich, »oder Betreiber einer großen Bar, am besten in der Innenstadt: Ich hätte der Held sein sollen, der den Cappuccino-Markt an sich reißt.«

»Da hast du dir aber eine Gelegenheit entgehen lassen«, grinst Mauro und drückt seinen Zigarettenstummel auf dem Schmiedeeisen aus. »Mütter, schwieriges Thema. Meine Mutter hatte mich als Hüter des Familienvermögens vorgesehen, und das Ergebnis ist, dass ich mich kein bisschen dafür interessiere. Sie sagt, ich sei auf die Welt gekommen, um ihre Hoffnungen zu enttäuschen.«

»Wenn man das so sagt, klingt das schrecklich.«

»Aber nein, so schlimm ist es nicht. Vielleicht stelle ich sie dir irgendwann mal vor. Sie ist bloß eine schöne Frau mit Hang zum Melodramatischen. Und sie ist reich.«

»Reich?«

»Sehr reich. So reich, dass sie nie arbeiten musste. Das Haus, in dem ich wohne, gehört ihr.«

Ich denke an die ausgewählten Materialien, die Räume, und verstehe, dass es gar nicht anders sein konnte.

»Jetzt hältst du mich für eine Art Radical Chic mit Theater-Marotte«, sagt Mauro und starrt mich dabei an.

Mein Urteil ist ihm nicht wirklich wichtig. Ich habe den Eindruck, dass es ihm Spaß macht, mich in die Enge zu treiben, als wollte er eine unvorhersehbare Reaktion provozieren.

»In der Tat«, sage ich.

Er gibt mir einen Klaps auf die Schulter.

»Ich weiß schon. Du denkst nie etwas Schlechtes über andere, stimmt's?«, er wartet nicht auf eine Antwort von mir. »Ich bekomme natürlich eine Rente, aber das Geld rühre ich nur für Amelia an: Ich bezahle ihr das Studium. Wenn meine Mutter das wüsste, würde sie fuchsteufelswild. Als Amelia bei mir eingezogen ist, hat sie ein halbes Jahr nicht mit mir geredet.«

Er dreht sich um und stützt die Ellenbogen auf das Geländer. Ich tue es ihm nach, und unsere Aussicht kehrt sich um. Die Fensterscheiben sind durch den dünnen Schleier der Gardinen abgeschirmt, vom Balkon aus ist das Innere der Wohnung gut zu erkennen. Der junge Mann aus der Toskana jagt auf den Gitarrensaiten einem Klassiker von Claudio Lolli hinterher, um ihn herum ein leiser Chor, unterbrochen von ein paar Lachern. Amelia sitzt auf der Armlehne des Sofas und spielt mit den Haaren der Freundin, die gegen ihre Beine gelehnt auf dem Boden hockt. Die Unterschiede zwischen Mauro und ihr sind überraschend: Während seine Haut olivfarben ist, hat sie einen rosigen Teint, ihre Haare sind glatt und hell, ordentlich hinter die Ohren gekämmt.

»Sie hat es als Verrat aufgefasst. Wegen Amelias Mutter hat mein Vater sich scheiden lassen. Für sie ist es unbegreiflich, dass ich Amelia als Teil der Familie betrachte. Aber mein Vater ist eine Katastrophe, immer am Rande des Bankrotts, und Amelias Mutter arbeitet als Grundschullehrerin. Was hätte ich tun sollen? Alles für mich behalten? Sie ist meine Schwester.«

Wir schweigen einige Minuten. Sein Blick ist weiter auf Amelia gerichtet, dann macht er plötzlich eine ausladende Geste, umschreibt in der Luft den Umfang des Fensters.

»Was sagst du zu den Proben? Was hältst du von dem Stück?«, sagt er und wechselt dabei den Tonfall.

»Sehr schön. Und düster. Welches Stück ist das?«

»*Frühlings Erwachen* von Wedekind. Kennst du es?«

»Nein«, gebe ich zu.

»Ein Klassiker. Deutschland Ende des neunzehnten Jahrhunderts: Eine Gruppe Vierzehnjähriger erlebt den Zusammenprall mit der Pubertät auf die brutalste Art und Weise. Die Entdeckung der Sexualität, Selbstmord, Abtreibung. Und im Hintergrund eine stumpfsinnige und grausame, teilnahmslose und gierige Erwachsenenwelt.«

Jetzt lächelt Mauro freudlos.

»Anspruchsvoll«, sage ich.

»Das ist es. Ein ziemliches Wagnis, wie immer bei solchen heiligen Ungeheuern wie Wedekind, aber ich glaube, es wird ein Erfolg. Ich lasse sie spielen, als wären sie schon alt, ich werde sie grau schminken. Wenn ich könnte, würde ich sie zwingen, sich die Haare weiß zu färben.«

Zuerst denke ich, er macht Witze, dann betrachte ich ihn genauer und merke, dass er todernst, beinahe zornig ist.

»Gehen wir?«, Amelias Stimme dringt zu uns.

Sie schaut uns durch den Spalt des offenen Fensters an. Mauros Gesicht entspannt sich, er bejaht, dann lädt er mich ein, bei ihm noch etwas zu trinken. Amelias Freundin schließt sich uns an.

Die Rückfahrt dauert sehr lange. Um die Navigli sind die samstagabendlichen Grüppchen auf den Bürgersteigen unterwegs. Wir schauen ihnen durch die Autofenster zu, wie sie vorbeiziehen, während wir nur langsam vorankommen, die Kälte lähmt die schillernden Körper, und aus den Vorstadtparks kriecht der Nebel bäuchlings bis in die Kanäle.

Im Haus sitzen wir schlaff um den Tisch herum. Beim zweiten Glas Poitín wickelt sich die Wärme um meine Finger und breitet sich von dort im ganzen Körper aus, um mich herum die Stimmen von Mauro, Amelia und der unbekannten jungen Frau – sie lächeln mir müde zu, und ich fühle mich nicht mehr allein. Um zwei Uhr morgens kommt die Nacht: Ich schlafe auf dem Sofa ein. Kurz bevor ich dem Schlaf nachgebe, sehe ich, wie sich die Unbekannte auf Mauros Schoß setzt und er in der Umarmung ihres Haars verschwindet; Amelia ist eine weiße Hand auf einer Stuhllehne.

Im Traum bin ich wieder zu Hause. Giorgia erscheint, als das aufgebauschte Bettlaken, das wir gerade übers Bett spannen, sich wieder glättet. Zum ersten Mal erkenne ich es: Die Abweichung liegt in ihrem Blick. Sie schaut mich an, als wäre sie kurz davor, mir die Wahrheit zu sagen, und ich bin entsetzt, ihr Gesicht ist hart und kalt. Ich öffne einen Türflügel des Schranks, von dem ich schon weiß, dass ich dort meine Giorgia finden werde, die wahre Giorgia – und da ist sie. Sie ist tot, hat aber die Augen geöffnet, sie sind sanft, ihre echten Augen, aber die Angst geht nicht weg; nein, die Angst geht nicht weg.

In den folgenden Wochen werde ich in Mauros und Amelias Kreise eingeführt. Die heterogene Gruppe aus Bekannten und engen Freunden nimmt mich auf, nach und nach merke ich mir die Namen und erkenne während der Proben, denen ich immer häufiger beiwohne, die Menschen wieder. Meine Routinen wurden neu formuliert: Neben der Bar und den Besuchen bei Giorgia sind da nun die Proben, die Abendessen bei diesem oder jenem Schüler. Mauro hat ein hyperaktives Sozialleben, er kennt sehr viel mehr Leute, als ich in meinem ganzen Leben kennengelernt habe. Als die Theaterspielzeit anfängt, werde ich mit in den Strudel der Vorführungen und Begleitveranstaltungen gerissen.

Meine Eltern sind begeistert, als ich einige ihrer Einladungen zum sonntäglichen Mittagessen ablehnen muss; eines Tages bricht meine Mutter am Telefon in Tränen aus und sagt, dass sie schon nicht mehr darauf gehofft habe, sie sei so froh, dass ich wieder zu leben anfange. Ich denke an Giorgia, daran, dass meine Mutter sie sofort gemocht hat, und ich frage mich, was sie sich selbst erzählt, wenn sie an sie denkt, wie groß die Anstrengung ist, so zu tun, als hätte sie sie vergessen.

***

Mauro lässt mir am Eingang den Vortritt, ich öffne die Glastür. Er folgt mir durchs Foyer der Klinik und senkt dabei die Stimme. Er hat die ganze Fahrt über telefoniert, und ich musste fahren. Zurzeit verhandelt er die Termine für die neue Spielzeit. Amelia sagt, das sei ein sehr heikler Moment, aber Mauro ist nicht besorgt, er mogelt sich in aller Ruhe zwischen Sponsoren und Direktoren durch und spielt für jeden Gesprächspartner eine andere Rolle. Ich habe zugehört, wie er oft drei, vier Mal innerhalb einer Viertelstunde Argumente, seine Herangehensweise und Stimmlautstärke verändert hat. Er selbst hat es mir erklärt, als hätte er meine Gedanken gelesen: Die Leute ließen sich eher von ihresgleichen überzeugen, oder von denen, die sie dafür hielten; was er da tue, sei nichts weiter als eine Überlebenstechnik.

Ich grüße die Frau vom Empfang, sie antwortet mit einem Lächeln. Auf der Treppe beendet Mauro sein Gespräch – »Am liebsten würde ich das Telefon in einem Loch vergraben.« Im Flur auf Giorgias Etage läuft die Patientin aus Zimmer drei herum, eine winzige Alte in Pantoffeln und blauem Morgenrock, die schweigend dicht an den Wänden entlanggeht. Unsere Anwesenheit ruft keinerlei Reaktion hervor. Kurz vor Giorgias Zimmer erinnert Mauro mich daran, dass wir heute Abend zu einer Ausstellung eingeladen sind. Als wir eintreten, denken wir beide an etwas anderes – ich sage, dass ich vielleicht keine Lust habe mitzukommen, er, dass wir uns amüsieren werden. Wir bemerken das leere Bett erst, als wir schon unsere Plätze eingenommen haben, ich auf dem Stuhl, er an die Fensterbank gelehnt, das Buch in der Hand.

Giorgia ist nicht da. Nur das Bettzeug mit der Aushöhlung, die der Körper beim Rausschlüpfen gegraben hat, ist noch da. Wir starren dort hin, und lange regt sich keiner von uns. Mauro spricht als Erster wieder.

»Sie werden sie irgendwohin gebracht haben, vielleicht zum Baden …«

Ich denke sofort an einen Anfall und komme wieder zu mir.

»Nein«, sage ich, »das tun sie nie um diese Uhrzeit.« Ich stehe auf.

Mauro folgt mir wieder auf den Flur, dann die Treppen hinunter. An der Aufnahme empfängt uns die Angestellte mit einem weiteren Lächeln.

»Meine Freundin ist nicht in ihrem Zimmer«, sage ich.

Sie erkennt mich, sie weiß genau, von wem ich spreche.

»Seltsam«, sagt sie. »Sind Sie sicher, dass sie nicht mit Olga draußen ist? Ich weiß, dass sie auf der Etage Dienst hat.«

»Das ist unmöglich, Giorgia verlässt ihr Zimmer nie.«

Ich würde ihr gerne sagen, dass sie sich insgesamt kaum bewegt, aber ich halte mich zurück.

»Machen Sie sich keine Sorgen, lassen Sie mich das überprüfen«, sie nimmt den Telefonhörer ab, tippt eine Nummer ein und wartet; sie bricht das Gespräch ab, wählt eine andere Nummer. »Celeste? Ja, hör zu, die junge Frau aus der Fünf ist nicht in ihrem Zimmer. Ich habe es bei Olga auf der Etage versucht, aber die geht nicht ans Telefon.«

Sie hört zu, dann schenkt sie mir ein beruhigendes Lächeln. »In Ordnung, vielen Dank.« Sie geht um ihren Schreibtisch herum und lässt dabei den Schlüsselbund klirren, der an ihrem Gürtel hängt.

»Kommen Sie mit.«

Wir folgen ihr in den Flur, der sich nach links öffnet, dann biegen wir nach rechts. Wir erreichen den Notausgang, die Frau drückt energisch die Klinke hinunter und schiebt einen Türflügel auf. Wir laufen über den Kiesweg, der das Gebäude umgibt, bis zum hinteren Garten. Sie bleibt stehen und wirft einen Blick Richtung Brunnen.

»Da ist sie«, sagt sie und zeigt auf zwei Gestalten. »Celeste hat gesagt, dass sie schon zum dritten Mal diese Woche rausgeht.«

Giorgia läuft, und die Pflegerin folgt ihr in kurzem Abstand. Ich habe sie in den letzten acht Monaten nie auf ihren eigenen Beinen gesehen.

Ich höre, wie Mauro sich bei unserer Begleitung bedankt, während ich den Abstand, der mich von Giorgia trennt, schon halb überwunden habe. Sie bewegt sich unsicher, plötzlich schwankt sie, und die Pflegerin fasst sie am Arm, dann lässt sie sie sofort wieder gehen. Sie trägt eine große gefütterte Herrenjacke, die sie bis zu den Schenkeln bedeckt, und darunter sieht man den Saum ihres Morgenmantels, ihren Schlafanzug und das einzige Paar Schuhe, mit dem sie in die Klinik gekommen ist.

Die Pflegerin gebietet mir mit ihrem Blick Einhalt. Mauro schließt zu mir auf, und wir bleiben beide regungslos stehen. Giorgia bemerkt unsere Anwesenheit nicht, es ist immer noch so, als existierten wir nicht, aber sie spaziert weiter durch diesen Dezembernachmittag: Sie zeichnet weite konzentrische Kreise ins Gras, entfernt sich und kommt dann wieder zurück, im Rhythmus ihrer eigenen Gezeiten.

Der Chefarzt hat extrem lange Beine, die er unter den Schreibtisch gezwängt hat – jeden Augenblick werden seine Knie die Pressspanplatte durchstoßen. Man sieht ihm die Anspannung an, die es ihn kostet, diese unbequeme Position beizubehalten. Er hat mich empfangen, ohne aufzustehen, sein »Herein« kam klar und deutlich durch die geschlossene Tür.

Die ganze Woche haben Mauro und ich unsere Besuche damit verbracht, Giorgia bei ihren Spaziergängen im Garten der Klinik zuzuschauen. Die Pflegerin sagt, dass sie immer um vier Uhr nach draußen will: Sie steigt aus dem Bett und macht sich selbständig auf den Weg zum Ausgang; wenn sie ihr nicht hinterherrennen würde, um sie anzuziehen, würde sie auch in ihren Hauslatschen nach draußen gehen. Sie spürt die Kälte nicht. Die Pflegerin hat auch gesagt, der Chefarzt habe angemahnt, sie nicht aufzuhalten, es sei denn, sie tue etwas Gefährliches. Aber Giorgia hat keine fragwürdigen Absichten, alles, was sie interessiert, ist, ein paar Stunden durch den Garten zu wandeln. Weiterhin spricht sie nicht, sieht uns nicht. Nachdem ich sechs Tage ihren Rundgängen zugeschaut habe, beschließe ich, den Chefarzt um ein Gespräch zu bitten.

»Geben Sie mir noch einen Moment, ich mache noch diese Akte fertig, dann bin ich bei Ihnen«, sagt er und wirft mir durch die metallische Kontur seiner Brille einen flüchtigen Blick zu.

Das bläuliche Licht des Bildschirms sickert in die Narben, weitet die alten Furchen seiner von den Pocken gezeichneten Haut. Er dürfte etwa fünfundsechzig sein, in seinem Gesicht verzweigen sich die Falten – zwei tiefe Linien seitlich vom Mund, eine Längsfalte zwischen den Augenbrauen, die Freitreppe, die über die Stirn bis zum Ansatz des grauen, dichten Haars führt. Die Augen sind hell und starr, sie untersuchen die Gegenstände seines Interesses kurz, zögern nie. Im Stehen hält er sich gerade, der Kittel offen über dunkler Kleidung.

Ich erinnere mich gut an unser erstes Gespräch: Es fand hier drinnen statt, in Begleitung einer benommenen Version meiner selbst – »Stellen Sie sich Giorgias mentalen Zustand als ein sich veränderndes Wesen vor«, hatte er gesagt. »Ihr Krankheitsbild hat als Psychose begonnen, sich aber jetzt, aus Gründen, die wir noch bewerten müssen, entwickelt und die Grenze zur paranoiden Schizophrenie überschritten.« *Schizophrenie*. Instinktiv dachte ich sofort an einen Klassiker von Bergman, den ich in einem Filmseminar gesehen habe, an die von einer halluzinierten Riesenspinne ausgelösten Schreie der Protagonistin.

Auch die Finger des Chefarztes sind spinnenlang, sie krümmen sich über der Tastatur. Als er fertig ist, klappt er den Laptop zu und vergewissert sich, dass das Tablet auf Standby ist.

»Also«, sagt er, »Giorgia.«

»Ja«, sage ich. »Was halten Sie von den Entwicklungen?«

»Das Wiedererwachen des Bewegungsapparates? Ein gutes Zeichen, sicher. Allerdings muss ich Sie vorwarnen, Signor Bonini.«

Er lächelt mir freundlich zu, ohne die Zähne zu entblößen, wie ein netter Lehrer gegenüber einem naiven Schüler.

»Giorgia hat ihre motorischen Fähigkeiten wiedererlangt, allerdings sind wir nicht hier, um ihre Beine zu behandeln.«

»Das weiß ich.«

»Sicher wissen Sie das. Ich will Ihnen Ihren Enthusiasmus nicht nehmen, es ist natürlich ein erster Schritt«, fügt er hinzu und streckt seine großen Hände auf dem Schreibtisch aus. »Aber in der gegenwärtigen Situation wissen wir nicht, wohin uns dieser Schritt führen wird. Der Umgang mit einem bewegungsunfähigen Kranken ist schwierig, insbesondere, wenn wir an eine zukünftige Enthospitalisierung denken; genauso wahr ist aber, dass ein bewegungsfähiger Kranker ohne wirksame klinische Voraussetzungen ein gefährlicher Kranker ist. Insbesondere, wenn wir an eine zukünftige Enthospitalisierung denken. Verstehen Sie, was ich meine?«

»Ja«, antworte ich.

»Leider muss ich heute wieder zurück ins San Paolo. Würden Sie mich nach unten begleiten?«, fragt er und steht auf. Er hängt seinen Kittel an einen Haken hinter dem Schreibtisch und nimmt den schwarzen Lederkoffer. Er bewegt sich langsam und präzise, legt alles fein säuberlich wieder ins richtige Fach. Ich folge ihm auf den Flur der dritten Etage, auf der nur Verwaltungsbüros sind.

»Hören Sie zu, ich will Sie nicht erschrecken. Es ist möglich, dass bei ihr gerade eine komplexe Übergangsphase beginnt«, sagt der Chefarzt, als er ohne Eile den Flur entlanggeht. »In solchen Fällen, wenn die Kranken wie jetzt Giorgia teilweise wieder in Besitz ihrer Fähigkeiten kommen, wieder zu gehen oder sogar zu sprechen anfangen, ist es für ihre Angehörigen schwierig, der Hoffnung auf eine Rückkehr zur Normalität zu widerstehen. Da tobt ein Kampf gegen die Erinnerung. Ich bitte Sie, sich dieser

Versuchung zu widersetzen. Lösen Sie Giorgias kleine Schritte von der Vorstellung einer Besserung ab.«

»Wollen Sie damit sagen, die Tatsache, dass sie wieder geht, ist an sich keine Verbesserung?«

Jetzt steigen wir die Treppen hinab. Ich habe nicht mit einer enthusiastischen Reaktion des Chefarztes gerechnet: Vom ersten Moment an war er eindeutig, was Giorgias Zustand angeht – »Ich bin nicht hier, um Sie zu beruhigen, ich bin hier, um Giorgia zu helfen. Damit ich ihr helfen kann, muss ich klar sein. Wir bewegen uns in einem Labyrinth: Wir werden bewährte Wege prüfen und neue ausarbeiten.« Ich dachte, dass es kein treffenderes Bild gab für das, was gerade passierte.

»Das Problem ist, dass Sie Giorgias motorischer Aktivität eine Bedeutung zuschreiben«, sagt der Chefarzt jetzt. »Und das ist ja nicht zu leugnen, Giorgia geht. Aber sie geht nicht so, wie Sie und ich gehen können, von hier zum Auto, um unsere jeweiligen Ziele zu erreichen. In Giorgias Gehen liegt keinerlei Absicht.«

Ich denke an die Wellen, die Giorgia in den Garten der Klinik zeichnet. Nun ist es fast immer derselbe Rundgang: die konzentrischen Kreise rund um den Brunnen, dann eine elliptische Bahn zwischen den kahlen Bäumen, und dann wieder von vorne, bis jemand den Schalter umlegt. Sie bleibt plötzlich stehen, den Kopf geneigt und den Blick ins Leere gerichtet. Und die Pflegerin sammelt sie ein wie eine leere Muschel am Strand.

»Giorgia hat weiterhin ein ich-syntones Verhalten in Bezug auf ihre Störung, sie ist von der Wirklichkeit abgekoppelt.«

Als wir im Erdgeschoss angekommen sind, grüßt der Chefarzt flüchtig die Angestellte am Empfang. Wir bleiben kurz vor dem Ausgang stehen. Hinter der Glasscheibe sehe ich Mauro: Er raucht eine Zigarette und läuft auf dem Parkplatz hin und her. Er wollte mich während des Gesprächs lieber allein lassen.

»Das heißt nicht, dass wir nicht handeln können. Giorgias neues Symptom gibt uns einen Anstoß. In den nächsten Wochen werden wir die Dosierung anpassen«, sagt er, während er die Autoschlüssel aus einer Hosentasche holt.

»In Ordnung, ich danke Ihnen.«

»Es ist möglich, dass die Verringerung der Dosis akut irgendetwas auslöst«, fügt er hinzu und schaut mir dabei direkt in die Augen. »Wir wissen noch nicht, wie Giorgia reagieren wird. Seien Sie darauf gefasst.«

Ich nicke. »Das bin ich. Ich danke Ihnen vielmals«, sage ich.

Er verabschiedet sich von mir mit einem höflichen Kopfnicken. Ich schaue zu, wie er weggeht, und rede mir gut zu, dass ich auf alles gefasst sein werde. Ich gehe zu Mauro, und wir steigen schweigend ins Auto.

»Wie lief's?«, fragt er, als wir die Klinik hinter uns gelassen haben.

Ich suche nach einer Antwort, bringe aber nur einen wenig überzeugten Laut heraus. Schließlich strande ich mit dem Blick an der Scheibe und schaue auf die Straße. Mauro insistiert nicht. Ich lehne die Einladung zu der Veranstaltung ab, zu der wir eigentlich gehen wollten, aber er besteht darauf, mit mir zu Abend zu essen, also beschließen wir den Tag mit einem Döner auf dem Corso di Porta Ticinese.

***

Giorgia reagiert nicht auf die Verringerung der Dosis. In den folgenden zehn Tagen bekommt sie weder einen Anfall noch ändert sie ihre Rundgänge. An den ersten Tagen hat Mauro auch im Garten weiter vorgelesen, dann ging mir seine Stimme langsam auf die Nerven, und ich habe ihn gebeten, damit aufzuhören. Mittlerweile kenne ich das Theaterstück auswendig.

Allmählich belastet mich die ständige Wiederholung. Der Chefarzt hat recht: Ich habe mich von der Hoffnung auf einen Fortschritt blenden lassen. Giorgia gehen zu sehen hat mich mit Freude erfüllt, und ganz gleich, wie sehr ich versucht habe, den Gedanken zu ersticken, die Erleichterung zu vergessen, das augenblickliche Glücksgefühl angesichts ihrer ersten Schritte – die Enttäuschung ist bitter.

Ich schaue mich im Flurspiegel an. Ich bin angezogen, bereit: Mauro wird jede Minute kommen. Wir sind zu Saras Geburtstag eingeladen, einer Freundin von Amelia. Ich spiele mit dem Telefon, suche Mauros Nummer. Ich sollte ihn anrufen und absagen. Das habe ich letzte Woche schon ein paar Mal gemacht, und er hat sich verständnisvoll gezeigt. Ich habe keine Lust, irgendjemanden zu sehen, allein beim Gedanken daran, mich unterhalten zu müssen, werde ich müde. Ich weiß nicht, warum ich zugesagt habe. Ich hätte mir irgendetwas ausdenken sollen, eine andere Verabredung, aber Mauro hätte sofort kapiert, dass das gelogen ist: Mein Sozialleben beschränkt sich auf das in seinem Freundeskreis.

Ich bin kurz davor, ihn anzurufen und ihm die Wahrheit zu sagen, aber als ich gerade das Telefon zum Ohr führe, höre ich die Türklingel. Ich erkenne seine Art zu klingeln: zwei Mal lang und drängend. Ich denke, dass es schon zu spät ist, dass ich keinen einzigen Schritt tun mag, und während ich das denke, bin ich schon unten im Hof.

Sara ist genauso wohlhabend wie Mauro. Auch sie besitzt eine eigene Wohnung, im Bicocca-Viertel, loftartig, im skandinavischen Stil. Bei ihrem Geburtstagsbuffet sind wir etwa zu dreißigst: Die Gäste, Leute von der Akademie und Kommilitonen von der Uni, haben sich wie Leopardenflecken zwischen dem Sofa und dem Wohnbereich verteilt oder drängen sich in kleinen Gruppen dicht um die Tabletts mit Essen. Mauro hat sich meiner quasi umgehend entledigt: Er hat jemanden entdeckt, den er lange nicht gesehen hat, und ist nach dessen Begrüßung nicht mehr zurückgekommen. Auch ich begrüße ein paar bekannte Gesichter, aber alle sind in Gespräche verwickelt, und ich habe keine Lust, mich dort einzuschleichen. Ich lande in der Schlange für die Drinks: Hinter der Küchenhalbinsel steht ein echter Barkeeper.

Als ich an der Reihe bin, beschließe ich, meinen Negroni auszutrinken und nach Hause zu gehen. Ich denke gerade über meinen heimlichen Abgang nach, die Heimfahrt mit der U-Bahn, da wird alles dunkel. Auf meinen Augen spüre ich zwei kalte Hände, und ich höre Amelias Lachen. Der Griff lockert sich sofort wieder, und sie schaut über meine Schulter.

»Hallo, mein Freund!«, ruft sie aus, dann küsst sie mich auf die Wange. Ich sehe, dass sie stark geschminkt ist, der Mund unter schwarzem Lippenstift versteckt.

»Warum stehst du hier allein in der Ecke herum?«, fragt sie und täuscht einen Schmollmund vor.

»Ich wollte einen Drink«, als Rechtfertigung schwenke ich mein Glas.

»Mauro sagt, du hättest heute Abend eine Laune wie Macbeth.«

Ich suche ihn mit den Augen und finde ihn, wie er uns vom anderen Ende des Zimmers aus anstarrt: Er lächelt und hebt sein Weinglas zu einem stummen Toast.

»Mauro sollte lernen, sich um seinen eigenen Kram zu kümmern«, sage ich, während ich die Geste erwidere.

»Das sage ich ihm auch immer«, meint Amelia. »Ich will was zu trinken.«

Ich biete ihr meinen Drink an, von dem ich noch nicht getrunken habe, anschließend bestellen wir noch einen davon, dann noch zwei weitere. Schließlich lassen wir uns auf den Barhockern rund um die Halbinsel nieder.

»Ich bin fix und fertig«, sagt Amelia nach ihrem zweiten Negroni.

»Verträgst du keinen Alkohol?«

»Klar vertrage ich Alkohol, für wen hältst du mich?«

Ich schaue sie an: Sie wird etwa fünfundvierzig Kilo wiegen, verteilt auf einen Meter sechzig; abgesehen von ihren glänzenden Augen und den leicht geröteten Wangen wirkt sie allerdings nicht angetrunken.

»Ich hatte einen fürchterlichen Tag an der Uni«, sagt sie. »Mir ist der Paradontometer weggerutscht, und ich habe einem Patienten wehgetan.«

»Was ist ein Paradontometer?«

»Eines der Folterwerkzeuge von Zahnärzten.«

»Du studierst Zahnmedizin?«

Amelia nickt und nimmt dabei noch einen Schluck von ihrem Cocktail.

»Im dritten Jahr«, sagt sie.

Ich versuche sie mir im weißen Kittel vorzustellen, und die Vorstellung entlockt mir ein Lächeln.

»Was ist?«, fragt sie verärgert.

»Nichts, ich hatte nur eher was Geisteswissenschaftliches erwartet«, gebe ich zu.

»Das ist nichts für mich«, sagt sie. »Na ja, die Uni stand bei mir nie ganz oben auf der Liste. Nach dem Abitur habe ich erst eine Weile gearbeitet. Mauro hat mich dann zu Zahnmedizin ermutigt. Er hat mir auch bei den Vorbereitungen auf den Test geholfen.«

»Er mag dich wirklich sehr«, sage ich – ohne Alkohol würde ich so eine Bemerkung nie machen; ich habe mich auf heikles Terrain begeben, bin ihr zu nahe gekommen.

»So ist er zu allen, die er ins Herz schließt«, sagt Amelia.

Sie schaut mich eindringlich an, als wollte sie einen Gedanken unterstreichen. Ich verstehe, und mich pikst ein Schuldgefühl wegen der defätistischen Gedanken heute Abend.

Amelia schlägt vor, noch zwei Drinks zu nehmen, nach denen wir uns in einem schwankenden Gespräch verlieren, das allmählich in einer zusammenhangslosen Abfolge von Themen zerfasert – ihre traurige Kindheit in Buccinasco, außerhalb von Mailand, meine Studienjahre an der Statale, ihre erste Theateraufführung. Sie hat mit dem Schauspielen angefangen, als sie Mauro kennengelernt hat, mit sechzehn. Er war damals dreiundzwanzig und gab einen Anfängerkurs in einem Centro Sociale in Sesto.

Als es Zeit für die Geburtstagstorte ist, ziehen die hellen Funken des Fests an uns vorbei, und für einen Moment huschen die Lichtspritzer über unsere Gesichter. Da ist Amelia, die lächelt und in den Glückwunschchor einstimmt; da bin ich, der es ihr nachtut, und eine Fünfundzwanzig aus Wachs, die auf der riesigen Saint-Honoré-Torte brennt. Eine Minute später erstirbt der Chor, die Kerzen sind aus, und mich zerreißt die Sehnsucht – plötzlich vermisse ich mich selbst, aufgelöst in einzelne Bilder sehe ich die sieben Jahre, die mich von Amelia, von ihrer Freundin, von der Hälfte der Partygäste trennen. Als Mauro zu uns kommt und vorschlägt, noch in einen Club zu gehen, sage ich daher sofort ja.

»Ich wusste gar nicht, dass du tanzt.«

Lachend bläst Mauro seinen Rauch aus.

Es ist ein eisiger, klarer Morgen, wir lehnen seitlich an seinem Alfa, auf dem Parkplatz der Klinik. Von der Zufahrt aus sieht man den sanften Horizont eines Reisfelds, den Zipfel einer Straße, auf der niemand vorbeifährt; hinter dem Horizont erstreckt sich ein weiterer identischer Horizont bis ins Unendliche, Reisfeld, Esche, Reisfelder, Eschen.

»Hin und wieder muss man mal aus der Rolle fallen«, sagt Mauro.

Ich schaue ihn an: Er ist ziemlich neben der Spur. Vom ersten Club sind wir noch in einen anderen, von dort zurück nach Bicocca, um Sara nach Hause zu bringen, dann haben wir gewartet, bis es über dem Hügel mit den Kirschbäumen Tag wurde – die Morgendämmerung hat sich zu einer rosa Blase aufgebläht, wir haben ihr dabei schweigend zugeschaut, Mauro, Amelia und ich, zu betrunken und kaputt, um zu reden. Amelia ist auf der Rückfahrt im Auto eingeschlafen, wir wollten sie nicht wecken. Sie liegt immer noch da, auf der Rückbank ausgestreckt, zugedeckt mit ihrem Mantel und unseren Schals.

»Verstehst du, was ich meine? Kleine Abweichungen von den vorherbestimmten Verhaltensmustern«, fährt Mauro fort. »Denk mal darüber nach: Was unterscheidet uns von einer Figur in einem Theaterstück?«

Ich glaube, ich bin zu müde für sowas. Ich reibe mir übers Gesicht, suche nach einer halbwegs sinnvollen Antwort.

»Lass gut sein, ich sage es dir. Die Figur handelt innerhalb eines Paradigmas von Verhaltensweisen, sie hat Grenzen; sie muss welche haben, sonst wäre es unmöglich, die Rolle zu spielen. Echte Menschen dagegen haben keine Grenzen, sie können sich quer durch alle Paradigmen bewegen. Tschechows Wanja etwa wird nie vom Leben begeistert sein«, er nimmt einen langen Zug. »Ich dagegen, der ich ein echter Mensch bin – oder das zumindest glaube –, kann ein Regisseur sein, mich für Kultur interessieren und trotzdem ein ehemaliger Glücksspieler und ausgezeichneter Tänzer sein. Die Möglichkeiten sind unendlich.«

Ich sehe ihn wieder auf der Tanzfläche, verschwitzt, an Sara geklammert, seine plumpen Bewegungen im Rhythmus eines billigen House Songs.

»Du bist kein ausgezeichneter Tänzer«, sage ich.

Er lacht wieder, verschluckt sich am Rauch und hustet.

»Sicher besser als du«, erwidert er, noch rot im Gesicht.

»Ich tanze nicht«, sage ich. »Ich habe nie getanzt.«

Mauro schüttelt den Kopf.

»Fällt dir was auf? Du wendest auf dich selbst ein Paradigma von Verhaltensweisen an. Das ja, das nein. Im Grunde genommen bist du ein echter Mensch, der glaubt, eine Figur aus einem Theaterstück zu sein.«

»Das nehme ich als Beleidigung.«

»Das ist es nicht. Ich ziehe Figuren den Menschen bei Weitem vor«, Mauro lässt seinen Zigarettenstummel auf den Boden fallen und drückt ihn auf dem Kies aus. »Wie spät ist es?«

Ich schaue auf mein Telefon.

»Acht Uhr siebenundzwanzig.«

»In ein paar Minuten machen sie auf, oder?«, sagt er und zeigt mit einem Kopfnicken auf die Glastüren.

Es war seine Idee, Giorgia besuchen zu gehen. Er hat es vorgeschlagen, als wir auf dem Heimweg waren, um sechs – »Warum gehen wir sie nicht besuchen?«, hat er gefragt. »Als wäre sie mit uns ausgegangen.« Um der Besuchszeit am Sonntagmorgen näher zu kommen, sind wir bis acht Uhr ziellos herumgefahren.

Ich rieche nach Alkohol, mein Gesicht ist richtiggehend matschig von der Müdigkeit, und ich schäme mich ein bisschen bei der Vorstellung, Giorgia in diesem Zustand besuchen zu gehen. Als es halb neun ist, folge ich Mauro. Am Eingang grüßt uns die Angestellte, ich erwidere den Gruß mit gesenktem Kopf.

Wir finden Giorgia wach vor, wieder in ihrer alten Position, im Bett, den Blick anderswo. Wir ziehen schweigend unsere Jacken aus und kehren brav zu unseren gewohnten Plätzen zurück, ich auf meinen Stuhl, Mauro zu seiner Fensterbank. Ich frage mich, ob es ihm jetzt auch komisch vorkommt, sie nicht spazieren gehen zu sehen.

Ich schaue sie an und verspüre den starken Wunsch, sie zu berühren – einen Handrücken zu streicheln und ihre Reaktion zu sehen. Je länger ich sie anschaue, desto stärker wird dieser Wunsch; vielleicht ist das noch eine Nachwirkung der künstlichen Euphorie, vielleicht die Müdigkeit, der fehlende Schlaf: Schließlich beuge ich mich vor und will gerade eine Hand nach ihrem Bein ausstrecken, das sich unter der Daunendecke abzeichnet.

Da werde ich auf halbem Weg von Giorgias Blick überrascht. Sie dreht sich um und schaut mich an. Sie sieht nicht durch mich hindurch, sondern verweilt mit ihren Augen auf mir.

Unter ihrem lebendigen Blick rege ich mich nicht, mir bleibt die Luft weg, ich kann gar nicht glauben, dass das möglich ist.

Die Laute erreichen mich, bevor ich begreife, dass Giorgias Mund sich bewegt: Es ist ihre Stimme. Wie aus einem weit entfernten Traum spricht Giorgia.

»Habt Ihr irgendeinen Auftrag von Eurem Herrn, mit meinem Gesicht zu verhandeln? Jetzt seid Ihr aus dem Text gekommen. Doch will ich den Vorhang wegziehn, und Euch das Gemälde weisen. Seht, Herr, so sah ich in diesem Augenblick aus. Ist die Arbeit nicht gut?«

Bevor ich die Bedeutung erfassen kann, antwortet eine Stimme.

»Vortrefflich«, sagt Mauro, »wenn sie Gott allein gemacht hat.«

Giorgia verzieht den Mund zu einem Lächeln ohne Wärme. Jetzt schaut sie Mauro an, und mich fröstelt, als wäre mein Alptraum in die Realität übergeglitten. Ich erkenne die Abweichung: Ich verstehe, dass, wer da spricht, nicht Giorgia ist.

»Es ist echte Farbe, Herr«, sagt, wer immer da Giorgia bewohnt, »es hält Wind und Wetter aus.«

Kapitel 4
UNSTIMMIGKEITEN

In der Klinik gibt es einen Gemeinschaftsraum: zwei lange hellgrüne Pressspantische, ein an der Wand hängender Fernseher. An eine Korktafel gepinnt sind von Patienten gemalte Bilder, Blumenorgien mit breiten Pinselstrichen, abstrakte Sujets – auf einem von ihnen breitet sich ein schwarzer Hintergrund aus, mit einer roten Nadel in der Mitte. Die Gemälde bilden Giorgias Panorama, während sie gesittet auf einem Stuhl sitzt, einen Plastikfächer in der linken Hand. Sie schaut sich mit gelangweilter Miene um, hin und wieder streicht sie mit einer Sorgfalt über die Falten des Fächers, die auch einem prunkvollen Gewand angemessen wäre.

Wir sind zu dritt, Mauro, der Chefarzt und ich, verborgen im Flur, von dem aus man den Raum durch eine Glasscheibe überwachen kann. Von hier bietet sich uns die volle Sicht. Um diese Uhrzeit wäre der Gemeinschaftsraum eigentlich geschlossen. Sie lassen ihn nur wegen Giorgia offen, weil es für ihre Spaziergänge draußen zu kalt ist und sie meistens unruhig wird, wenn sie in ihrem Zimmer bleiben muss. Das Klinikpersonal legt eine beachtliche Geduld an den Tag, aber ich weiß, dass Giorgia nur auf Anordnung des Chefarztes so viel Freiheit gelassen wird. Die Art, wie sich ihre Krankheit entwickelt, lässt ihn nicht los. Er starrt Giorgia schweigend durch die Scheibe an, die Hände in den Taschen seines Kittels vergraben. Diesmal wollte ich, dass Mauro mitkommt, damit er ihm erklärt, was ich ganz sicher nicht erklären könnte.

»Sie vermuten also, dass Giorgia ein Theaterstück spielt? Ist das Ihre Theorie?«

Der Chefarzt wendet seinen Blick nicht von ihr ab.

»Ich vermute das nicht bloß«, sagt Mauro. »Ich bin mir sicher.«

Er ist genauso aufgeregt wie vor einer Woche, als Giorgia gesprochen und er mit den richtigen Worten geantwortet hat. Er sagt, er habe den Text sofort wiedererkannt, es gebe keinen Zweifel: In den letzten drei Monaten habe er während unserer Besuche jedes Mal Passagen aus *Was ihr wollt* vorgelesen.

»Das ist das erste wichtige Theaterstück, das wir zusammen auf die Bühne gebracht haben«, insistiert Mauro. »Sie spielt ihre Rolle.«

Beim ersten Mal hat Giorgia nicht viel gesprochen: Der Wortwechsel zwischen ihr und Mauro dauerte nicht länger als eine Minute – dann zog sie sich wieder in sich selbst zurück, reagierte nicht mehr auf seine Stichworte. Giorgias Stimme hat uns mitgerissen und ist so schnell wieder verschwunden, dass ich lange dachte, ich hätte sie mir nach unserer alkoholgeschwängerten, durchgemachten Nacht nur eingebildet. Mauro und ich blieben noch, er versuchte beharrlich weiter, sie mit irgendwelchen Sätzen anzuspornen, ich habe sie irgendwann sogar berührt, sie bei der Hand genommen, aber sie machte keinerlei Anstalten, noch einmal zu sich kommen zu wollen. Auf der Rückfahrt im Auto hatte keiner von uns beiden den Mut, Amelia davon zu erzählen – und als ich zu Hause war, habe ich mir angestrengt eingeredet, dass das mit Giorgia nur ein Moment gewesen ist, dass an dem soeben Geschehenen ohnehin nichts Schönes war: Ihre Stimme war zwar dieselbe, aber sie war immer noch nichts weiter als ein Instrument für dieses Andere, das sie bewohnt. Ich dachte, dass dieses Andere gerade dabei war, die Oberhand über Giorgia zu gewinnen. Also habe ich gehofft, sie würde wieder in anhaltendes Schweigen verfallen.

Aber Giorgias Stimme ist nicht verschwunden. Als wir am Montag kamen, diskutierte sie gerade mit der Pflegerin, weil diese ihr auf den Saum ihres Kleides getreten sei. Wir sahen sie von der Tür aus an, ohne einzutreten, wie sie da im Schlafanzug auf der Bettkante saß und mit freudloser Miene die Frau taxierte. Mit mir hinter der Türschwelle zusammengedrängt, wo Giorgia uns nicht sehen konnte, sagte Mauro sofort: »Sie spielt eine Rolle«; in seinem Flüstern vermischten sich all meine Ungläubigkeit und mein Entsetzen, allerdings mit einer erkennbaren Prise Aufregung.

»Als hätte das beständige Vorlesen bei Giorgia die Erinnerung an das Hineinversetzen in die Rolle geweckt ...«, der Chefarzt dreht sich zu mir. »Es gab vermutlich keinerlei Anzeichen, dass sie Sie erkannt hätte, nicht wahr?«

Ich schüttele den Kopf und wende den Blick ab. Sie behandelt auch mich, als wäre ich Teil der Inszenierung, ein Komparse: Je öfter sie mich ansieht, desto schneller höre ich auf zu existieren. Es ist schlimmer als der psychotische Anfall nach der Premiere. An jenem Abend überstand Giorgias Peter Pan das Ende der Vorstellung nur für sehr kurze Zeit – gerade mal so lange, wie sie brauchte, um die Kulissen zu durchqueren und den Flug aus dem Fenster zu versuchen: Als wir sie packten und auf den Boden zwangen, begann der Anfall, begannen die Schreie; Mauro und ich wurden verletzt, als wir versuchten, sie festzuhalten, all unser Bitten war umsonst. Wir hatten es noch nicht begriffen, aber Giorgia gab es nicht mehr. Nun schaue ich sie an, friedlich, hypnotisiert von dem weißen Fächer, den ihr die Pflegerinnen geschenkt haben.

»Folgt sie treu dem Skript?«, fragt der Chefarzt und wendet sich dabei an Mauro. »Sie wiederholt häufig bestimmte Namen, sucht bestimmte Personen. Diese Woche wurde sie beobachtet, und wie es scheint, beschränkt sie sich nicht darauf, auswendig gelernten Text zu wiederholen.«

»Nein, in der Tat. Giorgia tut, was sie tun sollte: Sie folgt der Rolle. Schauspielen besteht nicht im Auswendiglernen und Wiedergeben von Rollentext. Eine Rolle glaubhaft auf die Bühne zu bringen bedeutet, ihre Identität anhand des Skripts so zu erweitern, dass man vorhersehen kann, wie sie in Situationen und Kontexten reagieren würde, die nicht zu dem betreffenden Stück gehören«, Mauros Stimme hallt durch die Stille. »Giorgia hat darin immer ein angeborenes Talent bewiesen. In *Was ihr wollt* gibt es, wie in fast allen Shakespeare-Stücken, so gut wie keinen Subtext: Alles, woran man sich halten kann, steht im Rollentext.

Giorgia ist es schon damals gelungen, eine vollkommene, vollständige Olivia zu konstruieren.«

»Das heißt, die Persönlichkeit hier vor uns ist eine Frau aus einer Shakespeare-Komödie?« Der Chefarzt ist todernst.

»Ja, Giorgia spielt die Gräfin Olivia aus *Was ihr wollt*.«

Eine Weile schauen wir schweigend durch die Scheibe. Der Chefarzt pendelt auf seine Schuhspitzen, er neigt sich so weit vor, bis er fast das Fenster berührt.

»Es liegt an der reduzierten Dosis, nicht wahr?«, frage ich. »Sie sagten ja, es besteht die Gefahr eines akuten Anfalls.«

»Teilweise schon. Allerdings ist die Reaktion auf die neue Dosierung unerwartet positiv. Jeder vorhergehende Versuch ist fehlgeschlagen, bis jetzt hatten wir nichts auch nur im weitesten Sinne Kontrollierbares erreicht«, die Scheibe beschlägt vom Atem des Chefarztes. »Wie es nun aussieht, hat sich die Psychose in einer wenigstens teilweise vorhersehbaren Struktur organisiert. Giorgia folgt bestimmten Regeln. Nicht meinen, nicht Ihren, aber denen eines Skripts.«

»Sie halten das also für eine Verbesserung?«

»Signor Bonini, Sie wissen, was ich von diesem Wort halte. Wir sprechen nicht von Besserung, wir sprechen von einer Zustandsveränderung. Giorgia ist von einer nicht-kommunikativen und im Wesentlichen unüberschaubaren Psychose in eine strukturierte Psychose übergegangen. In anderen Worten, ihre Welt folgt Normen, die wir zumindest erahnen können. Das verschafft uns einen unerwarteten Vorteil.«

Im Zimmer spaziert Giorgia nun um den Tisch herum. Sie hält den Rücken gerade, in einer eleganten Haltung, die nicht zu ihr gehört. Es ist erschreckend: als hätte sich jemand in ihre Haut eingeschlichen, die Leere hinter ihren Augen ausgefüllt und ihren Körper wieder zum Leben erweckt. Mauro beeindruckt das weniger – vielleicht weil ihm die Rolle nicht fremd ist, er hat sie schließlich schon in Giorgia am Werk gesehen.

»Wir werden die Dosierungen noch einmal anpassen. Die neue Dosis könnte einen Anfall auslösen oder Giorgias derzeitige

Wirklichkeit brüchig werden lassen, oder beides. Wenn es uns gelänge, wenigstens eine minimale Trennung zwischen ihr und der Rolle zu schaffen, könnte ich mir vorstellen, sie in eine Therapiegruppe mit Psychodrama-Ansatz einzugliedern.«

»Was ist das?«

»Beim Psychodrama bringt der Patient sein existenzielles Problem wie in einem Theaterstück auf die Bühne. Es unterscheidet sich nicht allzu sehr von dem Muster, an das Giorgia bereits gewöhnt ist: nur dass im therapeutischen Verlauf ein Regisseur die zu spielende Szene auswählt und sie mit den verschiedenen ihm zur Verfügung stehenden Methoden anleitet.«

Mauros Miene hellt sich auf.

»Ich glaube, ich habe schon davon gehört. Es gibt da so ein Zentrum in der Stadt.«

»Vermutlich meinen Sie das von Dottoressa Fusconi«, der Chefarzt nickt. »Wir tauschen uns häufiger aus und arbeiten seit fast zehn Jahren zusammen.«

»Aber funktioniert das denn tatsächlich?«, fragt Mauro.

»Für einige meiner Patienten war es eine wirksame Alternative.«

»Warum erwähnen Sie das erst jetzt?«, frage ich.

Nur mit Mühe nimmt der Chefarzt mich wieder in den Blick.

»Bei dem Zustand, in dem Giorgia sich vor nur zwei Wochen befand, kam diese Möglichkeit nicht einmal ansatzweise in Betracht.«

»Warum fangen wir nicht gleich damit an, wenn die Therapie wirksam ist?«

»So einfach ist das nicht, Signor Bonini. Beim Psychodrama braucht es einen gewissen Kontakt zur Realität, damit die Erlebnisse und Traumata des Patienten während des Theaterspielens zum Vorschein kommen können.«

Mit einem Nicken fordert mich der Chefarzt auf, meinen Blick auf Giorgia zu richten. Sie studiert konzentriert den Garten, spricht leise mit sich selbst.

»Giorgia ist noch immer ein Opfer ihrer Psychose. Sie wäre nicht in der Lage, ihre Krankheit auf die Bühne zu bringen und sie objektiv zu betrachten. Wenn wir sie jetzt zu dieser Therapie zwängen, würden wir nur neue schwere psychotische Anfälle erwirken. Stellen Sie sich vor, jemand käme an Ihre Haustür und würde zu Ihnen sagen, dass alles, was Sie für Ihr Leben halten, nur eine Inszenierung ist, ein Theaterstück, in dem Sie bloß eine Rolle spielen.«

Giorgia schließt den Fächer, führt ihn an ihre Wange, mustert die Blumen, als warte sie auf Besuch.

»Und stellen Sie sich vor, dieser Jemand würde auf Ihre Anliegen jeweils mit konträren Impulsen antworten: Sie möchten ein Glas Wasser – und der Unbekannte sagt zu Ihnen, Wasser existiere nicht, habe nie existiert; Sie wollen ausgehen – und der Unbekannte hält Sie davon ab und erinnert Sie daran, dass die Welt da draußen in einem Feuer vernichtet wurde, ein Ereignis, an das Sie keinerlei Erinnerung haben. Versuchen Sie sich vorzustellen, wie alles, was Sie für wirklich halten, komplett auf den Kopf gestellt wird: Dann werden Sie vage die Art der Gewalt erahnen können, der Giorgia derzeit ausgesetzt wäre, wenn sie eine für ihren Zustand ungeeignete Therapie beginnen würde.« Der Chefarzt räuspert sich. »Sie wissen, wovon ich rede: Genau das ist ja beim ersten Anfall passiert, als Giorgia geglaubt hat, etwas zu sein, und die Welt um sie herum ihre Identität negiert hat. Erinnern Sie sich, wie sie sich dagegen gewehrt hat.«

Ich spüre Mauros Blick auf mir, spüre, dass er dieselbe Erinnerung vor sich sieht: wie wir, erst nachdem wir sie instinktiv an den Armen festgehalten haben, begreifen, dass Giorgia sich aus dem offenen Fenster stürzen wollte.

»Wir müssen Geduld haben, ihre Reaktionen beobachten und sie so nah wie möglich an die Normalität, die sie kennt, heranführen.«

»Glauben Sie, dass das passieren wird?«

»Fragen Sie mich, ob Giorgia gesund wird?«

»Ja. Glauben Sie, dass sie jemals wieder so wird, wie sie vorher war?«

Ich habe nicht den Mut, dem Blick des Chefarztes standzuhalten, während ich auf seine Antwort warte.

»Vor zwei Jahren war ich in der Normandie. Wundervolle Landschaften. Sie werden vom Mont Saint-Michel gehört haben: Die Bucht ist berühmt für den Wechsel der Gezeiten. Das Wasser kommt und geht zweimal am Tag, überschwemmt alles und legt alles frei. Es ist schön und gefährlich«, seine Stimme gleitet über die Glasscheibe. »Bei Giorgia gibt es kein Vorher und Nachher. Wir werden eine Art und Weise finden, die Gezeitenwechsel einzudämmen, dann wird sich das Wasser einen neuen Weg suchen, und wir werden erneut versuchen, es einzudämmen. So ist Giorgia schon immer gewesen. Wir können nicht einfach eine Rolle für sie aussuchen, die sie spielen soll.«

»Aber tut sie nicht genau das: eine Rolle spielen, weil ihr beigebracht wurde, genau die als ihre eigene anzuerkennen?«, Mauros Frage verliert sich, seine Anwesenheit schrumpft zusammen.

»Na, dann bleibt uns ja nur eine Option: ein Skript finden, in dem Giorgias gesamter Charakter enthalten ist, oder eine Rolle, die ihr zumindest ähnelt, oder was meinen Sie?« Der Chefarzt kann einem freudlosen Lachen nicht widerstehen. »Nein. Wir können nicht mehr tun als das, was wir bereits tun. Wir müssen Geduld haben.«

Ich höre kaum zu. Ich schaue die im Schaukasten gefangene Giorgia an, und sie ist so weit weg, dass sie immer kleiner wird.

Ich bemerke Mauros Schweigen erst, als wir bei ihm zu Hause ankommen. Nachdem wir uns vom Chefarzt verabschiedet hatten, haben wir die ganze Fahrt über nicht gesprochen, und ich erinnere mich nicht, warum wir hier sind. Er macht den Motor aus, zündet sich eine Zigarette an und steigt dann aus. Ich fühle mich so schwach, dass ich ihm nicht sofort folge, ich betrachte die Falze der Theaterskripte, die in den Innenfächern der Autotür vergessen wurden. Ich fühle mich so leer, als hätte man mich mit einem Löffel ausgekratzt.

Nach ein paar Minuten schleppe ich mich aus dem Auto und gehe durch das Gittertor und die Eingangstür, die beide noch offenstehen. Drinnen raucht Mauro immer noch – zum ersten Mal sehe ich ihn in einem anderen Zimmer als dem Kellergeschoss rauchen. Ich gehe zum Sofa und lasse mich darauf fallen. Ich schließe die Augen, höre zu, wie er um den Esstisch spaziert, rieche den näherkommenden Rauch, spüre, wie er mich anschaut.

»Ich bin anderer Meinung.«

Ich öffne die Augen und sehe, dass er direkt vor mir steht; er richtet zwei Finger und die Zigarette auf mich.

»Er irrt sich.«

Ich ahne, was er meint, als hätten wir auf der Fahrt schweigend miteinander gesprochen.

»Ich glaube nicht, dass er sich irrt«, sage ich.

»Nicht in allem, klar. Er ist der Arzt. Aber in Bezug auf Giorgia irrt er sich.«

Ich spüre ein Unbehagen, kann nicht länger sitzen bleiben. Ich laufe um Mauro herum und entferne mich Richtung Fenster.

»Wir sind es«, sage ich.

»Was?«

»Wir sind es, die sich geirrt haben«, wiederhole ich, diesmal lauter, und meine Worte hallen überall wider.

»Drück dich klarer aus.«

Ich spüre Mauro wieder in meiner Nähe und denke, dass es keinen Sinn mehr hat, dem Gespräch auszuweichen, vor dem wir uns seit dem Treffen mit Giorgias Tante drücken – die Art, wie er mich anstarrt, sagt mir, dass er mich eigentlich schon verstanden hat.

»Sie ist krank«, sage ich. »Wir haben es nicht bemerkt. Was wir gesehen haben, war nicht die Wahrheit.«

»Auch du irrst dich. Da ist mehr als nur die Krankheit.«

»Sie war krank, und wir haben es nicht sehen wollen.«

»Giorgia existiert.«

Mauro drückt die Zigarette im kristallenen Aschenbecher aus, er wendet seinen Blick nicht von mir ab.

»Giorgia existiert. Wir haben sie uns nicht bloß ausgedacht. Ich erinnere mich an sie, du erinnerst dich an sie.«

»Ich weiß nicht mehr, woran ich mich erinnere. Ich weiß nicht, ob das die Wahrheit war.«

»Stell das nicht mal für eine Minute in Frage: Giorgia ist der Mensch, den du und ich kennengelernt haben, sie ist all das, was wir gesehen haben.«

Mauro fordert mich mit dem Blick heraus, ihm zu widersprechen.

»Das hat jetzt alles keinerlei Bedeutung mehr«, sage ich.

»Im Gegenteil: Es ist das Wesentliche. Seit der Chefarzt das gesagt hat, denke ich darüber nach: Wir können nicht einfach eine Rolle aussuchen, die sie spielen soll. Das stimmt. Aber wir brauchen ja gar keine Rolle auszusuchen.«

Entweder ich habe den Faden verloren, oder er hat einen Teil seines Gedankengangs unterschlagen.

»Wovon redest du?«

»Giorgia erinnert sich: Ihr Gedächtnis muss den Anfall irgendwie überstanden haben. Wir müssen ihr nur helfen, sich an die richtigen Dinge zu erinnern.«

»Ich bin nicht sicher, ob ich das verstanden habe ...«

»Es hat gereicht, ihr das Stück vorzulesen, Filippo«, jetzt reißt Mauro die Augen auf, vor Aufregung zittert ein Lächeln um seinen Mund. »Wir brauchen nur das richtige Skript. Wir müssen es schreiben.«

Langsam erahne ich, worauf er hinauswill, und die Absurdität dessen, was Mauro da ausklügelt, überwältigt mich.

»Du glaubst doch nicht wirklich, dass ...«

»Hör zu. Sei still und hör mir zu. Giorgia ist es sehr lange gelungen, sie selbst zu sein, ohne die Krankheit. Ihr wart drei Jahre zusammen, in diesen drei Jahren hat sie der Krankheit nie nachgegeben. Hast du eine Ahnung, wie anstrengend eine solche Performance ist?«

Instinktiv halte ich mich an der Lehne des Stuhls vor mir fest.

»Sie hat dich nicht getäuscht, Filippo. Sie wollte sie selbst sein, ohne die Krankheit. Sie weiß, wie das geht. Sie hat sich daran erinnert, wie sie wieder zu Olivia wird, also kann sie sich auch daran erinnern, wie sie wieder zu Giorgia wird.«

»Das ist Science-Fiction.«

»Warum sollen wir es nicht versuchen? Sie hat sich an ein Stück erinnert, das sie vor sechs Jahren einstudiert hat.«

»Bei mir hat sie kein Theaterstück gespielt.«

»Nein, das hat sie nicht. Aber sie hat gelernt, ohne die Krankheit zu leben«, Mauro legt seine Hände auf den Tisch und lehnt sich zu mir. »Versuchen wir es. Sie ist immer noch da drin, und vielleicht können wir sie da rausholen. Wenn du dich verloren hättest, so wie sie, würdest du nicht wollen, dass dir jemand hilft?«

Mir schwirrt der Kopf. Ich bin erschöpft, das Zimmer dreht sich um mich herum. Ich weiche Mauros Blick aus, gehe wieder zum Sofa, kurz bevor meine Beine nachgeben. Da ist die beängstigende Idee, die sich langsam in mir ausbreitet: Ich wehre mich dagegen.

»Versuchen wir es.« Mauro gibt nicht auf, er kommt zu mir. »Was haben wir zu verlieren?«

»Das ist keine von deinen Inszenierungen«, bringe ich schroff hervor.

»Nein, ist es nicht!« Mauro kniet sich vor mir auf den Teppich. »Hör zu: Lass es uns schreiben. Lass uns ein Skript schreiben, so, als würde es funktionieren. Bilden wir uns ein, dass es funktioniert, und anschließend denken wir darüber nach, was wir damit machen.«

Einen langen Augenblick schauen wir uns schweigend an. Er weiß sofort, dass er gewonnen hat, er weiß, dass es an meiner Verzweiflung liegt.

»Was wärst du bereit zu tun, um die Zeit zurückzudrehen?«, fragt er.

»Alles.«

»Fangen wir damit an.«

»Ich weiß nicht wie.«

»Ich helfe dir. Ich gebe dir die Form, die Strukturen, und du gibst mir den Inhalt, alles, was du von ihr in Erinnerung hast. Wir rekonstruieren sie gemeinsam.«

»Das ist Wahnsinn.«

»Zweifellos.«

Ich lege die Stirn in die Hände, sie sind verschwitzt.

»Ich kann nicht glauben, dass wir dieses Gespräch führen.«

»Konzentrier dich nicht auf das Warum, sondern auf das Wie.«

»Glaubst du wirklich, dass es funktionieren könnte?«, frage ich ganz leise.

Mauro schüttelt den Kopf, versucht sich an einem maßvollen Lächeln.

»Ich weiß es nicht«, sagt er. »Lass uns erst mal schreiben.«

Wir fangen am darauffolgenden Nachmittag bei ihm im Souterrain an. Als Mauro mir ein Blatt Papier und einen Stift reicht, sage ich, dass ich das nicht kann. Ich schaue das Blatt an, den Stift, denke an die Absurdität des Ganzen und bin wie gelähmt; da bringt er ein halbes Glas Poitín runter und sagt, ich solle trinken, aber nicht zu viel, zwei oder drei Schlucke, um mich »aufzuwärmen«.

»Denk nur daran, was du tun sollst, nicht daran, wozu es dienen könnte«, sagt er dann, während er mir das Glas aus der Hand nimmt. »Betrachte es als Übung.«

»Als Übung …?«

»Ja«, sagt er. »Von jetzt an machst du folgende Übung: Du fischst in deinem Gedächtnis nach Erinnerungsstücken von Giorgia.«

»Ich weiß nicht, wo ich anfangen soll.«

»Es ist egal, wenn du nicht kohärent vorgehst. Geh in die erste Erinnerung hinein, die du findest, als wäre sie ein Zimmer. Schau dir an, was passiert, und mach dir Notizen.«

»Was soll ich aufschreiben?«

»Die Details, die kleinen Dinge, die du finden kannst. Die Tonlage ihrer Stimme, ihre Bewegungen. Lass uns umgekehrt vorgehen, erst mal pars pro toto, und von dort aus arbeiten wir am Aufbau der Rolle.«

Ich schaue zu, wie er den Laptop aufklappt, der auf dem Tisch schon auf unsere Ankunft gewartet hat.

»Ich kümmere mich um das Skript«, sagt er und antwortet damit auf die Frage, die ich noch gar nicht ausgesprochen habe.

Auch er trinkt einen Schluck Poitín, sein Gesicht glänzt vom künstlichen Rückschein der leeren Seite auf dem Laptop, und er fängt sofort zu schreiben an. Er wird langsamer, beginnt einen neuen Absatz, geht wieder zurück, zögert, erwidert meinen Blick aber nicht mehr.

Ich versuche es so zu machen, wie er gesagt hat, radiere den Zweck dieses wahnsinnigen Vorhabens aus. Ich starre eine Weile auf die Poren des Papiers. Ich denke, dass ich die Übung, von der Mauro spricht, eigentlich gut kenne, schließlich habe ich, seit Giorgia eingeliefert wurde, die ganze Zeit nichts anderes getan, als den Weg zurückzuverfolgen, der uns hierhergeführt hat – nur ist es jetzt anders, zurückzukehren macht mir Angst.

Giorgia existiert: Mauros Worte sind eine Anklage. Giorgia existiert, und ich hatte schon angefangen, sie langsam von den Oberflächen abzulösen. Ich halte den Stift fest, bringe ihn über dem Blatt in Stellung. Ich will sie zurück, und mit ihr unsere gemeinsame Welt.

Der Anfang ist banal und entzieht sich mir, also entscheide ich mich für eine sehr klare Erinnerung auf halber Strecke: Es ist der Tag, an dem wir in unsere Wohnung eingezogen sind, mitten im Winter, vormittags. Giorgia betritt vor mir das Haus, und ich beschreibe die Art und Weise, wie sie einen neuen Ort in Besitz nimmt, die zehn Schritte im Flur, ihre Stimme, die fortexistiert, auch wenn ich sie nicht mehr sehen kann.

***

Mauro unterwirft mich einer eisernen Disziplin. Wir beginnen den Dezember mit nach Wochentagen organisierten Tätigkeiten: Er hat ein Programm aufgestellt, das nur wenig Ablenkung zulässt. Zu den vorgesehenen Zeiten – montags bis donnerstags von sieben bis acht, samstags von elf bis eins – muss ich schreiben. Ich fange unter seiner Aufsicht an zu schreiben, bei ihm zu

Hause, wo er mich anspornt, wenn ich glaube, dass ich es nicht schaffe. Auf den ersten Seiten stehen nur einzelne, unzusammenhängende Adjektive, einige so verschnörkelt notiert, dass ich sie selbst nicht mehr entziffern kann. Anfangs gibt Mauro sich damit zufrieden, dann zwingt er mich zu einer kohärenteren Form, fordert mich auf, an seinem Computer zu arbeiten. In Momenten, in denen mir das alles zu fremd und überfordernd erscheint, wiederholt er, dass ich mich auf die Übung konzentrieren solle, versichert mir, dass das Schreiben schon bald zu einem Automatismus werde – von einem gewissen Punkt an bewegten sich die Figuren von allein, und in meinem Fall gehe es darum, zu entscheiden, wohin Giorgia sich bewegen soll, welche Erinnerung sie bewohnen soll: Ich müsse nur noch beschreiben, was passiert.

Bevor ich es bemerke, nimmt die Übung monumentale Ausmaße an. Je mehr ich in meinem Gedächtnis wühle, desto weiter dehnt es sich aus, und Giorgia ist überall, auch dort, wo ich sie nicht erwartet hätte.

»Bist du nervös?«

Amelia hat von der Kälte ganz weiße Lippen.

»Nein«, antworte ich.

Mauro hat mich gezwungen, einen seiner Anfängerkurse zu besuchen. Er hat mir versichert, dass ich nur bei den Workshops mitmachen werde, auftreten muss ich nicht: Er sagt, das sei notwendig für das Verfassen unseres Skripts, es werde mir helfen, zu verstehen, wie man eine Rolle konstruiert und welche Wege damals auch Giorgia beschritten hat.

»Du wirkst nervös.«

Amelia entdeckt einen schwarzen Schleier, einer der Kleiderbügel aus Metall fällt herunter, und beim Aufprall breitet sich das metallische Klirren in dem leeren Raum aus. Von überallher schauen uns verlassene Gegenstände an. Mauro hat uns Requisiten holen geschickt, bevor die Stunde anfängt: Das Lager ist im Keller und wird von wackeligen Kleiderständern und

Bühnenbildresten bewohnt. Als Amelia auf eine Wand zugeht, um dort irgendetwas zu suchen, bemerke ich, dass die Wand vollständig von einem Bühnenbild mit Sternenhimmel eingenommen wird, der unter den Neonröhren eher blass wirkt.

»Ich bin nicht nervös«, wiederhole ich und kann den Blick nicht von dem Bühnenbild abwenden.

Amelia bemerkt es, sie bleibt mit einem Hocker in der Hand neben mir stehen. Schweigend betrachten wir die Nacht aus Pappkarton, das Trugbild des Uhrenturms auf einer Seite des Panoramas.

»Wie geht es ihr?«

Als Amelia mich das fragt, fällt mir ein, wo ich diesen Horizont schon einmal gesehen habe. Es war beim ersten Akt des Theaterstücks, am vierzehnten Mai: In der Flugszene hatte sich Giorgia an ihm vorbeibewegt, und ich hatte mich gefragt, wie sie so leicht, so natürlich sein kann, als existierten die Gurte und Seile nicht.

»Gut«, sage ich.

In der Klinik macht Giorgia mit ihrer Vorstellung weiter: Ihr Zustand ist stabil. Ihre Haare wachsen wieder, sie ist nicht mehr so bleich und hat etwas zugenommen. Ich widerstehe der Versuchung, sie mir in einem nächsten Stadium vorzustellen, dem, an dem Mauro und ich gerade arbeiten. Ich rede mir ein, dass das nicht möglich ist, dass das, was wir da tun, nur eine Übung ist, ein Weg, mit dem Verlust umzugehen.

»Ich mag sie«, sagt Amelia. »Sie fehlt mir.«

Sie hat ihren Blick fest auf mich gerichtet und schaut mich an, als wollte sie mich zwingen, ihr zu glauben.

»Ich habe Mauro ständig nach Neuigkeiten gefragt. Dich selbst zu fragen hatte ich bisher nie den Mut. Seltsam.«

»Warum?«

»Weil ich normalerweise mutiger bin. Aber die Situation ist ja auch außergewöhnlich, nicht wahr?«

Ich schaue sie an, sie ist erneut verängstigt bei der Vorstellung, der Situation nicht gewachsen zu sein.

»Ist sie«, sage ich.

»Dir scheint es etwas besser zu gehen, im Vergleich zu dem Morgen bei uns zu Hause«, Amelia schaut wieder zum Bühnenbild, dann lächelt sie mich an. »Sie fehlt mir wirklich.«

»Mir auch.«

»Es ist wie damals, als sie einfach weggegangen ist. Davon hatte ich dir erzählt, oder?«

»Ja.«

»Dieses Mal lassen wir sie nicht gehen«, sagt Amelia. »Entschuldige, dass ich sie nie in der Klinik besucht habe, normalerweise …«

»Das ist in Ordnung, keine Sorge, im Ernst, ich verstehe das.«

»Ich nicht«, sagt sie. »Außerdem macht es ohne Giorgia keinen Spaß, es gibt niemanden, mit dem ich mich messen könnte. Manchmal hat sie es absichtlich getan: Sie hat mich herausgefordert, aber es ist mir nie gelungen, es besser zu machen als sie. Mauro hatte seinen Spaß daran, uns um die Rollen streiten zu lassen.«

»Im Ernst?«

»Ja, das macht er immer, er meint, das hole das Beste aus den Schauspielern raus.«

»Nein, ich meinte: Hat Giorgia dich wirklich herausgefordert?«

Amelia hebt die Augenbrauen und nickt mit kindlichem Nachdruck.

»Sie mochte solche Wettbewerbe«, sagt sie, »das war ein ständiger Ansporn für sie.«

Ich durchforste meine Erinnerungen, finde aber nichts, was zu Amelias Beschreibung passen würde – es liegt wohl daran, dass ich Giorgia offenbar nie ganz in ihrem Element gesehen habe. Mich fröstelt, Amelia bemerkt es.

»Du hast recht, hier drin friert man ja fest«, sagt sie.

Ich biete ihr an, den Hocker nach oben zu tragen, aber sie lehnt ab und verschwindet Richtung Ausgang. Als wir zurück in den Saal kommen, sehen wir, wie Mauro gerade Fotokopien an die Teilnehmenden des Kurses verteilt – es ist eine Gruppe Erwachsener zwischen fünfundzwanzig und fünfunddreißig, hauptsächlich Frauen.

»Übernimmst du das Aufwärmen? Ich muss kurz telefonieren«, sagt er leise, als Amelia und ich zu ihm kommen. Amelia willigt ein und bedeutet mir, mich zu der Klasse zu gesellen; einige nicken mir zu, dann sollen wir uns zufällig im Raum verteilen und ihn dabei möglichst ganz nutzen.

»Ihr arbeitet gerade noch an der Präsenz des Körpers im Raum, richtig?«, fragt Amelia, während sie die Saaltür hinter Mauro schließt.

Die Klasse nickt, ein paar Antworten gehen durcheinander.

»Gut«, sagt Amelia. »Ich mache jetzt das Licht aus. Ihr bewegt euch weiter durch den Raum, bis ich sage, dass ihr euch einen Partner suchen sollt. Die erste Person, die ihr auf eurem Weg im Dunklen antrefft, wird euer Studienobjekt. Benutzt den Tastsinn, prägt euch genügend Merkmale ein, um die Person nachher wiedererkennen zu können. Wenn das für euch okay ist, macht am besten die Augen zu: Das verstärkt die Wirkung der Übung.«

Ich schaue mich um und suche in anderen Gesichtern nach der Verlegenheit, die diese Übung bei mir auslöst, aber alle sind konzentriert und ernst.

»Wenn ihr das Gefühl habt, genug Informationen beisammen zu haben, könnt ihr weiter durch den Raum spazieren. Dann mache ich das Licht wieder an, und wir reden darüber.«

Amelia fängt meinen bangen Blick auf und beißt sich auf die Lippen, um ein Lächeln zurückzuhalten.

»Seid ihr bereit?«, fragt sie und schaut dabei in meine Richtung.

Bevor jemand antworten kann, knipst sie das Licht aus.

»Fangt an, herumzulaufen, schön achtsam.«

Amelias Stimme zeichnet die Grenzen des Raums nach, aber der Übergang ist jäh, und ich gehe langsam, in der Angst, jemanden anzurempeln. Als sich die Augen an die Dunkelheit gewöhnen, sehe ich allmählich Silhouetten: Die unscharfen Körper ähneln sich alle, das Licht der Straßenlaternen, das durch die Fensterblenden sickert, reicht nicht aus, um Zusammenstöße zu vermeiden. Wir umkreisen uns schweigend und ziellos im Raum. Nach und nach arrangiere ich mich mit der Dunkelheit, mir wird klar, dass mich niemand erkennen kann, und der Gedanke entspannt mich.

»Sucht euch einen Partner: Wenn ihr ihn gefunden habt, haltet an und schließt die Augen.«

Die Schatten beschleunigen ihren Schritt. Ich strecke instinktiv die Arme vor mir aus, aber andere Arme sind schneller als meine: Jemand erahnt die Form meines Rückens und lädt mich mit einer Berührung an der Schulter sanft ein, mich umzudrehen.

Ich schließe die Augen. Zwei unbekannte Hände fahren zögernd um den Rollkragen meines Pullovers, versuchen dessen Konsistenz wiederzuerkennen oder vielleicht den Schnitt des Stoffes, dann setzen sie ihren Weg über mein Gesicht fort. Die Finger sind leicht und kalt, sie folgen der Spur meines langen Barts bis zur Grenze der Lippen. Der Kontakt bricht kurz ab und wird entlang der Nase wieder aufgenommen: Die Unbekannte – jetzt habe ich keine Zweifel mehr, eine Frau – sucht Ungleichmäßigkeiten in meinem Profil und findet sie. Sie misst die Stirn mit einer Fingerkuppe bis zum Haaransatz ab, ermittelt die Haarlänge, indem sie die Haarspitzen streift; der Kontakt bricht erneut ab, jetzt die Schultern, von dort wieder hoch zum Gesicht. Die Unbekannte nimmt mein Gesicht zwischen ihre Hände, fährt mit den Daumen über meine Wangen; ich spüre ihre Überraschung, als ein Daumen an die Narbe auf meinem linken Wangenknochen gerät: Der Finger fährt sie ab, um sich ihre Umrisse einzuprägen, von einer Seite dieser Mandelform zur anderen.

Die Narbe liefert den Beweis, den die Unbekannte gesucht hat. Jetzt, wo ich weiß, dass sie mich wiedererkennen kann, bin ich nervös. Ich folge ihren Armen, treffe auf ihre Ellbogen und streiche weiter nach oben, ich merke, dass sie kleiner ist als ich, mit schmalen, knochigen Schultern – ich erkenne die spiegelbildlichen Spitzen der angespannten Schlüsselbeine unter dem T-Shirt. Der Hals ist schlank: Ich umschließe ihn mit einer Hand – den Mut dazu habe ich nur dank der geschlossenen Augen – aber sofort spüre ich das Pulsieren einer Ader und ziehe zurück, vielleicht zu abrupt. Sie nimmt meine Hand und führt sie wieder zurück, diesmal direkt zum Gesicht. Ich lasse es zu und nehme meine Erkundung wieder auf, vergeblich suche ich nach Ohrringen an ihren Ohrläppchen oder am Knorpel, ich verharre bei den hohen und markanten Wangenknochen, dann die Augenbrauen, die kleine, gerade Nase. Bei den Haaren halte ich mich nicht lange auf, sie reichen bis zu den Schultern und fühlen sich weich an.

Ich versuche mir eine der Unbekannten vorzustellen, die ich eben mit dem Blick gestreift habe, als ich in den Saal kam, aber ich erinnere mich an keines der Gesichter. Es könnte jede sein, mit etwas Fantasie sogar Giorgia, wenn ich mich weigern würde, mich an ihre kurzen Haare zu erinnern, ihre Größe – wenn es wirklich sie wäre, könnte ich ihren Atem auf meinem Kinn spüren. Es ist nicht Giorgia. Ich denke an Amelia – ich weiß nicht, wem ich diesen Körper zuordnen soll, und habe ein unsinniges Bedürfnis nach einem Indiz. Zu ihr passen würden Körperbau und Größe, auch die Haare und vielleicht die Finger, noch kalt von dem Ausflug ins Requisitenlager. Bevor ich nach anderen Hinweisen suchen kann, entfernt sich die Fremde – ich spüre, wie die Wärme des anderen Körpers vor mir abnimmt, öffne die Augen und sehe wieder nur Schatten.

»Alle bereit?«, Amelias Stimme lässt mich zusammenzucken: Sie ist sehr weit weg, und plötzlich weiß ich nicht mehr, wo ich bin.

Zustimmendes Gemurmel breitet sich aus. Als das Licht wieder an ist, tauche ich aus einem Traum wieder auf. Ich finde mich wenige Schritte vor einer Wand wieder.

»Wie war's?«

Wir sind alle noch etwas verwirrt. Amelia lässt uns in der Mitte des Saals zusammenkommen, läuft vor uns hin und her. Ich spüre ein paar Blicke auf mir und forsche meinerseits in den weiblichen Gesichtern, aber unter allen kann ich nur das von Amelia unterscheiden, als wäre das die einzig zulässige Möglichkeit. Es ist absurd: Da sind mindestens vier oder fünf junge Frauen mit der passenden Physiognomie: die richtige Größe und Figur, die richtige Haarlänge, und doch bekomme ich die Vorstellung nicht aus meinem Kopf, dass Amelia die Unbekannte gewesen sein könnte. Ich weiche ihrem Blick aus, ich habe Angst, in ihren Augen eine Antwort zu finden.

»Erkennt ihr einander wieder?«

Jemand geht zu jemand anderem, es bilden sich drei Paare – sie sagen, sie hätten sich an einer Kette erkannt, an den Locken, dem Aufdruck auf dem T-Shirt. Alle anderen sehen einander verlegen weiter an, und niemand erinnert sich an meine Narbe.

»Es ist wichtig, sich im Raum wiedererkennen zu können. Auf der Bühne ist das Bewusstsein für euren Körper und die Körper eurer Kollegen fundamental. Mauro hat euch das bestimmt schon bis zum Erbrechen vorgekaut: Aus dem Körperbewusstsein entsteht eine ausgewogene Verteilung auf der Bühne.«

Als wäre er von Amelias Worten heraufbeschworen worden, stößt Mauro die Saaltür auf. Amelia erzählt ihm von der Übung, dann nimmt er ihren Platz ein. In der Mitte der Unterrichtsstunde, als gerade die Monologe geprobt werden sollen und ich mich endlich den praktischen Proben entziehen kann, verabschiedet sich Amelia von der Klasse und geht.

Ich schreibe bis spät in den Abend hinein, in Gesellschaft von Mauro, bei ihm zu Hause. Während ich mich der Zusammenfassung meiner Erinnerungen widme, sortiert er Material für seine Kurse, recherchiert oder liest schweigend. Er bereitet immer das Abendessen zu, lehnt all meine Hilfsangebote ab und sagt, dass ihm die kostenlosen Espressi bei mir in der Bar reichen. Ich habe nicht die Kraft, das Missverhältnis auszugleichen, ich weiß, dass er sehr viel mehr für mich tut, als ich für ihn tun kann, und dass ich ihn dafür vermutlich nie werde entschädigen können – mir fehlen die Mittel. Die Vorstellung macht mir Angst, aber eigentlich habe ich gar keine Zeit, darüber nachzudenken: Seit wir uns kennengelernt haben, hat er fast jede Minute meiner verfügbaren Zeit ausgefüllt; er, seine Aktivitäten, seine Freunde und jetzt das Projekt, an dem wir beide arbeiten.

Ab und an kommt mir wieder in den Sinn, was Amelia bei der Party gesagt hat – »So ist er zu denen, die er ins Herz schließt.«

Ich denke, dass es keine verzerrtere und zugleich treffendere Beschreibung gibt. Mauro ist ein Tatmensch, keinerlei erkennbare Gefühlsanwandlungen, die nicht mit dem Theater verbunden wären; er ist unaufhörlich in Bewegung, und die Welt um ihn herum scheint er nur als Spielmasse für anthropologische Bemerkungen wahrzunehmen. Ich sehe, wie er Daten über alle um ihn herum sammelt, manchmal überrasche ich ihn dabei, wie er sie verarbeitet, während er oberflächlich weiterredet. Amelia ist der einzige Mensch, für den er eine offenkundige Zuneigung hegt, die sich allerdings nur in geistiger Verbundenheit ausdrückt. Abgesehen von den seltenen Aufmerksamkeiten, die er Frauen schenkt – meistens Sara, aber auch zwei anderen Bekanntschaften aus dem Dunstkreis des Ensembles –, gibt es bei ihm keine Anwandlungen körperlicher Nähe.

Ich schaue zu, wie er einen der leeren Teller nimmt, die vom Abendessen noch dastehen: Mit einem Finger kratzt er die Soßenreste aus, dann führt er ihn zum Mund und starrt mich an. Ich denke, das ist die einzige brauchbare Art, seine Zuneigung zu messen: dauernd seinen Blick auf sich zu spüren, auch wenn er nicht da ist. Die Gründe für seine Aufmerksamkeit will ich gar nicht wissen – das Mitleid, das ich in ihm wecken muss, seine Bewunderung für Giorgia, nehme ich an.

»Hast du verstanden, was ich meine, wenn ich von wenig überzeugenden Charakteren spreche?«

Ich löse mich vom Monitor und blinzele. Ich spüre eine Art von Müdigkeit, die ich seit meiner Unizeit und den Freelance-Jobs nicht mehr erlebt habe. Auf dem Bildschirm erzählt Giorgia mir von ihrer Vergangenheit, an einem Samstagabend auf dem Rückweg von einem Konzert im Alcatraz: Je mehr ich grabe, desto mehr Erinnerungen treten klar und deutlich hervor – ihre sprunghafte Art, Gespräche zu führen: Ich dachte immer, es wäre Schüchternheit, und wenn das stattdessen von der Anstrengung zu lügen herrührte?

»Im Kurs heute Abend, die Monologe«, hilft Mauro mir auf die Sprünge.

»Ich weiß«, sage ich. »Ich hab's verstanden, zumindest teilweise.«

»Was hat nicht gestimmt?«

Ich speichere das Dokument und klappe den Laptop zu. Auch er legt seinen Text beiseite und streckt sich auf seinem Stuhl aus.

»Nun, einige haben so offensichtlich künstlich gesprochen. Bei der Vorletzten zum Beispiel konnte man gar nicht zuhören.«

»Da stimme ich dir zu, grauenhaft.«

»Lässt sich sowas denn ausbügeln?«, frage ich.

Er fährt sich mit der Hand durchs Haar: Es wächst immer länger, er bindet es seit Neuestem im Nacken zu einem Zopf.

»Das hängt stark davon ab, wie gut jemand mitarbeitet. Einige sind beispielsweise nur gehemmt, als würde das Schauspielen bei ihnen einen Kurzschluss auslösen. Sie schämen sich, sie selbst zu sein, aber auch zu schauspielen. Genau deshalb kommen sie in den Kurs.«

»Aber es gab auch bessere. Die mit dem grünen Shirt.«

»Stimmt, die ist nicht schlecht. Aber schweifen wir nicht ab. Der Punkt ist: Woran erkennen wir als Zuschauer, dass eine Darstellung schlecht ist?«

»Sie überzeugt einen nicht, ist irgendwie nicht stimmig.«

Er nickt.

»Exakt. Und das passiert auch dann, wenn die Schauspieler alle Einsätze auswendig können, wenn sie sich an die vereinbarte Intonation halten und ihre Kostüme tragen. Warum? Du sagst, dass einige künstlich wirkten, aber in Wirklichkeit sind das ja alle: Derselbe Monolog wird ja nicht wahrer, nur weil er von einem guten Schauspieler vorgetragen wird.«

»Doch.«

»Er wird für dich wahr«, Mauro lächelt, ihm gefallen effektvolle Entgegnungen. »Das Problem liegt in den Unstimmigkeiten. In der Diskrepanz zwischen den willentlichen verbalen Äußerungen – dem Rollentext aus einem Skript – und den unwillkürlichen Äußerungen – Tonfall und Sprechgeschwindigkeit. Oder, wenn wir uns den Feinheiten widmen wollen, in der Diskrepanz zwischen allen verbalen Äußerungen und der Körpersprache, zwischen dem, was jemand sagt und was er dabei tut.«

Mauro holt eine Zigarette aus dem Päckchen, zündet sie an und blickt zu mir, als wollte er mich fragen, ob ich zu müde für sowas bin. Ich gebe ihm zu verstehen, dass er fortfahren soll.

»Ein sehr wichtiger Teil des Schauspielens passiert im Körper. Denk an die Entstehung des griechischen Theaters: keine Texte oder Dialoge, nur Mimik, Gesten und Tanz im Dienst der sakralen Aufführungen zu Ehren von Dionysos. Denk an die Pantomimen, aber auch an das *théâtre optique* des neunzehnten Jahrhunderts. Denk daran, woran man merkt, dass jemand lügt.«

Der letzte Hinweis ist der einzige, dem ich folgen kann.

»Den Körper von einer Lüge zu überzeugen ist Geduldsarbeit«, Mauro bläst Rauch aus. »Die innere Welt des Schauspielers muss vollständig sein, seine Rolle muss die nötigen Informationen für die Erschaffung neuer Bewegungsmuster enthalten: die körperlichen Schauplätze, an denen die Darstellung stattfindet, Ausdruck und Posen.«

Er klopft die Asche ab.

»Ich habe angefangen, das Skript zusammenzustellen.«

»Wann?«

»Schon vor einer Weile, vielleicht vor zehn Tagen. Ich schöpfe aus deinem Material.«

Wir schauen uns von den gegenüberliegenden Seiten des Tisches an.

»Genügt das so?«, frage ich und versuche dabei einen neutralen Tonfall beizubehalten.

»Es ist perfekt«, antwortet er. »So viel Sorgfalt hatte ich gar nicht erwartet. Sicher, die ersten Notizen sind etwas unzusammenhängend, aber die letzten Erzählungen sind tadellos, sehr reich an Details.«

»Ist es realistisch?«, bohre ich nach. »Erkennst du sie wieder?«

Er bemerkt meine Angst und lächelt – allerdings erneut mit den Mundwinkeln nach unten.

»Ja, Filippo, es ist realistisch«, sagt er, »und ja, ich erkenne sie wieder: Es ist deine Giorgia.«

Ich beobachte ihn noch eine Weile beim Rauchen, er wendet den Blick nicht ab. Am Ende bin ich es, der aufgibt.

»Ich bringe dich nach Hause«, sagt er.

Im Auto erklärt er mir, dass er das Skript erstelle, ohne irgendetwas auszulassen, und dass wir die gesamte Struktur dann zusammen noch einmal durchgehen, wenn er fertig ist. Auf halber Strecke beschließt er, einen Umweg zu fahren, und wir wagen uns auf den Corso di Porta Ticinese. Er fährt langsam, die Straßen sind fast leer – »Schau mal die Läden: wie Aquarien, oder?« Ich bejahe, und eine Weile betrachten wir schweigend die menschenleeren Läden hinter den Rollgittern, mit ihrem Wasser aus grünem und blauem Neonlicht.

Als wir bei mir zu Hause ankommen, parkt Mauro und macht den Motor aus.

»Darf ich kurz dein Bad benutzen?«, fragt er. »Ich fühl mich nicht so gut.«

Ich schaue ihn an, er wirkt kraftlos, und sein Gesicht ist ganz bleich. Wir schaffen es nicht rechtzeitig in die Wohnung: Mauro übergibt sich in ein Blumenbeet im Hof.

»Vielleicht solltest du lieber hierbleiben«, sage ich, als wir die Wohnung betreten.

»Nein, ich spüle mir nur den Mund aus, dann gehe ich wieder.«

Anschließend geht er noch einmal länger ins Bad. An der Wohnungstür sagt er, er habe wohl Fieber. Erst als er merkt, dass er nicht klar genug ist zum Fahren, lässt er sich zum Bleiben überreden – »das sind diese verdammten Kinder an der Akademie«, sagt er.

Ich suche ihm einen Trainingsanzug von mir raus, er zieht sich auf dem Bett um, das Giorgias und meins war – der dünne Körper, die nervösen Muskeln, auf dem Unterleib hat er eine Narbe, die sich bei seinen Fröstelschauern kräuselt. Als er dem Schlaf endlich nachgibt, während ein leerer Eimer neben ihm wacht, lasse ich nur die Nachttischlampe an. Eine Weile betrachte ich seinen

Rücken, dann schlafe ich auf der falschen Seite des Bettes ein, der mit Giorgias Abdruck.

Nachts träume ich: Mauro geistert wie ein Gespenst durch den Flur und hat seine nicht angezündete Zigarette im Mund. Er hält an der Tür inne und schaut sich alles an, mustert die Türpfosten, unsere Möbel, sucht und findet nicht. Dann landet sein Blick auf mir, die feindselige Hälfte seines Profils verschwindet im Dunkeln.

Mauro sitzt auf Giorgias Platz am Fenster. Er muss sehr früh aufgestanden sein: Ich treffe ihn in der Küche an, als der Himmel draußen noch dunkel ist.

»Um wie viel Uhr fängst du an zu arbeiten?«, fragt er mich und schaut zu, wie ich das Müsli in Milch ertränke.

Er hat blaue Augenringe und glänzende Augen, bestimmt hat er immer noch Fieber.

»Um sieben«, antworte ich. »Willst du eine Paracetamol?«

Er schüttelt den Kopf und stützt die Unterarme auf den Tisch.

»Heute Nacht habe ich viel nachgedacht, ich konnte nicht schlafen«, sagt er. »Ich will das Skript so schnell wie möglich fertigmachen. Wir müssen ausprobieren, ob es funktioniert.«

»Was ist die Geschichte?«, frage ich in einem Versuch, das Gespräch auf neutrales Terrain zu lenken – ich bin noch nicht bereit, darüber zu diskutieren, wie aussichtsreich das Ganze ist.

»Welche Geschichte?«

»Der Plot. Was passiert?«

»Rein gar nichts«, antwortet er.

»Nichts, keine Handlung?«

»Nein. Was sollte deiner Meinung nach denn passieren?«

»Ich weiß es nicht … man müsste das Material doch mit irgendeiner Zielsetzung arrangieren.«

»Filippo«, Mauro lächelt müde, »fragst du mich gerade, ob wir eine Rolle mit einem bestimmten Ziel erschaffen?«

Sein herablassender Tonfall ärgert mich, und er weiß das, er hat ihn absichtlich angeschlagen.

»Ich hatte es so verstanden, dass die Rolle glaubwürdig sein muss. Wie sollen wir sie von einer Rolle ohne Ziel überzeugen?« Mit einer Minute Verspätung verstehe ich die Tragweite dessen, was ich gesagt habe, und erneut lässt mir die Hypothese den Kopf schwirren.

Mauro spielt an einem Loch in der Plastiktischdecke herum.

»Meinst du nicht, es wäre gefährlicher, ihr eins zu geben?«, fragt er. »Schau, was mit Peter Pan passiert ist. Außerdem, was gibt es Realistischeres als eine Figur ohne Ziel? Kannst du dir etwas noch Wirklichkeitsnäheres vorstellen?«

Mit Mühe schlucke ich einen Löffel Müsli herunter und betrachte den Boden des Schälchens.

»Nein«, fährt Mauro fort. »Das Skript wird aus einer ausführlichen Beschreibung bestehen, einer Reihe von Dialogen, unterbrochen von Regieanweisungen.«

»Und die Nebenrollen?«

»Du, ich, diejenigen, die sie kennt.«

»Vergiss meine Eltern nicht«, sage ich instinktiv.

»Mach dir keine Sorgen, wir werden alles gemeinsam durchgehen, sobald der Entwurf fertig ist«, erwidert er. »Die Geschichte besteht aus einem langen Tag aus Giorgias Leben, eine Summe ihres Daseins in vierundzwanzig Stunden: Begegnungen mit Menschen, die sie liebt und mag, ihre Gedanken, ihre Bewegungen vom Aufwachen bis zum Schlafengehen. Wenn wir Glück haben, wird sie sich in die Rolle einfinden und sie durch eigene Schlussfolgerungen selbständig erweitern.«

Je länger ich über diese Idee nachdenke, desto klarer wird mir, dass sie nicht funktionieren kann. Ich schaue uns mit fremden Augen an, sehe uns erschöpft und verwirrt, als Geiseln eines irrsinnigen Plans. Was machen wir, wenn er nicht funktioniert? Was wird Mauro tun – denke ich, während ich ihm dabei zuschaue, wie er unsichtbare Muster auf den Tisch zeichnet.

»Heute Nacht habe ich auch darüber nachgedacht, dass wir sehr aufmerksam sein müssen«, sagt er, ohne mich anzusehen. »Ich habe darüber nachgedacht, dass etwas Außergewöhnliches passieren könnte und dass wir darauf vorbereitet sein müssen. Ich habe zwar vor langer Zeit mal fürs Theater geschrieben und kenne dessen Strukturen sehr gut, aber ich bin Regisseur, kein Dramaturg: Ich muss vorsichtig sein, und du musst mir Schritt für Schritt folgen.«

Ich würde ihn gern fragen, ob er denkt, dass wir lieber aufhören sollten. Er hebt den Blick, als hätte er die Frage gehört.

»Es gibt Dinge, die ich mir nicht vorstellen kann«, sagt er, als wollte er mich um Entschuldigung bitten.

Als ich die Wohnung verlasse, um zur Arbeit zu gehen, sage ich zu ihm, er könne bleiben, solange er wolle. Der Tag geht in Windeseile vorbei, bei meiner Rückkehr merke ich, dass ich hoffe, ihn noch zu Hause anzutreffen; stattdessen ist da nur ein Zettel, den er in den Rahmen des Spiegels im Eingangsbereich gesteckt hat: »Danke. Ich rufe dich an, sobald es mir wieder besser geht.«

***

Der erste Entwurf des Skripts ist in der Woche vor Weihnachten fertig, das Ergebnis von vierzehn Tagen sehr intensiver Arbeit. Von seiner Erkältung erholt, hat Mauro mich wieder angetrieben. Gemeinsam haben wir die Schar der Komparsen zusammengestellt, eine kurze und dichte Beschreibung derjenigen, die im Hintergrund der Geschichte arrangiert sind, dann die direkt in die Handlung involvierten Rollen: meine Eltern, Amelia, er selbst; ich wurde als Letzter eingeführt – Mauro hat mich als zweite Hauptrolle definiert. Die Arbeit erfolgte unter strengster Geheimhaltung – als Amelia nachgefragt hat, haben wir behauptet, ich interessierte mich dafür, mich als Dramaturg zu erproben. Zum weihnachtlichen Gastspiel bei meinen Eltern nehme ich das Skript mit. Ich lese in den Pausen zwischen Abend- und Mittagessen, an den trägen Vormittagen, unterbrochen nur von den Streicheleinheiten meiner Mutter – die mich behandelt, als wäre ich nach langer Krankheit genesen – und den vorsichtigen

Fragen meines Vaters – »Wie geht es dir? Was soll man machen, es braucht Geduld.«

Mauro und ich telefonieren fast jeden Tag, aus dem Hintergrund hört man Stimmen und Musik: Begleitet von diesem Soundtrack, treffen wir eines Abends eine Entscheidung über Giorgias Liebe zu mir. Wir beschließen, sie nicht explizit zu machen, sie der Obhut ihres Körpers im Subtext und ihrem Rollentext zu überlassen. Der entscheidende Punkt ist die Beschreibung unserer ersten Verabredung: das Pub am Naviglio, der erste Kuss in einem Parallelgässchen. An der Schwelle zum neuen Jahr frage ich mich, ob das reichen wird: ob dieser Moment wirklich ausschlaggebend genug für uns war.

***

Mauro rollt das Skript zusammen, und das frische Papier knistert, äfft unsere knirschenden Schritte auf dem Weg über Kies und Raureif vom Auto zur Klinik nach.

Die Angestellte am Empfang begrüßt uns mit einem Lächeln – »Giorgia ist in ihrem Zimmer«, sagt sie. Mauro wollte, dass ich alleine anfange, aber ich habe abgelehnt, und während wir die Treppen in den ersten Stock hinaufgehen, bereue ich die Entscheidung nicht: Heute hätte ich nicht die Kraft zum Vorlesen gehabt. An meinen Händen klebt kalter Schweiß, und ich habe einen Kloß im Hals. Er ist ruhig, strebt entschlossen auf das Zimmer zu.

»Warte kurz«, sagt er und hält dabei auf der Hälfte des Flurs an. »Egal wie es läuft, erinnern wir uns daran, dass es sich nur um eine Probe handelt. Um einen Versuch, Giorgia bei ihren Erinnerungen auf die Sprünge zu helfen.«

Ich nicke, er geht weiter, dann hält er wieder an, kommt zurück.

»Wir werden uns so verhalten wie immer: Wir spielen mit. Ich werde einen kleinen Trick anwenden, um sie davon zu überzeugen, mir beim Vorlesen zuzuhören, du spielst weiter mit.«

»In Ordnung.«

Ich spüre die Ungeduld in mir. In letzter Zeit habe ich Giorgia seltener besucht: wegen der Arbeit am Skript, aber auch wegen einer Art wachsender Unduldsamkeit meinerseits. Ich ertrage es nicht lange, das Monster, das Giorgia bewohnt, füttern zu müssen – jede Antwort, jeder absurde Satz sind eine Ermutigung für den illegalen Untermieter; und sie dazu noch so souverän in ihrer Rolle zu sehen, zu merken, wie es ihr jeden Tag ein bisschen besser geht in einer Identität, die so meilenweit entfernt ist von der Giorgia, die ich kannte.

Als wir durch die Tür zu ihrem Zimmer gehen, habe ich schon Angst vor dem Scheitern, aber ich kann nicht lange darüber nachdenken. Giorgia steht am Fenster. Das ist ihre Lieblingsbeschäftigung: sich beim Warten auf jemanden zu verzehren. Sie dreht sich nicht um, als wir eintreten. Mauro geht als Erster auf sie zu.

»Mein Fräulein.«

Giorgia bewegt nur leicht den Kopf, als wäre sie vom Summen eines Insekts gestört worden.

»Mein Fräulein«, wiederholt Mauro, diesmal etwas lauter.

Giorgia richtet einen zerstreuten Blick auf ihn.

»Habt Ihr ihn ankommen sehen?«, fragt sie.

Mittlerweile kenne auch ich das Stück auswendig. Ich ziehe den Gästestuhl an die Wand und setze mich langsam hin. Jetzt, wo wir hier sind, erkenne ich, wie dumm und verzweifelt unser Versuch ist, und ich spüre die ganze sinnlose Müdigkeit, die sich im letzten Monat angesammelt hat.

»Was sagt Malvolio?«, drängt Giorgia. »Der Bote? Hat er den Boten ankommen sehen?«

»Nein, mein Fräulein«, antwortet Mauro unbeirrt. »Malvolio sagt, er werde in Bälde hier sein. Er hat uns geschickt, Euch zu unterhalten.«

Giorgia dreht sich gelangweilt in meine Richtung.

»Wo ist mein Narr?«

»Unpässlich«, Mauro wedelt mit dem Skript. »Aber, wie ich Euch sagte, sind wir hier, um Euch zu unterhalten.«

»Seid Ihr gut im Spiel mit Worten?«

»Durchaus. Ich schlage vor, Euch etwas vorzulesen.«

Giorgias Blick verengt sich, sie wägt den Vorschlag ab, dann schaut sie wieder durch die Fensterscheibe.

»Mir vorzulesen wird nicht genügen«, murmelt sie. »Die Ungewissheit verzehrt mich.«

Mauro neigt den Kopf zu Giorgias herab, setzt sanft wieder an zu sprechen.

»Glaubt mir, mein Fräulein: Diese Lektüre ist nicht wie andere. Es wird Euch die Unruhe des Wartens vergessen lassen.«

»Er hätte schon hier sein sollen«, Giorgia presst den geschlossenen Fächer gegen ihr Kinn. »Was sagt Malvolio? Hat er Euch gesagt, wann er ankommen wird?«

»Der Bote wird in Bälde erwartet, mein Fräulein. Ihr werdet nicht enttäuscht werden. Nun jedoch sollte ich meiner Pflicht genügen, Euch zu unterhalten, sonst finde ich mich bald so unpässlich wie der Narr.«

Sie gibt sich einem Seufzer hin, dann geht sie zum Bett zurück, den Saum des Morgenrocks anhebend. Gesittet setzt sie sich auf den Matratzenrand und legt die Hände in den Schoß.

»Nun also, wie Ihr wünscht«, sagt sie. »Was gedenkt Ihr vorzulesen?«

»Die Geschichte einer großen Liebe.«

Giorgia hebt die Augen zum Himmel auf, äußerst angespannt.

»Ihr wollt mich tot sehen.«

Einen Augenblick lang habe ich Angst, dass sie uns vor die Tür setzt.

»Möge kein solch abscheulicher Gedanke Eure Lippen berühren«, erwidert Mauro zutiefst betrübt.

Sein Schauspiel ist tadellos: Er verliert nicht an Konzentration, hält seine Rolle in Giorgias Welt durch, wie ich es niemals könnte.

»Ihr sagt, die Geschichte einer großen Liebe. Wie groß, also?«

»Doppelt so groß wie Illyrien«, antwortet Mauro, der die Bresche nutzt. »Aber lasst mich vorlesen.«

»Der Bote wird kommen, nicht wahr?«

»Ja«, sagt er. »Der Bote wird kommen.«

Er schlägt das Skript auf, wobei er wieder seine übliche Haltung einnimmt, ans Fensterbrett gelehnt. Diskret studiert er Giorgias Reaktionen, die sich endlich damit abgefunden hat. Als Mauro zu lesen beginnt, hört sie nicht wirklich zu.

»Giorgia ist einunddreißig Jahre alt, schlank, große, dunkle Augen. An einem Morgen im Januar erwacht sie sehr früh.«

Sie fängt an, mit dem Fächer zu wedeln, und Mauro liest weiter. Als er müde ist, löse ich ihn ab, aber Giorgia scheint das gar nicht zu bemerken: Sie starrt mit leeren Augen vor sich hin. Ich lese, bis die Besuchszeit um ist. Als wir gehen müssen, fragt Giorgia erneut nach ihrem Boten, wir versichern ihr, dass er bald bei ihr sein werde, dann fordert uns die übliche Pflegerin zum Gehen auf.

Im Auto sagt Mauro, es sei besser als nichts, und ich komme zu keinem Urteil, ich merke, wie ich erneut in Apathie verfalle, habe aber nicht den Mut, ihm das zu gestehen. Ich weiß nicht, was ich erwartet habe: Vorher war ich zwiegespalten zwischen Zweifel und Verlegenheit, und jetzt bleibt mir gar nichts mehr. Mauro wiederholt, dass es ja nur eine Probe sei, eine Übung. Wofür üben wir denn?, würde ich ihn gerne fragen. Mir schießen Kapitulationsgedanken durch den Kopf, er dagegen meint, dass etwas passieren werde. »All diese Erinnerungen«, sagt er, »irgendetwas muss passieren.«

Kapitel 5
ZWEI ZEITEN

Ich sehe Mauro von Weitem, ich erkenne ihn an den ausgreifenden Schritten; auf halbem Weg unterbricht er sein Telefongespräch. Sein Mantel ist offen, das aufgeknöpfte Hemd lässt den Hals frei. Ich bin in meiner Jacke ganz durchgefroren, seit vierzig Minuten warte ich vor der geschlossenen Bar auf ihn.

»Entschuldige die Verspätung«, sagt er, als er bei mir ankommt.

»Ich hab versucht, dich anzurufen.«

Er schüttelt den Kopf und streicht die Haare nach hinten; er hat Tränensäcke unter den Augen, ist so verquollen, als wäre er gerade erst aufgewacht.

»Entschuldige, ich hatte einen schwierigen Tag.«

»Ich hätte den Bus nehmen können, das wäre kein Problem gewesen.«

»Das Auto ist da drüben«, antwortet er kurz angebunden und bedeutet mir, ihm zu folgen.

»Wir sind zu spät dran. Vielleicht sollten wir es heute bleiben lassen.«

Er steckt die Hände in die Taschen, er wirkt gereizt.

»Warum? Lass uns losfahren.«

»Wenn wir da sind, bleibt uns sowieso kaum Zeit.«

»Ich hab gesagt, wir fahren«, beendet Mauro die Diskussion, ohne mich anzuschauen.

Ich denke, dass er vielleicht auch genug hat von den ständigen Besuchen. Wir lesen seit einem Monat vor, ohne Ergebnis, aber keiner von uns beiden hat den Mut, ehrlich zuzugeben, dass unser Plan gescheitert ist: Es konnte gar nicht anders kommen. Ich glaube, dass Mauro sich schuldig fühlt, als wäre er für die

Niederlage verantwortlich, und ich habe nicht die Kraft, ihn vom Gegenteil zu überzeugen.

Wir erreichen sein Auto, ich will gerade die Beifahrertür öffnen, halte aber inne: Jemand grüßt mich durch die Fensterscheibe. Ich erkenne eine von Mauros Freundinnen wieder, ich suche ihn mit den Augen, um eine Erklärung zu bekommen, aber er weicht meinem Blick aus und steigt wortlos ein.

»Ciao«, sagt die junge Frau, als ich drin bin, und schaut zwischen den Sitzen durch zu mir.

»Ciao«, antworte ich.

»Du hast Giulia schon kennengelernt, oder?« Mauro fährt aus der Parklücke, ohne auf die Straße zu achten, jemand hupt, und er knurrt eine Beleidigung.

»Ich weiß nicht«, sagt Giulia. »Vielleicht haben wir uns mal im Theater gesehen, im Parenti.«

Sie lächelt mir zu, zuckt mit den Schultern, und ich starre auf die üppigen Brüste, die sich in ihrem tiefen Ausschnitt berühren. Ich stolpere mit meinen Augen über ihre Beine, die in Strümpfe gehüllt aus dem kurzen Rock hervorlugen. Die Rückbank ist eng und unbequem. Ich suche Mauros Blick im Rückspiegel, aber er ignoriert mich weiterhin.

Bis zur Autobahnauffahrt hoffe ich, dass wir Giulia irgendwo absetzen, bevor wir in die Klinik fahren, doch Mauro weicht nicht vom üblichen Weg ab. Je näher wir unserem Ziel kommen, desto nervöser werde ich, widerwillig nehme ich am Gespräch teil – in der Annahme, höflich zu sein, bedrängt Giulia mich mit Fragen, und ich antworte einsilbig und sehe ihr zu, wie sie mit ihren Haaren spielt: Sie wickelt lange braune Strähnen um ihre Finger und erzählt mir dabei, ermutigt von meiner passiven Anteilnahme, von einer ihrer Prüfungen an der Uni, über Musil. Als wir die Klinik erreichen, zittern mir vor Nervosität die Hände – Musil, die Unbekannte, ich, der ich bemerke, wie ausgehungert ich sie anstarre, Mauros Verspätung, Giorgia, die auf uns wartet.

»In einer halben Stunde sind wir zurück«, sagt Mauro auf dem Parkplatz. »Ich lasse dir die Schlüssel da.«

Sie nickt, stochert auf den Tasten des Autoradios herum.

Als wir die Klinik betreten haben, packe ich Mauro am Arm.

»Willst du mir verraten, warum du sie hierher mitgenommen hast?«

Er mustert mich feindselig.

»Was hast du für ein Problem damit?«

»Hast du zufällig eine Vergnügungstour organisiert? *Komm, ich stell dir den Unglücksraben mit der schizophrenen Freundin vor*?«

Mauro reißt sich mit einem Ruck los. Wir ziehen die Aufmerksamkeit der Rezeptionistin auf uns. Ich versuche mich zu beruhigen, aber ich bin überfordert: Ich bringe zwei Schritte zwischen ihn und mich.

»So eine Szene wegen zwanzig Minuten Verspätung?«

»Vierzig Minuten. Außerdem weißt du, dass es nicht daran liegt.«

»Woran dann? Bist du beleidigt, weil ich nicht ans Telefon gegangen bin?«

Ich nehme die Treppen, entschlossen, den Meter Sicherheitsabstand beizubehalten.

»Ich will nicht, dass du jemanden mitbringst.«

»Giulia weiß nicht einmal, warum wir hier sind. Und selbst wenn? Schämst du dich etwa?«

Ich schaue mich nach Mauro um und sehe, dass er auf der ersten Stufe stehen geblieben ist und mich anstarrt. Ich schaffe es nicht, seinen Blick abzuschütteln, er listet mir die armseligen Gedanken auf, die ich während der Fahrt hatte. Ich beschließe, ihn zu ignorieren.

Bis zu Giorgias Zimmer reden wir nicht mehr. Drinnen bemerke ich sofort meinen Überdruss, ich wende den Blick von Mauro und dem mittlerweile etwas abgegriffenen Skript ab. Als er nach dem üblichen Vorspiel mit Giorgia vorzulesen beginnt, schließe ich die Augen: Ich denke, dass ich wieder zu dem Tag zurückgekehrt bin, als wir uns genau hier in diesem Zimmer getroffen haben, und dass ich mich seitdem nur im Kreis gedreht habe: Meine Welt steht immer noch Kopf. Ich würde mich gerne von dem

Klang abschotten, stattdessen höre ich Mauro beim Vorlesen zu. Es ist dieselbe Geschichte, die immer wieder zurückgespult wird: Giorgia und ich, wie wir uns treffen; Giorgia und ich treffen uns immer wieder, sie hat immer große, dunkle Augen, ist schlank und einunddreißig, und jeden Tag nehmen wir denselben imaginären Raum ein. Ich weiß nicht mehr, wo das ist, wo wir existiert haben, und Giorgia ist nicht mehr einunddreißig: Das fällt mir erst jetzt, mit einer Woche Verspätung, auf.

»Kannst du bitte aufhören?«, sage ich zu Mauro.

Er schaut kurz vom Skript auf, skandiert langsam eine Dialogzeile, dann liest er weiter, als hätte ich nichts gesagt. Giorgia schaut aus dem Fenster, verloren in ihrem Universum.

»Ich hab gesagt, du sollst aufhören«, wiederhole ich.

»Wie bitte?«, fragt Mauro.

»Es reicht.«

»Willst du mir verraten, was mit dir los ist?«

Er hat das Skript immer noch aufgeschlagen in der Hand: Wenn ich ihn nur anschaue, steigt die Wut in mir hoch.

»Es ist komplett sinnlos. Merkst du das nicht?«

Mauro deutet mit dem Kopf auf Giorgia, als wollte er sagen, ich solle aufpassen, was ich sage. Ich schaffe es nicht einmal, sie anzuschauen.

»Es bringt nichts.«

»Das weißt du doch gar nicht.«

»Weißt du es denn?«

»Ach, jetzt verstehe ich«, lächelt er unverschämt. »Du hast dich für eine Schlüsselszene entschieden?«

Ich halte mich an den Armlehnen des Stuhls fest und beuge mich zu ihm vor.

»Du versteifst dich nur darauf, weil du nicht zugeben willst, dass du gescheitert bist. Du würdest noch die nächsten dreißig Jahre weiterlesen.«

»Hast du eine bessere Idee?«

»Wir hätten nicht mal damit anfangen sollen. Ich weiß nicht, warum ich dir nachgegeben habe.«

»Nachgegeben?«, Mauros Gesicht verwandelt sich: Ein grimmiger Schatten huscht darüber. »Was willst du noch auf mir abladen? Glaubst du, es ist meine Schuld, wenn unser Versuch nicht funktioniert? Ist es meine Schuld, wenn ich das Wunder, sie zu heilen, nicht vollbringen kann?«

Am Rand meines Blickfeldes bleibt Giorgia regungslos.

»Na? Vielleicht bin ich ja auch schuld daran, dass du einen Job hast, den du hasst, was meinst du? Oder daran, dass du keinen Sex hast? Vielleicht ist das ja dein Problem?«

Ohne einen einzigen Gedanken zu fassen, schnelle ich auf ihn zu: Ich packe das Skript und schleudere es zu Boden. Mauro lacht mir ins Gesicht, ein ordinäres, freudloses Lachen.

»Wenn du willst, kann ich versuchen, auch da was zu arrangieren«, sagt er.

»Für dich ist das ein Spiel, stimmt's? Du unterhältst dich gut.«

»Ein Spiel? Darf ich dich daran erinnern, wo wir uns begegnet sind, Filippo?«

Mauro macht einen Schritt nach vorne, und ich bin gezwungen, zurückzuweichen, um einen Zusammenstoß zu vermeiden. Die Anstrengung, meine Wut im Zaum zu halten, lähmt mich.

»Willst du wirklich einen peinlich genauen Bericht all dessen hören, was ich für dich tue? Ich habe dich bei mir zu Hause aufgenommen«, zischt er, »ich habe dich meinen Freunden vorgestellt. Ein so ausgefülltes Privatleben, wie ich es dir geschenkt habe, hattest du noch nie.«

»Niemand hat dich um irgendwas gebeten.«

Mauros Mund wir schmal, zeigt ein eisiges Lächeln.

»Da bist du ja endlich. Na los, Filippo, sammel die letzten Reste elenden Mutes zusammen, die du noch hast: Sag wenigstens einmal, was du wirklich denkst.«

Aus den Augenwinkeln nehme ich eine Bewegung wahr, aber Mauro ist zu nah, ich kann den Wunsch, ihm wehzutun, nicht abschütteln.

»Sag's, Filippo, los: Ich bin an allem schuld. Bevor ich kam, ging es Giorgia gut, nicht wahr?«

Mauro kommt noch näher, ich spüre seinen Atem.

»Lass mich in Ruhe.«

»Sag's, Filippo: Es ist meine Schuld, dass Giorgia krank geworden ist.«

»Glaubst du, ich weiß nicht, warum du das tust? Du willst dein Spielzeug zurück, nicht wahr? Du willst sie.«

Mauro packt mich am Kragen meiner Jacke und zieht mich so nah zu sich, dass ich ihn nicht mehr scharfstellen kann.

»Wag es nicht …«

Der Schrei lässt uns erstarren. Er zerrt uns mit Gewalt wieder in dieses Zimmer. Der Schrei kommt von Giorgia, er ist spitz und gleichzeitig tief genug, um auch in unseren Kehlen zu beben. Als wir endlich zu ihr schauen, hat sie die Augen weit aufgerissen, lässt sie in alle Richtungen schnellen, als rase der Feind auf sie zu. Der Schrei erstirbt ihr im Hals, sie krümmt sich mitten auf ihrem Bett zusammen und fängt an, sich mit den Fingernägeln in ihren Schlafanzug zu graben.

»Seid auf der Hut, seid auf der Hut«, wiederholt sie, ohne zu atmen. »Von allen Seiten, von allen Seiten. Ich habe sie gesehen.«

Mauro lässt mich los, aber wir sind beide wie festgefroren. Giorgia schreit noch einmal, hält ihren Kopf mit den Händen fest und schließt die Augen. Ich springe instinktiv zu ihr hin, während sie anfängt, sich die Haare zu raufen, Mauro kommt dazu. Wir fallen beide aufs Bett, ich halte ihre Handgelenke fest, sie tritt aus, Mauro umarmt ihre Beine und drückt sie mit seinem Gewicht nach unten.

»Sie sind überall!«, Giorgias Schrei explodiert direkt in meinem Magen; wieder die Panik.

Ich beuge ihre Handgelenke nach innen, drücke mich an Giorgia – »überall«; ich denke, dass ich für immer so standhalten kann. Die Pfleger finden uns zu einem Untier verknotet auf dem Bett vor, wie auf dem Rücken liegende Krebse.

Sie haben uns sofort aus Giorgias Zimmer rausgeschmissen und in den dritten Stock verbannt. Wenn der Chefarzt nicht da ist, hat die medizinische Leiterin die Kontrolle über die Einrichtung, eine Frau um die fünfzig, die ich nur wenige Male kurz gesehen habe: Sie ist es, die uns in den Warteraum verweist, wieder sie, die zurückkommt und uns mitteilt, dass Giorgia noch einen Anfall hatte, dass sie sediert wurde und es besser sei, sie heute keinen weiteren Reizen mehr auszusetzen. Sie wirkt, als spreche sie schon ihr ganzes Leben lang solche Sätze aus.

Als wir die Klinik verlassen, geht Mauro wortlos zum Auto, und ich schlage die entgegengesetzte Richtung ein.

»Wo willst du hin?« Ich höre, wie mich seine Frage erreicht und er ihr über den Kies folgt.

Ich denke nur, dass ich verschwinden oder auf der Stelle einschlafen möchte; ich will nicht verarbeiten, was gerade passiert ist – ich möchte, dass Mauro mich ignoriert, dass wir beide schweigen, wie wir es während des Wartens getan haben. Giorgias Schreie sind noch eine Weile die Treppen hinaufgestiegen. Ich habe zugehört, bis sie verstummten, und mich mit der Vorstellung gequält, dass ich zum Ausbruch dieses Rückfalls beigetragen habe. War es unser Streit? Und wenn es das Skript war?

»Ich muss ein paar Schritte zu Fuß gehen«, sage ich, als Mauro mir den Weg abschneidet.

Auch er ist verstört, ich sehe ihn wieder auf dem Bett, das Gesicht nach unten, mit zusammengekniffenen Augen, wie er Giorgia festhält.

»Red keinen Unsinn. Steig ein.«

Ich ignoriere seine Anweisung und gehe weiter: Er bleibt, wo er ist, sodass ich gegen ihn stoße. Er hält mich an einer Schulter fest und hindert mich am Weitergehen.

»Willst du wieder von vorn anfangen?«, frage ich.

Ich bin erschöpft, wie gelähmt, nicht einmal für eine Minute könnte ich erneut die Energie zum Streiten aufbringen. Ich schaue ihn an und hoffe, er merkt, dass ich gerade aufgebe.

»Nein«, antwortet er und lässt mich gehen. Plötzlich wird auch er ganz schlaff. »Es tut mir leid.«

Ich würde ihm gerne sagen, dass es auch mir leidtut und dass mein Bedauern in weiter Ferne beginnt, in der mir unbekannten Vergangenheit Giorgias, in die ich gerne reisen würde, um dort einzugreifen: die Erinnerungen zu manipulieren und sie an eine normale Gegenwart anzupassen, eine, die weder schmerzhafte Übungen noch Leiden solcher Tragweite vorsieht. Ich wäre wirklich gerne in der Lage, ein neues Skript zu schreiben, und ich weiß, dass, aus ganz anderen Motiven, auch er das gerne täte.

»Mir tut es auch leid«, sage ich. »Hören wir eine Weile damit auf?«

Er schaut mich verständnislos an.

»Mit dem Skript und alldem. Ich muss nachdenken.«

Er steckt die Hände in seine Manteltaschen, wendet den Blick nicht ab, und ich tue dasselbe. Er soll wissen, dass das mein letztes Wort ist.

»In Ordnung«, sagt er, »ich glaube, das ist vernünftig. Aber lass mich dich nach Hause bringen.«

Ich schüttele den Kopf, ich stelle mir vor, wie er im Auto mit seinen Schauspielkünsten noch eine letzte Überredungsstrategie auspackt, vielleicht gar in Anwesenheit seiner neuen Freundin, oder dass er mich vor meiner Haustür mit seinen Ansprachen betrunken macht.

»Nein. Ich hab das Bedürfnis, sofort mit dem Nachdenken anzufangen.«

Er nimmt es hin. »Wie du willst«, sagt er.

Er geht weg, und ich mache mich am Rand der Landstraße auf den Weg zur Haltestelle des Busses, der mich zurückbringen wird. Das Letzte, was ich von Mauro sehe, ist das Hinterteil seines Alfa Romeo, als er mich überholt und hinter der ersten Kurve verschwindet.

***

Der Anfang liegt in einer weit entfernten Welt: Der kristallisierte Moment, in dem Giorgias Lippen sich zu einem ersten Lächeln öffnen. Wir sind in einem Pub am Naviglio gefangen, und die

Musik ist so laut, dass wir einander nicht verstehen können. Ich habe mir angewöhnt, diese Erinnerung häufig aufzusuchen, mich hinter den Rücken meines Selbst bei jener ersten Verabredung zu setzen und zu beobachten. Die Details verfolgen mich.

Einige sind schlichter, wie Giorgias Handbewegungen, die immer harmonischen Abläufen folgten – erst hinter das Ohr, um eine imaginäre Unordnung zu richten, dann den Hals hinunter. Vielschichtig und unentwirrbar dagegen erscheint die Phänomenologie ihres Lächelns: Es erschien immer dann, wenn ich es nicht erwartete. Anfangs dachte ich, sie lache über mich, als ich sie besser kannte, verstand ich, dass ich mich geirrt hatte. Trotzdem bleibt Giorgias Lächeln ein Rätsel. Es war schmal, fein. Und rar. Jetzt, wo es verschwunden ist, bleibe ich gern in diesem Winkel meines Gedächtnisses sitzen, weil er warm und tröstend und so anders ist. Derselbe Moment bis in alle Ewigkeit. Unnachahmlich. Unwiederholbar.

Es gelingt mir nicht, die Übung anzuhalten: Ich strecke mich in die Erinnerung aus, existiere allmählich nur noch in zwei Dimensionen. Ich bin in dem, was mir gerade passiert, in einer konkreten und sinnlosen Gegenwart und zugleich an einem anderen Ort, in dem Reich, das Giorgia beherrschte. So wird die Realität nach einer Weile immer durchsichtiger, und ich lebe in einem Traum. Im Traum sucht Mauro mich nicht auf, wir treffen uns nicht mehr, er löst sich auf.

***

Meine Mutter hat eine seltsame Art zu lachen, wenn es um mich geht: Sie legt ihre Hand auf die Brust, beugt sich nach vorne und wirft ihr Lachen aus wie eine Angel; sie wirft den Angelhaken und schaut, ob jemand bei der Aussicht auf einen Sohn mit brillantem Humor anbeißt – mein Vater, Verwandte, Freunde. Häufig ohne Erfolg, das Lachen hängt in der Luft und erlischt langsam: Dann schaut sie mich mit gefährlicher Zärtlichkeit an.

Ich beobachte sie, während sie die Bügelwäsche sortiert, halb im Flur, halb im Esszimmer, um den Fernseher im Blick zu behalten. Sie versucht der Samstagnachmittags-Talkshow zu folgen, ich mache mir einen Spaß daraus, den einen oder anderen witzigen Kommentar abzugeben und zuzusehen, wie sie um die Zustimmung meines Vaters ringt, der sie regelmäßig ignoriert und auf dem Sofa unbeirrt mit den Kreuzworträtseln kämpft. Seit sie sich aus der Bar zurückgezogen haben, sind sie extreme Stubenhocker geworden, als müssten sie sich von all dem Kontakt mit der Außenwelt erholen, der sich in dreißig Jahren angesammelt hat. Mein Vater mag nicht einmal für Spaziergänge aus dem Haus gehen: Er sagt, dass die Leute sonderbar seien, wenn sie nicht auf der anderen Seite der Theke stehen – »Ist es wegen der Beine?«, habe ich ihn heute gefragt, und meine Mutter ist in eines ihrer erfolglosen Lachen ausgebrochen.

Ich glaube, ich habe aufgehört, mich in dieser Wohnung zu Hause zu fühlen, als ich mit Giorgia zusammengezogen bin. Ich kenne diese mir nun fremden Räume in- und auswendig, meine Mutter behält alles am selben Ort, ihre Sorgfalt und Reinlichkeit sind manisch.

»Ich sage ja nicht, dass du wieder zu uns ziehen solltest«, meint meine Mutter, während sie die Unterhosen meines Vaters im Dampf erstickt. »Ich hätte nur gerne das Gefühl, dass du etwas weniger Sorgen hast.«

Das Thema des Tages war eines ihrer drei Lieblingsthemen: meine prekäre wirtschaftliche Lage. Beharrlich behandelt sie das Problem, als hänge es mit meinem mangelnden Unternehmergeist zusammen und nicht mit einer allgemeineren, strukturellen Krise, deren Produkt ich bin.

»Du wirst es nicht glauben, Ma: Ich hätte selbst gerne etwas weniger Sorgen.«

Ich sehe, wie sie sich steif macht, die Nahaufnahme der Moderatorin studiert. Ich weiß, dass sie an Giorgia denkt, auch wenn sie das nie laut sagen würde: So macht sie es mit allem, womit sie nicht umzugehen weiß, sie tut so, als existierte es nicht. Wenn ich ihr beim Unterhosenbügeln zuschaue, werde ich sanfter und verspüre zugleich ein starkes Gefühl der Übelkeit – ich denke, dass sich unsere Welten nur durch den Inhalt unterscheiden, das Verpackungsgewicht ist dasselbe.

Seit dem Anfall bin ich nicht mehr bei Giorgia gewesen. Ich zähle die Tage in den Löchern der Häkeldeckchen, die auf den Möbeln verteilt sind: zwei Wochen, ohne einen Fuß in die Klinik zu setzen. Ich bin noch immer zweigeteilt, der Gedanke an Giorgia köchelt tief in meinem Innern, sie ist eine Strömung, auf der zu segeln ich gelernt habe; an der Oberfläche passe ich mich meinen Gesprächspartnern an – wenn ich allein zu Hause bin, verliere ich meine Form.

Ich besuche meine Eltern nun wieder häufiger. Sie haben aufgehört, Fragen zu stellen; sie nehmen mich an den Wochenenden auf und lassen zu, dass ich in den Zustand eines Heranwachsenden zurückfalle. Giorgia ist etwas, von dem alle wissen und worüber niemand mehr spricht, wie das Herz meines Vaters, das weiter vor sich hin stolpert, oder die noch offenen Abgabenbescheide – lauter Sachen, über die nur gesprochen wird, wenn es sich nicht vermeiden lässt.

Ich stehe auf, um in der Küche einen Schluck Wasser zu trinken. Aus dieser Perspektive sehe ich meine Eltern im Türrahmen zusammengedrängt. Als ich rückwärts weitergehe, gleichen sie immer mehr den Bildern meiner Erinnerung an sie: Sie schrumpfen und werden immer kleiner, ihre Welt würde in eine Schachtel passen.

Als mein Telefon klingelt, bemerke ich nicht, dass das mein Klingelton ist; ich lasse es klingeln, bis sich meine Mutter zu mir umdreht – »Ist das deins?«, fragt sie. Ich stecke meine Hand in die hintere Hosentasche der Jeans und hole es noch rechtzeitig heraus. Auf dem Bildschirm blinkt eine unbekannte Nummer.

»Hallo?«

»Signor Bonini?«

Sofort erkenne ich die Stimme des Chefarztes, und mein Blut gefriert.

»Geht es ihr gut?«

»Machen Sie sich keine Sorgen, Signor Bonini, es ist alles in Ordnung.«

Ich unterdrücke einen Seufzer und kehre meiner Mutter, die mich vom Esszimmer aus beobachtet, den Rücken zu; ich gehe näher ans Fenster.

»Was ist los?«

Es ist Samstagnachmittag, es muss einen sehr ernsten Grund für seinen Anruf geben. Ich denke an einen weiteren Anfall, ein Vorkommnis, das er mir verheimlicht.

»Entschuldigen Sie den unpassenden Zeitpunkt, ich habe unter der Woche eine Visite ausfallen lassen und musste sie heute nachholen«, sagt der Chefarzt, wobei er einen ruhigen Tonfall beibehält. »Hatten Sie für heute Nachmittag einen Besuch geplant?«

Vielleicht will er wissen, warum ich der Klinik fernbleibe: Er wird denken, dass ich ein Monster bin.

»Ehrlich gesagt …«

»Hätten Sie die Möglichkeit, Ihre Pläne zu ändern? Ich würde gern mit Ihnen sprechen. Heute.«

»Was ist denn los?«

Ich höre, wie der Chefarzt zögert.

»Nehmen Sie meine Worte mit aller nötigen Vorsicht auf, denken Sie an alles, worüber wir in den vergangenen Monaten gesprochen haben«, sagt er langsam. »Giorgia fragt nach Ihnen. Sie möchte Sie sehen.«

Ich habe mich vom Chefarzt verabschiedet und dann gehandelt, ohne nachzudenken: Ich habe Mauro angerufen und es lange klingeln lassen; als er rangegangen ist, habe ich mich nicht zu komplizierten Erklärungen hinreißen lassen: Ich habe gesagt, es sei dringend, nichts Besorgniserregendes, aber dringend, und deshalb sei keine Zeit, auf den nächsten Bus zu warten. Seine Antwort war einsilbig, er hat sich die Adresse diktieren lassen: Fünfzehn Minuten später stand er unten bei meinen Eltern vor der Tür.

»Sonst hat er nichts gesagt?«, fragt Mauro, als er auf den Autobahnring fährt.

»Nein«, antworte ich. »Er hat nur gesagt, dass ich erst mit ihm sprechen soll, bevor ich zu Giorgia gehe.«

Wir verfallen wieder in Schweigen. Keiner von uns hat den Streit von vor zwei Wochen erwähnt, die Neuigkeiten in Bezug auf Giorgia haben uns verstummen lassen.

Wir erreichen die Klinik, Mauro parkt schräg an der Hecke, wir eilen Richtung Eingang und dann die Treppen hinauf, bis in den dritten Stock. Das Büro des Chefarztes ist zu; ich klopfe entschlossen, die Tür gibt nach: Sie war offen. Der Chefarzt mustert uns von seinem Schreibtisch aus und lächelt freundlich, als er uns erkennt.

»Signor Bonini«, grüßt er und bedeutet uns, einzutreten.

Ich zögere, Platz zu nehmen. Wenn es nach mir ginge, sollte dieses Vorgespräch nicht länger dauern als nötig. Ich bleibe vor dem Schreibtisch stehen, und Mauro tut es mir nach. Der Chefarzt erfasst den Grund für unsere Eile.

»Nur ein paar Worte, dann gehen wir runter«, sagt er.

Ich nicke ungeduldig.

»Setzen Sie sich bitte.«

Widerstrebend willige ich ein, vor Anspannung schwitzen meine Hände. Ich nehme Platz, und Mauro macht es sich neben mir bequem.

Der Chefarzt kreuzt seine langen Finger über dem leuchtenden Bildschirm seines Tablets.

»Es scheint, als habe Giorgia angefangen, sich an etwas zu erinnern.«

»Wann?«, fragt Mauro.

»Schon vor ein paar Tagen. Ich wollte sie erst noch eine Weile beobachten lassen, um sicherzugehen, dass es keine einzelne Episode war.«

Ich lehne mich zurück.

»Wie kommt das? Ich meine ... sie hatte vor gerade mal zwei Wochen einen Anfall«, sagt Mauro.

»Das kann ich nicht mit Sicherheit sagen. Wir können nur mutmaßen, dass die Verringerung der Dosis zu dem Bruch geführt hat, den wir uns erhofft haben«, der Chefarzt starrt mich sehr ernst an. »Es ist sehr wichtig, vorsichtig vorzugehen. Giorgia ist noch labil.«

»Sicher«, sage ich.

»Hätten Sie etwas dagegen, wenn ich dem Besuch beiwohne? Ich werde mich nicht einmischen. Die Informationen, die ich heute sammeln kann, werden helfen, über die richtige neue Therapieform zu entscheiden.«

»Kein Problem.«

»Gut, dann gehen wir.«

Als der Chefarzt sich erhebt und in seiner vollen Länge vor uns steht, tun wir es ihm nach und folgen ihm auf den Flur. Schweigend steigen wir die Treppen hinunter. Ich spüre, wie das Blut durch meinen Körper pumpt, mein Herz wummert ohrenbetäubend.

»Versuchen Sie, Ihre Gefühlsäußerungen im Zaum zu halten«, sagt der Chefarzt, als wir den ersten Stock erreichen. »Es ist besser, Giorgia keinen zu starken Reizen auszusetzen.«

Ich balle meine Hände zu Fäusten und atme tief durch. Als wir fast bei der Tür sind, lässt der Chefarzt mir den Vortritt, dann hält er Mauro hinter mir zurück: »Nicht mehr als einer auf einmal.«

Von drinnen kommt die Stimme der Pflegerin: Ich erkenne sie, bevor ich in der Tür stehe. Giorgias Stimme ist tiefer. Noch hinter der Wand in Deckung höre ich zu, und die Worte arrangieren sich zu einem wirren Ganzen, das ich nicht aufdröseln kann. Das ist ihre Stimme, denke ich wieder; sie hat denselben Klang. Einen Moment lang glaube ich, dass ich es nicht schaffe. Dann gehe ich weiter, einen Schritt nach dem anderen.

»Oh, Giorgia! Schau mal, wer dich da besuchen kommt«, das Lächeln der Pflegerin löst sich im weißen Fleck ihrer Schwesterntracht auf, schon kann ich sie nicht mehr unterscheiden.

Giorgia sitzt auf dem Stuhl am Fenster, sie hat ein Bein vor die Brust gezogen, wie in einer meiner schönsten Erinnerungen. Sie dreht sich zu mir um: Ihr Blick trifft mich, sie erkennt mich.

Ich sehe mich, wie ich vor ihren Augen auftauche, spüre, wie das Lächeln, das sie an mich richtet, mich wieder zusammensetzt: Ich habe wieder alles bei mir, meinen Namen, meine Identität, einen Ort, zu dem ich gehöre.

Sie springt behände auf, kommt mir entgegen und umarmt mich – »Filippo«, sagt sie.

Ich habe Angst, unter ihr zusammenzubrechen, deshalb versuche ich, mit einem Bein das Bett zu erreichen, setze mich auf den Rand der Matratze, und sie tut es mir nach. Sie sitzt an meiner Seite, als wäre es das Natürlichste der Welt. Ich kann es gar nicht glauben.

»Warum hast du so lange gebraucht?«, fragt sie mich.

Ich versuche, eine schlüssige Antwort zu formulieren, den Wunsch zurückzuhalten, sie wieder an mich zu binden.

»Das hab ich dir doch gesagt, Giorgia, erinnerst du dich nicht? Filippo war bei seinen Eltern«, schaltet sich die Pflegerin ein.

»Geht es ihnen gut?«, Giorgia beobachtet mich, die Sorge gräbt ihr die übliche Falte zwischen die Augenbrauen.

»Ja«, sage ich und räuspere mich, »es geht ihnen gut. Nur einer der üblichen Besuche.«

»Du hast mir gefehlt«, sagt sie.

»Ja, du mir auch.«

»Wie lange muss ich denn noch hierbleiben?«

Reglos in Giorgias Rücken stehend, schaut mich die Pflegerin gezielt an.

»Noch für ein Weilchen, Giorgia. Aber Filippo wird dich jeden Tag besuchen kommen.«

Ich nicke, ich habe Angst, etwas Falsches zu sagen.

»Aber warum bin ich hier?« Giorgia ist ruhig, friedlich schaut sie mich an.

»Damit du dich erholst, meine Liebe«, fährt die Pflegerin fort. »Du wirst noch eine kurze Zeit hierbleiben, Filippo kommt dich jeden Tag besuchen, und dann kannst du zurück nach Hause.«

Giorgia rollte mit den Augen, dann zuckt sie mit den Schultern und schaut mich an, als wollte sie sich entschuldigen.

»Sie sagt, es ist nur für kurze Zeit«, wiederholt sie.

»Sicher.«

Sie streckt eine Hand aus, fährt mir mit den Fingern durchs Haar und findet dabei genau den Weg aus der Erinnerung wieder.

»Geht es dir gut?«, fragt sie.

»Mir geht es gut. Ich müsste nur mal aufs Klo«, sage ich. »Entschuldigst du mich einen Moment?«

»Geh nur! Ich warte auf dich.«

Kurz bevor es zu spät ist, verlasse ich das Zimmer, wobei ich dem Chefarzt ausweiche. Draußen hinter der Tür wartet Mauro. Unsere Blicke treffen sich, seine Augen sind genauso groß und schockiert wie meine.

»Es geht ihm nicht gut«, dringt Giorgias Stimme zu uns.

»Er hat viel um die Ohren mit seinen Eltern«, sagt die Pflegerin.

»Er ist abgemagert«, beharrt sie. »Kann ich wirklich bald von hier weg?«

»Natürlich, meine Liebe, es braucht nur etwas Geduld.«

»Ich würde gern einen Spaziergang machen, es ist so ein schöner Tag heute.«

Ich breche in einem stillen Heulkrampf zusammen: Ich weine gegen Mauros Schulter gelehnt, atme geräuschlos in seinen Mantel.

»Kann ich wirklich bald von hier weg?«

***

Vom Flur aus beobachte ich den Eingang des Sprechzimmers: Giorgia ist im Gespräch mit dem Chefarzt, ich will nicht, dass sie mich beim Herauskommen am Telefon überrascht.

»Soll ich zu dir kommen?«

»Nein, das ist nicht nötig«, sage ich. »Es ist nur, dass sie sich heute Morgen wieder so benommen hat, die Sache mit den Kleidern ... Wie, als wir zusammen in den Park gegangen sind.«

Ich höre, wie Mauro am anderen Ende der Leitung nachdenkt. Giorgias Rückkehr war für uns beide traumatisch. Angespannt haben wir die vom Chefarzt zur Beobachtung ihres Zustandes empfohlenen vierzehn Tage abgewartet. An dem Tag, als sie das erste Mal die Klinik verlassen durfte, sind wir mit ihr in den Nachbarort, um dort einen Kaffee zu trinken. Sie hat sich an den Tisch in der Bar gesetzt, als wäre nichts, als hätte die Klinik nie existiert. Wir haben ihr zugeschaut, wie sie redet, die Umgebung beobachtet, ihre Frisur in Ordnung bringt. Ich weiß nicht, ob an dem Tag auch Mauro die Angst so stark gespürt hat wie ein drohendes Unheil – sie ihr Glas berühren sehen und eine Explosion befürchten; einen von der gebrüllten Verabschiedung des Baristas ausgelösten Anfall antizipieren und sie mit einem höflichen »Auf Wiedersehen« antworten hören. Das Unheil ist nicht eingetreten, das einzig Absurde war Giorgias Bestellung: Pfirsichsaft, ein Getränk, das ihr vor ihrem Klinikaufenthalt nie geschmeckt hätte.

Vonseiten der Klinik wurde ein Programm erstellt, die Zeit für gemeinsame Besuche der Welt da draußen nach und nach ausgeweitet. Giorgia reagiert gut auf die Stimuli, wie der Chefarzt sagt, dennoch geht er vorsichtig vor, rät mir, in Alarmbereitschaft zu bleiben. Die mit Giorgia verbrachten Stunden sind noch ziemlich aufreibend: Meine Gedanken sind durchgehend besetzt von allen möglichen Eventualitäten. Am meisten Angst habe ich davor, sie wieder zu verlieren, und das schon bald. Ich schaffe es nicht, ihr lange in die Augen zu schauen, sehr schnell gerate ich an die Grenze dessen, was ich ertragen kann, dahinter packt mich die Angst, ich könnte bemerken, dass sie mich nicht mehr erkennt – fast jede Nacht träume ich noch immer von ihr, wie sie sich mir zuwendet, als wäre ich ein anderer.

Ich bin empfänglich für alle möglichen Andeutungen, suche in ihren Gesten nach Abweichungen. Es gab einen Augenblick der Schwäche, vor einer Woche, als Mauro und ich den ersten Spaziergang in der Innenstadt organisiert haben. Zu diesem Anlass hatte ich einige von Giorgias Kleidern mit in die Klinik gebracht – es schien mir eine gute Idee, sie selbst aussuchen zu lassen, was sie anziehen will, statt zu der üblichen Jeans mit T-Shirt gezwungen zu sein. Auf dem Bett hatte ich die dunkelgrüne Bluse ausgebreitet, die sie früher besonders mochte, die beiden Kleider, die sie oft getragen hat, wenn wir mal abends ausgingen, graue und schwarze Nylonstrümpfe. Giorgia schaute die Kleider eine Weile an – »Ich weiß nicht, was ich anziehen soll«, sagte sie. »Was dir gefällt«, antwortete ich. »Ich weiß nicht, was mir gefällt, ich weiß es wirklich nicht.« Ich war gezwungen, etwas für sie auszusuchen. Als wir dann später im Park Kindern dabei zuschauten, wie sie die Enten mit Brotkrumen abwarfen, brach sie in Tränen aus. »Ich weiß nicht, wie ich mich anziehen soll«, sagte sie. Ihre Tränen versetzten uns in Unruhe, wir brachten sie sofort wieder zurück, aber es war nicht mehr als vorübergehende Trübseligkeit.

»Wollte sie sich ihre Kleider wieder nicht selbst aussuchen?«, fragt Mauro.

»Ja. Ich hab getan, was du vorgeschlagen hast, ich hab es noch mal probiert. Diesmal habe ich ihr nur zwei Möglichkeiten angeboten: blaues T-Shirt oder rotes T-Shirt. Es hat nicht viel gefehlt, und sie hätte wieder losgeheult.«

»Hast du es dem Chefarzt erzählt?«

»Ja. Er sagt, das sei normal, sie sei noch dabei, sich wieder zu ordnen, und wir müssten erst noch verstehen, inwieweit sich die Krankheit zurückgezogen habe«, sage ich und wiederhole dabei haargenau die Worte des Arztes. »Ich bin nicht überzeugt, Mauro. Und wenn …«

»Was?«

Ich lehne mich noch weiter in den Flur hinaus und spreche noch leiser.

»Wenn wir vergessen haben …«

»Wir wissen nicht, ob es so gelaufen ist.«

»Ich weiß. Aber angenommen, es wäre so und wir hätten diese spezielle … Instruktion vergessen. Und wenn wir noch anderes vergessen haben, etwas Wichtigeres?«

»Ich hab dir schon mal gesagt, dass es nichts bringt, solche Hypothesen aufzustellen, wir müssen sie geduldig beobachten. So, wie es der Chefarzt sagt«, antwortet Mauro ruhig, aber bestimmt.

»Trotzdem, da es ja nicht zum ersten Mal passiert ist, könnte ich das Skript vielleicht noch mal durchlesen.«

Ich halte die Erleichterung zurück.

»Ja, danke.«

»Aber Giorgias Besserung könnte unabhängig vom Skript eingetreten sein.«

»Ich weiß.«

»Sie könnte aber auch damit zusammenhängen.«

»Ich weiß«, wiederhole ich. »Ich will nicht mehr darüber reden, ich will nur, dass jemand kontrolliert, ob alles in Ordnung ist.«

»Gut. Soll ich heute nachkommen?«

»Nein«, sage ich, während ich auf die Lichtspiegelungen im Linoleumfußboden des Flurs starre, »ich glaube, ich schaffe das.«

»Es wird alles gut gehen, du wirst sehen. Es ist das erste Mal, dass ihr beiden allein ausgeht. Wie fühlst du dich?«

»Streng genommen werden wir nicht allein sein.«

»Wie lange wird dieses Mittagessen dauern? Doch nicht länger als zwei Stunden, oder?«

»Ich hoffe nur, dass mit meinen Eltern alles glatt läuft.«

»Mach dir keine Sorgen. Es wird gut gehen.«

Mauro sagt das so, als wüsste er schon, was heute passieren wird, und ich habe keine andere Wahl, als ihm zu glauben, mich auf seine Gewissheit zu stützen, um meine Unsicherheit auszugleichen.

»Ich bring dir das Auto gegen fünf zurück.«

»Bis später.«

Als ich Stimmen näherkommen höre, beende ich das Gespräch. Ich erkenne das gewichtige und vorsichtige Voranschreiten des Chefarztes im Gespräch, dann die kurzen, höflichen Antworten von Giorgia. Als sie die Eingangstür zu diesem Stockwerk erreichen, lächelt sie mir zu. Nachdem sie in ihrem Zimmer den Tränen nahe war, ist sie jetzt ruhig. Der Chefarzt hat beschlossen, mit ihr nicht sofort die Einzelheiten ihres Zustands zu besprechen: Fürs Erste beschränken sich ihre Gespräche auf eine allgemeine Untersuchung ihrer gesundheitlichen Verfassung, eine

Beobachtung ihrer Reaktionen. Giorgia weiß lediglich, dass sie aufgrund einer starken körperlich-seelischen Erschöpfung hier ist, und sie hat keine Erinnerungen an die Zeit, die sie unter Einwirkung der Psychopharmaka in der Klinik verbracht hat, ebenso wenig an ihren jüngsten Wahnzustand.

»Ich danke Ihnen vielmals«, sagt Giorgia, als sie sich vom Chefarzt verabschiedet.

»Denken Sie an die Notizen für den nächsten Termin«, sagt er, die Hände hinter dem Rücken, »und nun genießen Sie Ihren Sonntag.«

Wir grüßen beide. Während wir die Treppen hinuntergehen, spüre ich, dass er uns nachschaut, ein Gefühl, das erst verschwindet, als wir definitiv außer Sichtweite sind, im Auto, auf der Straße.

Giorgia sitzt ruhig auf dem Beifahrersitz und schaut sich die vorbeiziehende Landschaft an.

»Meine Eltern sind total aufgedreht«, sage ich nach einigen Minuten Schweigen.

Ich merke, wie meine Hände am Lenkrad schwitzen, ich habe schreckliche Angst davor, dass dieses Gespräch in einer Sackgasse enden könnte, als wäre es unsere erste Verabredung.

»Meine Mutter hat für ein ganzes Heer gekocht.«

Giorgia lächelt: Ich kann sie nicht sehen, weil ich mich auf die Straße konzentrieren muss, aber ihr Lächeln öffnet sich in meinen Augenwinkeln, und es hat dieselbe Wirkung, als könnte ich ihm direkt begegnen. Mir kommen ihre Schenkel in den Sinn. Sie hat nun wieder ihr Gewicht von vor einem Jahr, bevor sie für die Rolle abgenommen hatte, und die Hosen bringen ihre Körperformen zur Geltung – ganz gleich, dass ich sie auswendig zu kennen meinte: Die Zeit, die ich ohne engeren Kontakt zwischen uns zugebracht habe, hat die Wege ausradiert, die ich schon beschritten habe, ich muss alles neu lernen. Ich schlucke trocken, denke angestrengt an etwas anderes.

»Ich bin etwas schläfrig«, sagt Giorgia.

»Du kannst schlafen, wenn du willst. Ich glaube nicht, dass wir es in weniger als zwanzig Minuten schaffen.«

»Aber ich will nicht schlafen, wenn ich draußen bin. Vielleicht ein wenig Musik ...«

Sie schaltet das Radio ein und sucht nach einem Sender. Als sie auf eines ihrer Lieblingslieder stößt, spüre ich, wie mir ein Schauer über den Rücken läuft: In den fünf Sekunden, die sie braucht, um zu bewerten, ob es ihr gefällt oder nicht, fällt mir wieder das Gespräch mit Mauro ein, und ich beschließe, dass wir das Skript noch einmal aufmerksam durchlesen müssen, ganz egal, was wir glauben, ausgelöst oder nicht ausgelöst zu haben.

Giorgia lässt das Stück weiterlaufen, ist aber nicht begeistert – ich sage mir erneut, dass das vielleicht nur mein Eindruck ist, spüre aber trotzdem, wie mir die Beklemmung in den Hals rutscht.

»Ist dein Auto in so schlechtem Zustand?«, fragt sie, während sie mit einer Hand über das Armaturenbrett des Alfa fährt.

»Ja, aber vielleicht komme ich die Woche dazu, es von einem Mechaniker anschauen zu lassen.«

»Ich kann es gar nicht erwarten, hier rauszukommen und wieder zu arbeiten.«

»Wir müssen Geduld haben«, sage ich und denke dabei an den Supermarkt. Sie nickt.

»Ich bin froh, dass Mauro heute nicht dabei ist«, sagt sie. »Ihr seid unzertrennlich geworden.«

»Er hat mir sehr geholfen.«

Giorgia schlüpft aus ihren Schuhen, zieht die Beine vor die Brust.

»Ich erinnere mich an fast nichts«, sagt sie. »Ich habe manchmal vage Eindrücke, wie wenn man etwas denkt und es nicht aussprechen kann.«

Ich fahre vom Autobahnring ab, und unter dem Vorwand, in den Rückspiegel zu schauen, nehme ich mir die nötige Zeit, um eine ungefährliche Antwort zu formulieren.

»Es ging dir nicht gut«, sage ich. »Aber wie der Chefarzt sagt, sollten wir uns aufs Heute konzentrieren. Wie fühlst du dich gerade?«

Jetzt, wo wir an einer Ampel halten, wende ich mich zu ihr um. Sie stützt den Kopf auf ihre angezogenen Knie und schaut mich mit verschlafener Miene an.

»Gut«, antwortet sie, »hin und wieder bin ich etwas verwirrt.«

»Ich glaube, das ist normal.«

»Und du?«

»Gut«, sage ich, ich schaue sie einen Augenblick länger an und merke nicht, dass es Zeit wäre, wieder loszufahren, jemand hupt.

Ich lege den ersten Gang ein, sie schaut mich weiter an.

»Hin und wieder bist du etwas verwirrt«, sagt sie.

Ich habe meine Eltern instruiert: was sie sagen dürfen, was nicht, was sonst zu berücksichtigen ist; ich habe sie darauf vorbereitet, dass Giorgia etwas Ungewöhnliches tun könnte, und sie gebeten, ihre Reaktionen unter Kontrolle zu halten. Sie ist stabil, sie wird noch immer medikamentös behandelt, aber der Chefarzt hat mir eingeschärft, auf Anzeichen von Nervosität zu achten und ihren Wünschen nachzukommen, außer es bestehe konkrete Gefahr.

Als wir angekommen sind, scheint sich Giorgia nicht besonders gut an die Gegend zu erinnern – sie biegt an der falschen Ecke ab und kommt lachend zu mir zurück, als ich sie darauf aufmerksam mache, dass sie auf dem Weg zu jemand anderem ist. Sie klammert sich an meinen Arm und lässt mich bis zum Tor meiner Eltern nicht mehr los, als hätte sie Angst, sich zu verlaufen, ist aber nicht beunruhigt: Sie schaut sich glücklich um, lächelt den Passanten zu, wünscht einer entgegenkommenden Frau sogar einen guten Tag.

Ich glaube, ich habe sie noch nie so übersprudelnd gesehen – höchstens vor sehr langer Zeit, zu Anfang unserer Beziehung –, sie ist nicht mehr schläfrig; ich denke, dass es wahrscheinlich an ihrer zwangsweisen Erholung in der Klinik liegt. Ich versuche nicht daran zu denken, dass ich sie später wieder zurückbringen muss.

Als wir vor der Wohnungstür meiner Eltern angelangt sind und ich gerade klingeln will, öffnet meine Mutter schlagartig die Tür und überrascht uns auf dem Treppenabsatz. Das Ritual der Höflichkeiten nimmt seinen Lauf – Küsschen, Umarmungen, Streicheleinheiten –, davon wird meine Mutter so gerührt, dass sie sich hinter dem Rücken meines Vaters versteckt. Als wir die Wohnung betreten haben, steht Giorgia da wie eine Frau von Klimt in einem neoklassischen Gemälde: schön und doch völlig deplatziert; ich erinnere mich, dass ich das Gleiche gedacht habe, als ich sie das erste Mal mit hierhergebracht habe.

Meine Mutter arrangiert uns traditionsgemäß an den vier Seiten des Tischs, dann überschwemmt sie uns mit ihrem Geplauder, mit Ragout und Ofenkartoffeln, während mein Vater sich darauf beschränkt, ihren Monologen zwei, drei Sätze hinzuzufügen oder abzuziehen: Sie haben sich in den Jahren der Bar daran gewöhnt, sich gleichzeitig mit den Menschen zu unterhalten, und deshalb versteht man sie jetzt nur dann gut, wenn sie gemeinsam reden. Nach der Beobachtungsphase entspannen sich meine Eltern – Giorgia interagiert normal, sie beteiligt sich sehr am Gespräch. Ihre Gelassenheit ermutigt meine Mutter, und sie redet noch mehr. Sie erzählt und ergeht sich in Komplimenten; ich sehe, dass sie sich auf ihre typische Art schuldig fühlt, sie hat rote Wangen und eine gelöste Zunge, sie will das Verpasste nachholen. Ich denke an ihr Schweigen, die stumme Einladung, aufzugeben, aber es gelingt mir nicht, irgendeine Art Groll zu empfinden. Hin und wieder hebt mein Vater den Kopf von seinem Weinglas und beobachtet mich, aber ich erwidere seinen Blick nicht.

Giorgias Bein berührt meins unter dem Tisch, und sie lässt es die ganze Zeit über dort. Während des Mittagessens streckt sie eine Hand nach mir aus, nach meinem Arm, meiner Schulter, sie berührt mich erneut wie eine Oberfläche, die zu ihr gehört, und ich habe Mühe, dem Gespräch zu folgen.

»Ich bin so froh«, sagt meine Mutter nach dem Verdauungsschnaps, »du hast uns gefehlt.«

Ich schaue sie an, ihre Haut glänzt, und ihre grünen Augen, von denen alle sagen, wir hätten dieselben, sind glasig vom Wein.

Giorgia lächelt, fährt sich mit der Hand über den Nacken, mit den Fingern durchs kurze Haar.

»Danke«, sagt sie.

Es ist ein Moment des Friedens, ich kann ihn klar umreißen: Es ist, als sei alles an seinen Platz zurückgekehrt – ich weiß wieder, wo ich hingehöre und wo es langgeht.

Es ist ein Moment des Friedens, dann steht Giorgia auf.

»Ich möchte das Geschirr spülen«, verkündet sie.

»Aber nein doch, meine Liebe, bleib sitzen. Ich kümmere mich später drum«, sagt meine Mutter und wedelt mit einer Hand.

»Nein, ich möchte wirklich das Geschirr spülen«, wiederholt Giorgia.

Sie fängt an, die leeren Tassen, Gläser und Löffelchen einzusammeln. Meine Mutter versucht erfolglos, ihr etwas aus den Händen zu nehmen. Giorgia läuft ungeachtet unseres Protests weiter bis zur Spüle und dreht den Wasserhahn auf. Mein Vater zuckt mit den Schultern und bedeutet meiner Mutter, es gut sein zu lassen. Wir schauen Giorgia zu, wie sie nach und nach das Spülbecken leert, wir plaudern weiter, aber sie nimmt nicht am Gespräch teil. Als ich sehe, wie sie sich, nachdem das Geschirr sauber ist, den Herd vornimmt, mache ich mir allmählich Sorgen.

»Giò«, rufe ich sie, »das ist so in Ordnung, setz dich doch wieder zu uns.«

Nichts deutet darauf hin, dass sie mich gehört hätte. Ich stehe auf und gehe zu ihr.

»Giò?«

Sie dreht sich ruckartig um, als hätte ich sie aus einem Gedankengang gerissen.

»Ja?«

»Das ist in Ordnung so, setzt du dich wieder zu uns?«

Sie lächelt mich an, dann wendet sie sich meinen Eltern zu.

»Es dauert nicht lange«, sagt sie.

»Das ist wirklich nicht nötig«, sage ich. »Lass meiner Mutter für hinterher auch noch etwas übrig.«

»Aber ich bin liebenswürdig«, sagt sie verwirrt.

»Klar bist du liebenswürdig. Aber man braucht ja nicht gleich einen Frühjahrsputz zu machen.«

»Aber ich bin doch liebenswürdig.«

Meine Aufregung wird langsam größer, ich tue aber so, als wäre ich ganz ruhig. Ich spüre die bohrenden Blicke meiner Mutter in meinem Rücken.

»Ja, Giò, du bist liebenswürdig.«

»Ich will putzen.«

»Ich bin mir sicher, dass meinen Eltern deine Gesellschaft lieber ist als eine geputzte Küche«, sage ich und nehme sie sanft bei der Hand. »Komm.«

Sie schaut die Hand an, dann meine Eltern, dann mich; als ich ihre Tränen bemerke, ist es schon zu spät: Von einer Sekunde auf die andere heult Giorgia los. Ich spüre, wie die Temperatur im Raum schwindelerregend abfällt.

»Aber ich bin doch liebenswürdig«, wiederholt sie und schaut mich an, als hätte ich sie eines grausamen Verbrechens beschuldigt.

»Aber sicher, aber sicher, Giò«, sage ich und lege meinen Arm um ihre Schultern. »Schau mich an. Klar bist du liebenswürdig.«

Ich versuche, die Panik zu unterdrücken, aber sie weint weiter, und ihre Tränen werden heftiger, ihr Gesicht wird langsam rot.

»Warum willst du nicht, dass ich putze?«, schluchzt sie, während sie sich eine Wange mit dem Ärmel abtrocknet.

»Ich wollte nur, dass du das Mittagessen genießt.«

»Aber ich will putzen.«

Sie sagt das so gequält, dass mein Vater vom Tisch aufsteht.

»Dann lassen wir sie halt putzen«, sagt er und stellt sich an ihre Seite. »Wo ist das Problem?«

»Ich bin liebenswürdig«, wiederholt Giorgia, während sie sich ihm zuwendet.

»Ja, natürlich, ich weiß.«

»Das wissen wir doch, Giorgia«, setzt meine Mutter noch eins drauf.

»Ich will putzen.«

»Okay, okay, sieh mal, ich gebe dir das Putzmittel und, hier, den Schwamm für den Herd.«

»Bist du böse auf mich?«, fragt Giorgia und schaut mich an.

Sie hat geschwollene Augen und ein tränenüberströmtes Gesicht.

»Nein, überhaupt nicht, Giò. Du hast recht, putz nur«, sage ich.

Mein Vater nimmt mich am Arm und lässt mich wieder Platz nehmen. Meine Mutter versorgt Giorgia mit Putzmitteln und kommt zu uns an den Tisch, nachdem sie versucht hat, Giorgia zu helfen, und feststellen musste, dass sie überflüssig ist.

Wir schauen Giorgia zu, wie sie die Küche reinigt; je mehr sie putzt, desto besser wird ihre Laune. Als sie die Flaschen wegräumt und die Tischdecke vom Tisch nimmt, strahlt sie. Meine Eltern sind erleichtert, sie wieder lächeln zu sehen, ich hingegen rutsche unruhig auf meinem Stuhl herum. Sie scheint zwar normal, in dieser Realität anwesend, aber es ist offensichtlich, dass irgendetwas nicht stimmt.

»Wir sollten noch fegen«, sagt Giorgia und mustert mit in die Hüften gestemmten Händen den Boden.

Ich spüre, wie mir ein Frösteln über den Rücken läuft. Ich kriege es kaum mit, da ist sie schon mit einem Besen bewaffnet und schafft uns aus der Küche, indem sie zwischen den Stuhlbeinen herumfegt.

»Giorgia, meine Liebe, soll ich dir helfen?«, fragt meine Mutter mit wehleidiger Stimme.

»Nein, danke, kein Problem«, antwortet Giorgia. »Sie haben nicht zufällig eine Zahnbürste? Die Fugen sind etwas dreckig.«

Mein Vater, noch verstört von dem Heulanfall, besorgt ihr sofort eine Zahnbürste – »Aber das ist ja deine«, protestiert meine Mutter. »Wo ist das Problem, ich kaufe mir eine neue.« Bevor wir uns dessen bewusst werden können, schauen wir Giorgia dabei zu, wie sie gebückt mit den eingeseiften Borsten zwischen den Fliesen herumschrubbt. Meine Mutter nimmt mich zur Seite, zieht mich ins Esszimmer.

»Filippo«, murmelt sie mit betrübter Miene.

»Das geht gleich wieder vorbei«, sage ich und passe auf, dass Giorgia sich nicht zu uns umdreht.

Von hier aus sehe ich, wie sich ihr Hintern beim Schrubben hin und her bewegt, aber jede erotische Anwandlung ist verflogen.

»Bist du sicher, dass es ihr gut geht?«

»Sie ist noch dabei, sich wieder zu fassen. Das braucht Zeit«, sage ich.

Ich verwende den Tonfall, der ihr gefällt, nachdrücklich und sicher. Sie glaubt mir, trotzdem wendet sie sich noch einmal der Küche zu.

»Aber was sollen wir jetzt machen?«

»Nichts«, antworte ich. »Lassen wir sie putzen.«

Hinter meinem Vater, der sie von der Tür aus anstarrt, schrubbt Giorgia weiter. Nach der Zahnbürste will sie einen Lappen, einen Eimer, Bohnerwachs: Sie hört nicht auf, bis die ganze Küche glänzt.

Auf der Rückfahrt im Auto ist Giorgia glückselig. Sie sagt, dass meine Eltern ihr gefehlt haben, was für feine Menschen die beiden seien: Sie ist sehr zufrieden mit dem Tag. Wir hören wieder zusammen Radio, und sie ist wieder meine Giorgia, also möchte ich glauben, dass der Anfall nur etwas Vorübergehendes war; ich sage mir, dass ich so plötzlich keine vollständige Genesung erwarten kann und dass die Besserung ihres Zustands für sich genommen schon eine Art Wunder ist.

In der Klinik angekommen, verdüstert sich ihre Miene. Ich begleite sie in ihr Zimmer.

»Ich bin wirklich froh«, wiederholt sie.

Als die Pflegerin zur Tür hereinschaut, um mich daran zu erinnern, dass ich nur noch zwanzig Minuten habe, bis die Besuchszeit vorbei ist, starrt Giorgia mich mit Schmollmund an.

»Muss ich Geduld haben?«, fragt sie, als wir wieder allein sind.

»Ja«, sage ich.

Sie rollt sich wie eine Katze auf dem Bett zusammen, legt eine Hand unter ihr Gesicht und schaut mich über den Rand ihres

Handtellers an. Ich setze mich neben sie. Als ich nah genug bin, nimmt sie meine Hand und legt sie auf ihre Hüfte.

»Kuschel mit mir«, sagt sie.

Die Erkenntnis trifft mich mit der Wucht eines Zusammenpralls. Das ist meine Erinnerung. Sie verwendet dasselbe Wort, dieselbe kindliche Zärtlichkeit, und einen Augenblick lang weiß ich nicht mehr, wo ich bin, die beiden Zeiten meines Lebens überlagern sich.

In der vergangenen Welt sind meine Finger unter ihrem T-Shirt, zeichnen Kreise um ihren Bauchnabel, streifen nach oben bis zu ihren Brüsten – in der Erinnerung spüre ich, wie sich Giorgias Körper mir entgegenstreckt. In der Gegenwart ist meine Hand zu schwach, ich schaffe es nicht, über den Brustkorb hinaus zu gelangen. So sehe ich, wie die beiden Zeiten in einer einzigen Zeit wahr werden, doch meine Aktionen wie meine Reaktionen stimmen nicht mehr miteinander überein.

In der Gegenwart schaut Giorgia mich an: Ich sehe, wie in ihren Augen die Vergangenheit wahr wird. Also versuche ich, ihre Erwartungen nicht zu enttäuschen, strenge mich an, meinen eigenen Berührungen zu folgen, aber ich scheitere. Meine Finger sind unbeholfen, die Verbindung zwischen den Dimensionen reißt ab.

»Die Pflegerin kommt gleich wieder«, sage ich und ziehe mich zurück.

Mein Herz wummert in meinen Ohren, und ich erkenne die Erregung wieder: Sie kommt nicht durch Giorgias Körper. Sie entspringt dem Verdacht, dass sie sich wirklich an unserem Skript orientiert und dass das hier der Beweis ist, den Mauro und ich zu finden hofften.

»Du hast recht«, sie ist enttäuscht, lächelt aber.

»Ich komme morgen wieder«, sage ich.

Andernorts endet unsere Erinnerung mit einem Kuss.

Kapitel 6
INKOHÄRENZ

Während wir so dastehen und schauen, gleitet der Garten nach und nach ins Dunkel ab. Das warme Licht im Wohnzimmer lässt die Konturen der Dinge klar hervortreten: das Sofa, den Esstisch, die Küchenhalbinsel. Von hier aus sieht man Giorgia, auf dem Hocker sitzend, und ihr gegenüber Amelia. Wir können nicht hören, was sie reden, die Fensterscheibe ist zu dick, wir beobachten ihre Pantomime.

Wir haben Mauros Zigarette zum Vorwand genommen, rauszugehen, aber jetzt ist sein Zigarettenstummel ausgeglüht, er hält ihn erstorben seitlich am Körper zwischen seinen Fingern. Giorgia und Amelia sehen uns nicht, die Schatten der Ahornbäume schützen uns, und je dunkler der Abend wird, desto sicherer wird unser Versteck. Wir werden nicht lange hierbleiben können: Bald kommen die Gäste.

»Wie findest du sie?«

Mauro wendet den Blick nicht von Giorgia ab.

»Im Großen und Ganzen geht es ihr gut, aber manchmal verhält sie sich immer noch merkwürdig.«

»Was sagt der Chefarzt?«

»Er sagt, es könne entweder noch zu einer Phase der Stabilisierung gehören oder aber die neue Giorgia sein: Er brauche noch mehr Zeit, um das herauszufinden.«

Mauro führt eine Hand zum Haar und spielt nervös an einer Strähne über der Schläfe herum.

»Ihre Tante will sie sehen«, füge ich hinzu, weil er nichts sagt. »Der Chefarzt hat sie über die Veränderungen informiert.«

»Wann?«, fragt Mauro und sucht meinen Blick.

»Ich weiß es nicht. Sie hat ihre Zustimmung für die Ausgangserlaubnis gegeben, scheint aber keine Eile zu haben, sie persönlich zu treffen. Vielleicht hat sie Angst, dass die gute Verfassung nicht von Dauer ist.«

Er nickt langsam.

»Wir müssen alle Möglichkeiten in Betracht ziehen«, sagt er.

»Das heißt?«

»Es könnte sein, dass das wirklich der Krankheitsverlauf ist«, sagt er. »Oder dass wir es waren, die den Prozess in Gang gesetzt haben.«

Ich schaue mich um, ich habe die irrationale Angst, dass uns jemand von hinten überraschen könnte – mich streift erneut die Vorstellung, dass, was wir getan haben, gefährlich oder vielleicht falsch war, dass wir nicht darüber sprechen sollten, dass dieses Geheimnis nicht einmal existieren sollte. Gleichzeitig begeistert mich der Gedanke, dass unsere Bemühungen Giorgia wirklich geholfen haben könnten.

»Wie sollen wir das herausfinden? Es könnte sein, dass wir uns das alles nur einbilden.«

Mauro lächelt mit den Mundwinkeln nach unten.

»Alle Wirklichkeit ist Einbildung«, sagt er. »Jedenfalls werden wir es nie mit Sicherheit wissen können. Wir müssen diese Möglichkeit in Betracht ziehen, als wäre es die einzige, die uns zur Verfügung steht, und zugleich muss uns bewusst sein, dass die Sache rein gar nichts mit uns zu tun haben könnte. Verstehst du, was ich meine? Es könnte sein oder auch nicht, aber wir werden uns so verhalten, als wäre es so.«

Ich hole tief Luft, mache mich sprungbereit.

»In Ordnung«, sage ich, als hätten wir ein Abkommen unterzeichnet.

»In Ordnung«, wiederholt Mauro. »Ich habe das Skript noch einmal gelesen, wie versprochen.«

»Und?«

»Ich habe den Fehler gefunden, nach dem wir gesucht haben. Wir haben nirgends ein Wort über ihre Kleidung verloren. Wir haben uns zu sehr auf die einzelnen Szenen konzentriert, auf die Interaktionen, keinerlei Hinweis auf die Kostüme, nicht mal eine halbe Zeile in den Regieanweisungen. Ich kann kaum glauben, dass ich so einen groben Fehler gemacht habe.«

»Glaubst du, dass das der Grund für ihre Verwirrung ist?«

»Ich glaube, dass das Problem noch tiefer gehen könnte«, sagt er. »Wir haben sie mit Daten bombardiert, und sie reagiert angemessen. Was hältst du zum Beispiel von ihrer Art, sich zu bewegen?«

Instinktiv schaue ich wieder zu ihr, Mauro auch. Giorgia lehnt sich über die Marmorplatte, die Arme um den Körper geschlungen, und beobachtet Amelia aus der Nähe, während diese eine Weinflasche öffnet.

»Bei ihren Bewegungen gibt es keine Unstimmigkeiten.«

»Das denke ich auch, sie sind originalgetreu«, sagt er. »Ich mache mir trotzdem Sorgen, irgendetwas ausgelassen zu haben, als wäre sie nicht vollständig. Wenn wir wirklich gute Arbeit geleistet hätten, wäre sie auch ohne klare Vorgaben in der Lage, zu erahnen, was ihr gefällt und was nicht. Aber wenn unser Fehler darin liegt, ihr keinen Geschmack gegeben zu haben ... nun, dann ist es komplizierter.«

Der Gedanke macht mich nervös

»Was hast du sonst noch bemerkt, abgesehen von dem Problem mit den Kleidern?«, fragt er.

»Da ist die Geschichte mit der Liebenswürdigkeit: Sie nimmt das zu wörtlich, ich verstehe nicht warum«, sage ich.

»Wir könnten übertrieben haben.«

»Aber wie können wir da sicher sein?«

»Wir müssen es noch mal aufmerksamer lesen«, antwortet er. »Magst du an einem der nächsten Abende zu mir kommen? Dann setzen wir uns noch mal an das Skript.«

»Aber wozu? Ist es nicht zu spät?«

Mauros Blick löst sich allmählich im winterlichen Dunkel auf, deshalb kann ich seinen Gesichtsausdruck nicht entziffern, als er mich anschaut.

»Wir können eingreifen und nachbessern, wo es das braucht.«

»Du meinst, neu schreiben?«, bringe ich gepresst heraus, allein die Aussicht darauf entsetzt mich.

»Nein. Eher ergänzen, und nur, wo es nötig ist.«

»Und dann?«

»Dann wieder vorlesen.«

Er schaut mir zu, wie ich den Kopf schüttle. Ich mache zwei Schritte rückwärts in den Garten, vom Fenster weg. Dieser neue Einfall geht über meine Kräfte.

»Das wäre auch eine gute Möglichkeit, die Wirksamkeit der Methode zu überprüfen«, fügt Mauro hinzu, »eine Art Neunerprobe.«

Schließlich finde ich den Mut, zu sagen: »Diese Geschichte macht mir Angst.«

»Mir auch«, Mauro zieht noch eine Zigarette aus seinem Päckchen, findet die Flamme, und für einen kurzen Moment sehe ich sein aufflammendes Gesicht, das gleich darauf wieder mit den Schatten verschwimmt.

»Aber wir haben uns zu weit vorgewagt, verstehst du? Wenn es wirklich funktionieren sollte, dürfen wir nicht riskieren, die Arbeit nur halb zu machen und sie dann liegenzulassen. Es geht um Giorgias Lebensglück.«

Wir haben uns zu weit vorgewagt.

»Sehen wir uns morgen Abend?«, schlägt Mauro vor.

»In Ordnung.«

Scheinwerferlichter unterbrechen unser Gespräch: Autos kommen an und beleuchten den Weg zum Haus. Es ist sechs Uhr. Ohne ein weiteres Wort bereitet sich Mauro darauf vor, die Gäste in Empfang zu nehmen.

Es ist ein ausgewähltes Grüppchen, vier alte Freunde, junge Leute, die früher mit Giorgia und Mauro gearbeitet oder dieselben Kurse besucht haben. Sie wurden vorbereitet: Mauro hat ihnen von Giorgias Genesungsprozess und unseren Versuchen erzählt, sie wieder in die reale Welt einzugliedern. Die Vorstellung, dass alle, mit denen Giorgia in Kontakt kommt, auf irgendeine Weise vorgewarnt werden, stört mich – sie unterstreicht, wie prekär unser Gleichgewicht ist.

Auch heute hat Giorgia es nicht geschafft, das Problem mit der Kleidung zu bewältigen. Sie hat wieder beinahe einen Anfall bekommen, ich habe sie stärker als sonst zu zwingen versucht und erreicht, dass sie wenigstens den Schal ausgesucht hat. Die Tatsache, dass sie ihn sich selbst ausgesucht hat, muss sie beeindruckt haben, denn sie hat ihn nicht mehr ausgezogen. Sie sitzt am Tisch, vor ihrem Teller Pasta, und hat den blauen Wollschal immer noch um den Hals gebunden. Ich weiß nicht, ob ich sie bitten soll, ihn auszuziehen, oder so tun, als wäre nichts. Die anderen fühlen sich wohl, also entscheide ich mich für Letzteres, auch wenn die Heizung hier drin hochgedreht ist und sie Schweißtropfen auf den Schläfen hat, die neben ihren kurzen Haaren glänzen.

Amelia, die mir gegenübersitzt, lächelt mir aufmunternd zu, während Mauro am Kopfende des Tisches die Gäste unterhält.

»Als das Gestell des Reifrocks nachzugeben beginnt, ist es schon zu spät, und ohnehin ist Vanna so eingenommen von ihrem eigenen Spiel, dass sie es nicht bemerkt. Dritter Akt, Schlüsselszene: Der Stoff rutscht vom Unterrock runter, und ihr riesiger Arsch hat seinen großen Auftritt.«

Mit schallendem Gelächter wirft Mauro den Kopf nach hinten, und seine Belustigung steckt uns an. Es ist nicht nur die Geschichte oder die Art, wie er sie vorträgt: Es ist seine Involviertheit. Er hat viel getrunken, seit wir uns an den Tisch gesetzt haben, und ich habe ihn noch nie so ausgestellt lachen, noch nie eine solche Menge an Anekdoten zum Besten geben sehen. Er hat jeden irgendwo lauernden toten Punkt des Gesprächs antizipiert, alle möglichen Gefahren abgelenkt.

Die Einzige, die sich von seinen Erzählungen nicht beeindruckt zeigt, ist Giorgia. Sie lächelt schüchtern, spielt mit den Spaghetti und schaut mich an, um sich zu vergewissern, ob ich Mauros Anekdoten auch wirklich sympathisch finde. Ich weiß, dass er das bemerkt hat. Bis jetzt hat ihn Giorgias Gleichmut dazu angetrieben, immer noch eins drauf zu setzen. All seine Anstrengungen scheitern.

Am Ende seiner letzten Geschichte ist er erschöpft – oder vielleicht stelle ich mir die Doppelbödigkeit seines Blicks auch nur vor, die Müdigkeit hinter der Ausrede eines Gläschens zu viel. Er zieht sich in seine Ecke zurück, das halbe Lächeln eines traurigen Gauklers um den Mund. Ich spüre, wie mich ein Hauch Schadenfreude kitzelt, obwohl ich das eigentlich nicht will. Ich vertreibe den Gedanken, indem ich wieder dem Gespräch folge.

Es passiert, als Mauro und ich beide abgelenkt sind, er tut so, als höre er zu, das Kinn auf eine Hand gestützt, ich bin hypnotisiert vom Schweiß auf Giorgias Stirn – meine Aufmerksamkeit springt von der protzigen Armbanduhr eines der Gäste zu den Tröpfchen an ihrem Haaransatz. Dass die Diskussion riskant geworden ist, bemerken wir erst, als es schon zu spät und Giorgia bereits involviert ist.

»Erinnerst du dich noch? Paola hat diese absurde Szene gemacht, sie ist mitten in der Probe aufgetaucht«, sagt der attraktive junge Mann mit der Armbanduhr.

»Ja«, antwortet Giorgia. »Ich erinnere mich.«

»Hat sie nicht rumgeschrien, dass das eigentlich ihre Rolle sein sollte, oder so was Ähnliches?«, fügt eine der beiden jungen Frauen kopfschüttelnd hinzu. »Unglaublich!«

»Da hat schon eine ganze Menge Mut dazu gehört. Der Vergleich mit dir war erbarmungslos. Was muss ihr nur durch den Kopf gegangen sein, dass sie den Unterschied nicht bemerkt hat?«

Giorgia dreht sich zu mir um und schaut mich unsicher an.

»Ich bin ehrlich«, sagt sie.

Es ist eine Feststellung, ich habe keine Zeit, darauf zu antworten.

»Sie hat gar nicht geglaubt, besser zu sein als ich«, sagt Giorgia und wendet sich dabei wieder an die Gäste. »Paola dachte, sie würde die Rolle kriegen, weil Mauro und sie Sex hatten. Ich glaube, er hatte ihr das auch mehr oder weniger so zu verstehen gegeben.«

Eine Gabel fällt klirrend auf einen Teller, gleich darauf bittet Amelia um Entschuldigung und hält hinter ihrer Serviette einen Bissen Pasta zurück. Mauro ist in seiner Haltung eingefroren, den Kopf auf die Hand gestützt, und schaut Giorgia direkt ins Gesicht.

»Ich hab sie sogar dabei gesehen«, fügt Giorgia hinzu. »Einmal in der Via San Mansueto, im Auto. Ich kam mit dem Fahrrad dort vorbei. Sie war gerade dabei, ihm einen ...«

»Giò«, starte ich räuspernd einen Versuch, »vielleicht ist das jetzt etwas unpassend ... das sind persönliche Angelegenheiten.«

»Nein«, sagt Giorgia ruhig, »das wussten alle. Mauro hatte mit fast allen Schülerinnen des Mittelstufenkurses Sex und auch mit einigen vom Anfängerkurs. Sie nannten es die Taufe des ...«

»Giò.«

»Meisters.«

Jetzt sitzen wir alle regungslos um den Tisch. Einen irrwitzigen Moment lang habe ich das Gefühl, dass Giorgia uns in Schach hält. Sie braucht keine Gewalt, braucht nicht die Stimme zu heben: Wir hängen alle an ihren Lippen und haben nicht einmal den Mut, einander anzuschauen. Ich senke den Blick, starre hartnäckig auf den Saum der Tischdecke.

»Du hast den Fortgeschrittenenkurs vergessen«, bricht Mauro das Schweigen.

»Nein, den habe ich nicht vergessen«, erwidert Giorgia, »aber der Fortgeschrittenenkurs war immer zweite Wahl. Du hast gerne gesagt, dir gefielen die Talente, die man noch formen könne.«

In ihrer Stimme liegt keine Provokation, keinerlei Bosheit, es ist der Tonfall einer unpersönlichen Datenanalyse.

»Du erinnerst dich wirklich an alles.«

»Mauro ...«

Ich schaue wieder hoch und sehe, wie Amelia ihm einen warnenden Blick zuwirft.

»Ach, kommt schon, das wusstet ihr doch eh alle, machen wir uns nichts vor«, Mauro ignoriert Amelia und fährt fort. »Erinnerst du dich sonst noch an irgendwelche Einzelheiten, zum Beispiel, was die Lehrerinnen angeht?«

»Ja«, antwortet Giorgia unerschütterlich. »Du warst total scharf auf die Gandolfi. Du hast sie erst rumgekriegt, als du sie zum dritten Mal zum Essen ausgeführt hast.«

»Die Gandolfi?«, der Typ mit der Armbanduhr kann sich nicht zurückhalten. »Das glaub ich jetzt nicht. Stimmt das?«

»Ich bin ein ehrlicher Mensch«, wiederholt Giorgia mit gekränkter Miene.

»Also, Giorgia, wo du doch so ein ehrlicher Mensch bist«, sagt Mauro. »Sag, erinnerst du dich auch, wie es mit dir gelaufen ist?«

»Mauro!«, ruft Amelia aus.

»Misch dich nicht ein.«

Mauros Augen funkeln wild. Ich denke, dass ich aufstehen, Giorgia mitnehmen und gehen sollte, aber ich bin wie versteinert.

»Du bringst mich in Verlegenheit«, sagt Giorgia.

»Verzeih mir, Giò«, Mauro setzt ein gespielt reuevolles Lächeln auf. »Aber du bist doch ehrlich, oder? Ehrlichkeit hat immer einen Preis. Antworte auf meine Frage.«

»Du hältst dich an keine Regel«, sagt Giorgia ungetrübt. »Du hast dich noch nie an die Regeln gehalten.«

»Zweifellos. Also, erinnerst du dich, wie es mit dir gelaufen ist?«

»Es war nach einer Probe, wir waren allein. Du hast eine Hand in meinen Nacken gelegt, die andere zwischen meine Beine.«

Amelia springt auf.

»Ich weigere mich, diesem Theater zuzusehen!«

»Halt den Mund.«

»Filippo!«, fahrig suchen Amelias Blicke nach meinen, ungläubig fleht sie mich an.

Ich habe weiterhin nicht die Kraft, mich dem zu widersetzen. Ich bitte mit den Augen um Verzeihung. Der Wunsch, es zu erfahren, ist jetzt stärker als mein Wille.

»Erzähl weiter, Giorgia. Was ist dann passiert?«, drängt Mauro und beugt sich dabei über den Tisch.

Er hat glänzende Augen, die Fäuste geballt.

»Ich habe Nein gesagt. Du hast es sein lassen.«

In einer kleinen Explosion verpufft Giorgias Antwort über der Gesellschaft. Ich spüre, wie mein Körper loslässt, die Spannung sich auflöst.

»Ich habe zu viel Luft im Bauch«, kündigt Giorgia an, unserer Verwirrung gegenüber gleichgültig. »Ich muss auf die Toilette.«

Verschwitzt in ihren blauen Schal gewickelt, verlässt sie uns; Amelia geht ihr sofort hinterher.

Zähflüssiges Schweigen breitet sich aus.

»So schlimm ist es nicht«, versucht es der junge Mann mit dem Zopf, »ich meine, bis auf das Intermezzo eben, versteht sich. Im Allgemeinen scheint es ihr gut zu gehen.«

»Ja«, sagt die junge Frau neben ihm, »wir hatten Schlimmeres erwartet, nach dem, was du angedeutet hattest.«

Mauros Freunde, die liebe Menschen sind, bauen rund um uns zwei ein Gespräch auf; obwohl Mauro und ich nicht daran teilnehmen, nicht einmal sprechen, machen sie weiter, auch als er und ich es endlich schaffen, einander wieder ins Gesicht zu sehen.

Er sinkt ermattet zurück gegen seine Stuhllehne. Er schaut mich an, als wollte er sagen: »Siehst du?« Und ich schaue ihn an, als wollte ich sagen: »Es tut mir leid.«

***

Wir haben uns das Skript wieder vorgenommen. Wir lesen es mit Rotstift bewaffnet in zwei Kopien gleichzeitig, folgen wieder streng unserem Programm. Bei der erneuten Lektüre sind immer mehr Fehler aufgetaucht. Mauro sagt, wir sollten uns nicht zu sehr auf die Frage nach den Verantwortlichkeiten versteifen: Es sei eine Probe gewesen, wir hätten es wie eine solche behandelt, das Ergebnis sei in jedem Fall ausgezeichnet, auch wenn einige signifikante Anpassungen nötig seien; während er das sagt, nimmt er mit dem Stift in der Hand die Dialoge auseinander, fügt ganze Abschnitte an Regieanweisungen ein. Ich bin noch nicht davon überzeugt, dass das, was wir hier machen, gut ist, und auch nicht davon, dass Giorgias neue Marotten auf unsere schlechte

Dramaturgenleistung zurückzuführen sind, aber ich sage das nicht mehr, weil Mauro mein Gejammere nicht länger toleriert.

Seit dem Abendessen des Grauens fühle ich für ihn eine Art Mitleid. Wir haben nicht noch einmal über das Thema gesprochen, auch hatte ich nicht das Bedürfnis, weiter nachzubohren. Ich habe zugesehen, wie Giorgias schonungslose Ehrlichkeit ihn zum Verschwinden gebracht hat; ich habe mich gefragt, ob ihre Zurückweisung damals ein harter Schlag für seinen Stolz gewesen ist – aber letztlich glaube ich das nicht: Er klammert sich wirklich an keine seiner Geliebten, sie tauchen wie Komparsinnen in seinem Leben auf und verschwinden wieder, in ständigem Wechsel.

Giorgia habe ich gefragt, warum sie das gemacht hat, aber sie hatte keine anderen Antworten parat als ihr stumpfsinniges »Ich bin ehrlich« oder »Ich bin liebenswürdig«. Ich habe ihr zu erklären versucht, dass diese beiden Möglichkeiten manchmal nicht zusammengehen, dass, öfter als man denkt, die Wahrheit Liebenswürdigkeit ausschließt und Liebenswürdigkeit allein die Wahrheit nicht erfassen kann. Sie hat es nicht verstanden, meine Behauptung hat einen weiteren Kurzschluss hervorgerufen.

An dem Tag, an dem ich Giorgia zum ersten Mal wieder nach Hause bringe, gibt es einen Wolkenbruch. Der Regenschirm geht unterwegs kaputt, sodass wir vom Auto zu unserer Wohnungstür rennen müssen: Die paar Meter über den Hof reichen, um uns klitschnass zu machen. Als wir im Trockenen sind, lässt Giorgia meine Hand los und wringt das Wasser aus ihren Haaren; sie fängt an zu lachen wie ein Kind, und auch wenn ich mich nicht daran erinnere, dieses Lachen von ihr früher oft gehört zu haben, merke ich, dass ich es mag. Es ist eine alternative Version von Giorgia oder vielleicht nur ihr Echo, aber es ist doch immer noch sie.

»Was ein Mistwetter«, sagt sie, während sie sich auf dem Treppenabsatz die Jacke auszieht.

»Ja«, schnaufe ich, während ich vor ihr die Treppen hinaufgehe.

Sofort sind wir an unserer Tür, die erste links vom Aufzug. Auch wenn es dieselbe Tür ist wie immer, kehren wir an den Tag unseres Umzugs zurück: Ich spüre dieselbe seltsame Anspannung, als müsste, sobald wir drinnen sind, zwangsläufig irgendetwas passieren.

Ich lasse Giorgia den Vortritt, und sie geht vor mir hinein. Ich erkenne den Ablauf meiner Erinnerung wieder, die wichtigste Szene – ich habe aufgehört, mich über ihre Treue zum Skript zu wundern, und doch erschreckt es mich, zu sehen, wie sehr sie sich daran hält. Ich beobachte jede Bewegung, als versuchte ich, sie auf frischer Tat zu ertappen. Stattdessen spielt Giorgia fehlerfrei die zehn Schritte im Flur nach, und als ihre Stimme um die Ecke im Wohnzimmer verschwindet, ist sie dieselbe.

»Ich würde gerne wieder hier wohnen«, sagt sie, als ich zu ihr komme.

Sie streift über die Kanten der Möbel, betrachtet das Sofa, auf dem ich ihr damals geholfen habe, ihre Rolle einzustudieren.

»Du wirst bald zurückkommen«, sage ich.

»Glaubst du das wirklich?«

»Ja.«

Der Gedanke an das Skript hat sich in meinem Kopf festgesetzt, es gelingt mir nicht, ihn zu verscheuchen. Ich weiß, was als Nächstes passiert, denn ich bin schon hier gewesen, so viele Male, während meiner Übung. Sie streckt eine Hand nach mir aus, genau wie sie es jetzt tut, dann zieht sie mich an sich, und der Kuss ist identisch: in seinen körperlichen wie zeitlichen Proportionen. Eine präzise Erinnerung, die mich wieder heimsucht.

Giorgia nimmt mich an der Hand und führt mich ins Schlafzimmer. Die Vergangenheit verwirklicht sich, ich erkenne den Drang, das Rascheln ihrer Kleider, die zu Boden gleiten, als sie sich auszieht. Nackt und weiß sehe ich sie vor mir, sie überlagert ihr Trugbild. Wir haben auf dieselbe Art Sex, in derselben Position, der Mund versinkt in seinem eigenen Abdruck, die Zunge nimmt denselben Geschmack auf. Auch die Lust ist identisch, der Fleck auf der Bettdecke landet im selben Quadranten.

Als es vorbei ist, packt mich die Angst, schnürt mir den Hals ab. Ganz plötzlich möchte ich nur noch weg von hier.

»Bist du glücklich?«, fragt Giorgia und folgt dabei weiter ihrem Text im Skript.

Ich habe nicht den Mut, meiner Rolle untreu zu werden.

»Ja.«

»Heute habe ich über etwas nachgedacht«, sagt sie dann, und das ist die erste Abweichung.

Ich liege auf der Seite und schaue sie an.

»Worüber?«

»Ich habe darüber nachgedacht, dass ich kein Ziel im Leben habe«, antwortet sie, »keine Zielsetzung. Ich stehe morgens auf, und es gibt nichts, was ich will.«

Ich denke wieder an das Skript, der Gedanke geht nicht weg.

»Alle haben ein Ziel, meinst du nicht?«

Mauros Schlafzimmer ist unter dem Dach, es nimmt den gesamten dritten Stock ein. Es gibt keine Tür, die Treppe mündet direkt ins Zimmer, auf dem Boden sieht man noch Spuren des Rigipses, der entfernt worden sein muss, um die Wohnfläche zu vergrößern – ein Teppich verdeckt sie, aber nicht ganz. An der hinteren Wand steht das Bett, außerdem gibt es einen Kleiderständer und einen maßgeschreinerten Schrank. Man sieht, dass es nicht der Ort im Haus ist, an dem Mauro seine Zeit verbringt: Im Gegensatz zum Partykeller ist hier alles sehr ordentlich. Es hängen zwar ein paar Klamotten am Kleiderständer, und die Laken zwischen Matratze und Bettpfosten sind umgeschlagen, aber keine Spur von den Utensilien, die ihm sonst überallhin folgen – kein Aschenbecher, keine Bücher- oder Papierstapel in den Ecken.

Als Mauro wieder hochkommt, ist er nackt. Wir haben unsere Diskussion im Erdgeschoss begonnen, dann weiterdiskutiert, während er sich ausgehfertig macht: Heute Abend müssen wir zu einer Premiere. Mit einem Handtuch trocknet er eilig seine Haare, rubbelt sich anschließend wenig elegant zwischen den Beinen ab und wirft es dann auf den Boden.

»Worüber wir eben sprachen«, sagt er, während er eine Schranktür öffnet und das Gespräch da wieder aufnimmt, wo wir es unterbrochen hatten. »Ich habe unter der Dusche nachgedacht: Du hast recht, wir haben uns zu eng an deine Erinnerungen gehalten. Wir hätten sie weiter ausarbeiten und in einen neuen Kontext einfügen sollen.«

»Ja«, stimme ich zu, während ich ihn dabei beobachte, wie er ein Sakko und ein Paar Hosen aussucht. »So ist es wie eine ständige Wiederholungsschleife. Ich kann mich nicht auf die Gegenwart konzentrieren, ich werde noch verrückt.«

»Vielleicht hätten wir das von Anfang an machen sollen«, sagt er, während er die Kleidungsstücke aufs Bett wirft. »Vielleicht hätten wir uns einen Plot ausdenken sollen. Nichts allzu Vielschichtiges, aber *irgendetwas*.«

»Und das, was sie heute gesagt hat? ›Ihr Ziel im Leben‹ ... ich will nicht, dass das zu einer weiteren fixen Idee wird oder, schlimmer noch, dass es ihr deswegen schlecht geht.«

»Das lässt sich lösen. Es reicht, ihr einen dringenden Wunsch zu geben, das wird alles Weitere in Gang bringen«, Mauro schlüpft in seine Unterwäsche.

Ich sitze auf der Ecke des Betts und schaue zu, wie er sich anzieht.

»Willst du so gehen?«, fragt er mich, während er sein Hemd zuknöpft.

Instinktiv schaue ich runter auf meinen verfilzten Pullover. Erschüttert von meinem Vormittag mit Giorgia habe ich nicht einmal daran gedacht, etwas Passenderes auszusuchen.

»Ich hatte Wechselklamotten zu Hause, aber ich hab sie vergessen«, sage ich.

Mauro zieht seinen Gürtel an und geht zurück zum Schrank, er sucht ein dunkles Sakko aus.

»Das steht dir bestimmt«, sagt er und wirft es mir zu.

Ich versuche gar nicht erst zu protestieren, sondern schlüpfe aus dem Pullover und ziehe sein Sakko über mein T-Shirt. Ich würde ihm gerne von heute berichten, noch mehr von Giorgia erzählen, denn seit ich sie in die Klinik zurückgebracht habe, ist mein Unbehagen so stark geworden, dass ich es nicht mehr unterdrücken kann. Dann denke ich an das Abendessen des Grauens und ihre Offenbarungen und finde nicht den Mut, irgendwas zu sagen.

»Wir hatten es zu eilig, fertig zu werden«, sagt Mauro, während er die noch leicht feuchten Haare zu einem Pferdeschwanz bindet. »Bist du bereit?«

»Ja.«

Wir gehen die Treppen hinunter, sind schon fünfzehn Minuten zu spät dran.

»Wir sind beim ersten Entwurf hängengeblieben«, fährt Mauro fort. »Giorgias Rolle ist, so wie sie sich in unserem Skript darstellt, noch bloß eine Skizze. Ausgefeilt, reich an großartigen Ansatzpunkten, das ja, aber eben immer noch eine Skizze. Wir dürfen uns nicht wundern, dass sie sich merkwürdig verhält: Wir haben sie ins Ungleichgewicht gebracht.«

Wir überspringen beide die letzte Stufe, die noch immer ein Loch hat.

»Außerdem, das hab ich dir gestern schon angedeutet, haben wir es mit den Emotionen übertrieben«, er nimmt den Schlüsselbund von dem Schränkchen im Eingangsbereich, und schon sind wir draußen. »Ihre Beschreibung ist zu romantisch.«

Die Kälte dieses Märzabends ist trocken. Ich erahne ungefähr, was Mauro meint – aber wir sind jetzt schon viel zu spät dran, um noch eingehender darüber zu sprechen: Also beschließen wir, erst bei unserem morgigen Treffen zu bereden, welche Schlussfolgerungen wir daraus ziehen wollen.

Das Theater ist in Porta Romana, am Eingang des unterirdischen Parkhauses müssen wir uns in die Schlange der wartenden Autos einreihen. Als wir im Saal ankommen, sind die Lichter schon gedimmt: Wenige Minuten bevor es gänzlich dunkel wird, setzen wir uns auf die Plätze neben Amelia und Giulia. Die vorderen Sitzreihen wurden abgebaut, an ihrer Stelle stehen ein paar Tischchen und Stühle mit Zuschauern im Kreis. Die Bühne beginnt auf Höhe des Parketts, es gibt keine klare Grenze, und der Schauspieler erscheint ohne Vorankündigung, fast verstohlen.

Die Kostümierung ist schlicht: ein dunkler Pulli, an den Knien abgenutzte Hosen. Nach zehn Minuten erkenne ich in seiner Stimme Pasolinis Worte wieder; ich denke, dass ich wie immer absolut unvorbereitet gekommen bin.

Nach der Hälfte der Vorstellung, als wir schon ein gewisses Leidensniveau erreicht haben, setzt das Skript plötzlich zum Höhenflug an, der Schauspieler verwandelt sich und entkleidet sich dann langsam. Wir schauen zu, wie er zu Pasolinis Mörder wird, sein Körper sieht aus wie unserer – ich habe den Mut, mich zu Amelia und Mauro umzudrehen, und sehe denselben Körper in ihren Gesichtern widergespiegelt, dieselben Schatten wie die unter seinem Brustkorb. Da packt mich das Grauen: Es verbirgt sich in den Worten, die der Schauspieler rezitiert; er verwandelt sich, und seine Sätze schnüren mir die Luft ab. Als es zu Ende ist, bin ich dankbar, denn ich habe das Gefühl zu ersticken.

Am Ausgang muss Mauro eine ganze Reihe Bekannter begrüßen, wir sind unter den Letzten, die gehen, bleiben aber nicht, um dem Hauptdarsteller die Ehre zu erweisen: Amelia und Giulia haben Hunger, außerdem haben sie ihn schon ein andermal kennengelernt. Wir landen in einem Restaurant in der Nähe, aber niemand von uns hat Lust, genauer auf das Stück einzugehen, wir vermeiden es, darüber zu reden; Giulia unterhält uns, sie erzählt sehr viel – von sich, von ihrem Talent beim Gitarrespielen, von den Gedichten, die sie schreibt, vom Autorenkino, das sie mag. Amelia und ich wissen, dass Mauro ihr nicht zuhört, aber er tut eisern so und gießt in der Zwischenzeit ständig allen Wein nach. Wir trinken aus unterschiedlichen Gründen: Amelia, weil sie gute Laune hat, Giulia, um zu zeigen, dass sie weiß, wie eine Frau das Glas hält, und ich, weil ich mich, seit ich erneut mit Giorgia im Bett war, komplett verloren habe, statt mich wiederzufinden.

Als wir das Restaurant verlassen, sind wir betrunken. Unter dem Bogen der Porta Romana hängt ein Orangenmond, vielleicht ist es auch eine Laterne. Mauro schiebt uns ins Auto wie Jugendliche auf einem Schulausflug.

»Er war wirklich klein«, kichert Giulia immer noch, und Amelia stimmt mit ein: »Er war wiiiinzig!«

»Was hast du denn erwartet, Giulia? Ein italienischer Theaterstar und trotzdem begnadet?«, zieht Mauro sie auf und schaut sie dabei über den Innenspiegel an.

Angezogen von der guten Laune, die ihr dummes Gekicher in mir auslöst, drehe ich mich um und sehe Giulia auf Amelias Schoß ausgestreckt, vor Lachen fast platzend, der locker sitzende BH verrutscht. Amelia lacht mit zurückgeworfenem Kopf, sodass man nur ihren extrem langen Hals sieht.

Mauro starrt sie über den Innenspiegel so gierig an, dass ich mich trotz meiner Trunkenheit nicht wundere, als er sagt, er wolle uns alle mit zu sich nach Hause nehmen, sofort. Als wir angekommen sind, trinkt er, was er vorher nicht getrunken hat, um noch fahren zu können. Unsere Gespräche zerfasern, verlieren an Sinn, werden von Giulias Gekreische unterbrochen – »Ich kann sehr gut Gitalele spielen!« Als er genug hat von ihrem Gelalle, schleift Mauro sie die Treppen hoch, und die beiden verschwinden.

Als wir allein sind, schauen Amelia und ich uns nur noch aus Versehen an.

»Hast du Lust, ein bisschen Musik zu hören?«, sagt sie irgendwann. »Ich habe einen Plattenspieler.«

»Okay«, sage ich.

»Er ist oben bei mir.«

»Okay.«

Obwohl ich benebelt bin, erinnere ich mich an die Falle in der ersten Stufe, ich überwinde sie hinter Amelia, die geräuschlos die Treppen hochsteigt. Aus dem obersten Stock dringt immer noch Giulias Gelächter. Wir betreten Amelias Zimmer, das größer ist als das Gästezimmer. Eine Wand ist mit Polaroid-Fotos bedeckt, glänzende, dumme Gesichter in verfälschten Farben, und sie hat die Wahrheit gesagt: In einer Ecke auf dem Boden steht der Plattenspieler, unter den Wandbrettern, auf denen ihre Schallplatten stehen.

»Die hat mir fast alle Mauro geschenkt«, sagt sie. »Als wir uns kennengelernt haben, wusste ich nicht einmal, welche Musik mir gefällt. Ich wollte nur deshalb einen Plattenspieler, weil ich fand, dass sie besonders geschmackvoll aussehen. Etwas, das seine Wertschätzung finden würde«, leise und stockend sagt sie das.

Sie bindet ihre blonden Haare zu einem Zopf, den sie gleich darauf zu einer Seite ihres Halses wieder auflöst. Bei einer ihrer Gesten bemerke ich plötzlich ihr kurzes Kleid, in einem Grün, das auf einmal leuchtet; ihre weiße Haut und eine Ader unten am Hals, wie ein Komma.

»Weißt du, wie es passiert?«, fragt sie, während sie eine Platte aussucht.

Mit ihren Absatzschuhen hockt sie sich auf den Boden und zieht die Platte vorsichtig aus ihrer Hülle. Dann wiederholt sie eine automatisierte Bewegung: Sie hebt den Tonarmkopf an, wählt die Rille; wer weiß, wie oft sie dieses Lied schon gehört hat.

»Was?«, frage ich.

»Hm?« Sie steht wieder auf.

»Wie was passiert?«

»Ich weiß nicht, ich muss zur Toilette.«

Ich schaue ihr zu, wie sie das Zimmer verlässt; ich weiß nicht warum, aber kaum ist sie weg, bin ich überzeugt davon, dass sie nicht zurückkommen wird. Ich setze mich aufs Bett, das nicht viel höher ist als ein Futon, mit einer verknubbelten Bettdecke drauf. Für einen Augenblick bin ich abwesend, fliege davon mit Jefferson Airplane, und vielleicht dauert der Augenblick sehr lange, zwei oder drei Tage, oder aber er endet, als Amelia zurückkommt.

Sie trägt keine Strumpfhose mehr, und das Kleid hat sich an einer Seite in der Unterhose verfangen, weshalb der Rock asymmetrisch seitlich hochgezogen ist. Sie macht ein anderes Licht an, die Nachttischlampe. Von dieser Ecke der Matratze aus bin ich ganz nah am Plattenspieler, sodass ich, als sie sich nun ohne Schuhe und Strümpfe hinunterbeugt, klar und deutlich den Tropfen Wasser sehe, der auf einem Schenkel herunterfließt bis zur

Innenbeuge ihres linken Knies. Es ist wie am ersten Tag hier, mit Mauro: Alles wird ganz klar, bevor es vollständig verschwimmt.

Amelia wechselt die Rille, aber es ist immer noch Jefferson Airplane.

»Ich erinnere mich wieder«, sagt sie, während sie sich zu mir setzt.

Sie hat winzige Füße, klare Augen.

»Was?«

»Wie es passiert.«

Ihr Mund kommt näher. Alles ist ganz klar, bevor es vollständig verschwimmt.

Ich komme zu spät zur nachmittäglichen Verabredung mit Mauro. Ich habe sogar darüber nachgedacht, abzusagen, zu behaupten, dass es mir nicht gut gehe, denn die Vorstellung, sein Haus erneut zu betreten, macht mir Angst.

Heute Morgen hat mich die Dämmerung geweckt. Amelia lag noch halb auf mir, zusammengesunken, als hätte sie jemand von hinten erschossen, ihr Kopf in mein Kissen gepresst, die dünne Haut ihrer Brüste klebte an meiner; der Schweiß war kalt geworden und mein Körper auch, aber ich habe es erst bemerkt, als ich aufstand. Möglichst geräuschlos habe ich meine Klamotten zusammengesucht; meine Schläfen pochten vom Kopfschmerz, aber ich hielt mich nicht einmal damit auf, noch mal aufs Klo zu gehen. Das Haus war ein Aquarium von der Sorte, wie sie Mauro gefällt, mit künstlichem Meeresboden, ganz sämig und weißlich. Ich dachte nicht an die Falle in der letzten Stufe: Ich bin mit einem Fuß hineingetreten und bekam einen hässlichen Kratzer am Knöchel ab.

Als ich zu Hause ankam, habe ich beschlossen, nicht darüber nachzudenken. »Das kann ich mir nicht erlauben«, habe ich mir gesagt, »wenn ich das tue, ist alles verloren.« Also habe ich mich, diesmal in meinem Bett, wieder schlafen gelegt, und beim Aufwachen habe ich das Skript eines beliebigen Sonntags aufgeführt: der Kater, ein Espresso ohne Zucker. Um zehn Uhr dreißig habe ich Giorgia in der Klinik angerufen, die schon wusste, dass wir uns vor Montag nicht wiedersehen würden; ich erzählte ihr von dem Theaterstück am Vorabend. Beim Klang ihrer Stimme hatte ich einen kurzen Ausfall und sah plötzlich wieder Amelias Rücken vor mir. Mit einem Schluck Wasser versuchte ich die Erinnerung und zugleich den sauren Atem zu vertreiben.

Heute Morgen in der Dämmerung war ich hier allein in der Stille. Vor Mauros Tür zögere ich ein letztes Mal: meine Welt, die erneut zusammenzubrechen droht, und gleich darauf das Geräusch der Klingel. Ich stelle mir vor, dass Amelia die Tür aufmacht, wie am ersten Tag, als wir uns kennengelernt haben, aber ich widerstehe der Versuchung, im Kopf Entschuldigungen zu formulieren. Ich bleibe bei meiner Wirklichkeit und werde belohnt: Es ist Mauro, der öffnet.

»Verdammt noch ...«, als er die Tür aufreißt, stolpert er über die im Eingang herumfliegenden Schuhe, die Espressotasse in seiner Hand kippt, und er verschüttet den Kaffee, auch über seine nackten Füße.

Einige Sekunden starren wir auf das Chaos und die Kaffeeflecken.

»Komm rein«, sagt er dann.

Im Mundwinkel hat er seine unangezündete Zigarette für den kreativen Gärungsprozess und wirkt so, als wisse er von nichts. Ich mustere ihn, während er das Parkett mit einem Lappen trockenwischt, dann schaue ich zu, wie er sich in der Küche die Hände wäscht. Als er fertig ist, sieht er mir direkt ins Gesicht, und nichts an ihm lässt erkennen, dass ich ertappt worden wäre. Ich beschließe, nicht an Amelia zu denken, nicht daran, ob und wann sie es ihm beichten könnte.

»Willst du einen Kaffee?«, fragt Mauro.

»Nein, danke.«

»Legen wir sofort los?«

»Sofort«, antworte ich.

Im Partykeller nehmen wir unsere üblichen Plätze ein.

»Kommen wir gleich zum Punkt«, sagt Mauro, während er ein Blatt Papier und einen Stift holt. Das Skript liegt auf dem Tisch bereit, er schlägt es an einer markierten Stelle auf. »Ich habe eine Passage gefunden, die womöglich die Quelle all unserer Probleme ist. Die Szene auf der Straße, vor dem Kuss, als ihr euch gerade von dem Gedränge vor der Eisdiele entfernt. Sie sagt: ›Ich bin immer ehrlich.‹ Und du: ›Immer?‹ Und sie: ›Ich bin immer ehrlich und liebenswürdig.‹«

Er schaut hoch und sieht mich finster an.

»Na gut, das ist nicht sonderlich gelungen«, sage ich, eingeschüchtert von seinem Blick.

»Das ist grauenhaft. Einen so schlechten Dialog habe ich schon ewig nicht gelesen.«

»Ich dachte, du hättest dich um die Form gekümmert. Du weißt, dass ich kein Autor bin …«

»Stimmt schon, du bist nicht dafür verantwortlich«, sagt Mauro. »Ich wollte deine Erinnerung an Giorgia respektieren, ich habe versucht, sie möglichst getreu und eng an deine Aufzeichnungen angelehnt wiederzugeben, ohne mich zu fragen, ob das, was ich da lese, in einem erzählerischen Sinn glaubwürdig ist: Was dabei herauskommt, ist eine taumelnde Figur. Also, schon allein diese beiden Sätze bringen alles ins Wanken. Wer ist immer ehrlich, wer soll das sein? Glaubst du, Giorgia würde wirklich sagen: ›Ich bin immer ehrlich‹? Oder, schlimmer noch, glaubst du wirklich, dass sie auf diese absolute Art ehrlich war?«

Seine Fragen drängen zu schnell auf mich ein. Ich sehe, wie er in Rot zwei weitere Streichungen auf dem Papier vornimmt.

»Ich glaube nicht, dass sie so absolut ehrlich war. Aber sie war, sie ist ehrlich«, sage ich.

Mauro fährt sich mit der Hand durchs Haar, dann massiert er seine Augen und sinkt gegen die Stuhllehne.

»Filippo«, sagt er, »Giorgia hat uns belogen, was ihre Krankheit angeht. Wir können sie nicht als einen ehrlichen Menschen beschreiben, das wäre inkohärent, das würde überhaupt nicht zu ihrer Rolle passen.«

Auch wenn er das freundlich gesagt hat, trifft es mich.

»Verstehst du, was ich mit Kohärenz der Rolle meine? Wir lassen sie sagen, dass sie immer ehrlich ist, und dann erklären wir in den Regieanweisungen, dass sie eine Krankheit hat, von der sie niemandem erzählt, nicht einmal dir, der du die zweite Hauptrolle in diesem Stück hast. Die Tatsache, dass wir sie als jemanden beschrieben haben, der seine Krankheit zu verheimlichen und unter Kontrolle zu halten vermag, wie es in den drei Jahren eurer gemeinsamen Geschichte gewesen ist, ist irrelevant: Das Verschweigen ist eine Lüge. Und zwar eine fette Lüge.«

»Ich glaube trotzdem, dass sie ehrlich war, trotz dieser Lüge«, bleibe ich hartnäckig.

Ich fühle mich in die Ecke gedrängt, als versuchte Mauro mir alle Fluchtwege abzuschneiden.

»Glaubst du, sie hat dir über alles die Wahrheit gesagt? Und die Sache mit der Krankheit war die einzige Ausnahme?«

Mein Stuhl wird langsam unbequem, ich suche nach einer Haltung, in der ich ihn nicht so direkt anschauen muss. Ich greife nach einem der Blätter, die er vorbereitet hat, dann nach einem Stift.

»Ich glaube, dass sie sich so verhalten hat wie wir alle«, sage ich und fange an, etwas auf das Papier zu kritzeln.

»Ehrlichkeit ist nicht: sich so verhalten wie wir. Wir entscheiden uns nur für die Wahrheiten, die akzeptabel sind.«

Meine Gedanken kehren zu unseren gemeinsamen Abenden zurück, bevor sie in die Klinik kam, und zu den ausgedehnten Spaziergängen am Wochenende, durch die Innenstadt – wir liefen immer meinen Rückweg von den Kursen an der Universität ab: Via Torino, der Umweg entlang der Colonne di San Lorenzo, die Piazza Vetra seitlich streifend; auf dem Corso di Porta Ticinese sah Giorgia sich die Schaufenster mit den Kleidern an, die sie sich ein andermal kaufen würde, und dieses andere Mal kam nie; auf der Piazza Ventiquattro Maggio standen wir an den Ampeln wie Kinder am Meeresufer, Giorgia nahm mich reflexartig an der Hand und ließ sie nicht los, während wir auf der weniger angesagten Seite des Naviglio entlangspazierten. Mittlerweile fange ich instinktiv mit meiner Übung an, ich filtere Gespräche heraus, an die ich mich nur teilweise oder an alle gleichzeitig erinnere, destilliere aus den Gesprächen unsere gemeinsame Geschichte – die wir einander erzählten – von einem Leben, das es so nie vollständig gegeben hat. Jeden Tag eine kaum wahrnehmbare Variation in unserer Geschichte, nach und nach haben wir auf diese Weise zwei inkompatible Welten geschaffen: In einer von beiden taten wir so, als ob wir überzeugt seien zu leben.

»Vielleicht wäre es richtiger, zu sagen: Giorgia hat gelogen, um niemandem wehzutun. All ihre Lügen folgten der Logik ihrer Gutherzigkeit.«

Mauro spricht behutsam, aber ich schaffe es trotzdem nicht, ihm in die Augen zu sehen, und meine Kritzeleien werden immer raumgreifender.

»Der zweite Punkt: die Liebenswürdigkeit«, fährt er fort und tut so, als bemerke er mein Unbehagen nicht. »Ich stimme zu, dass Giorgia immer liebenswürdig war, aber reduzieren wir diesen Zug etwas, lassen wir ihn zu etwas Selbstverständlichem werden. Ich würde sagen, wir sollten diese beiden Eigenschaften nicht mehr explizit erwähnen: Lass uns die Dialoge ausbauen und sie natürlicher wirken lassen, Handlungen und Gesten zeigen, die originalgetreuer von ihr erzählen.«

»Das ist eine ausgezeichnete Idee.«

»Gut. Wegen des Versehens mit der Kleidung können wir uns darauf beschränken, die für die drei Akte vorgesehenen Kostüme zu beschreiben«, redet Mauro weiter, während er im Skript blättert. »Was dagegen das Ziel angeht ... glaubst du, dass schauspielerische Ambitionen ausreichen?«

Ich denke, dass ich Giorgia nur beiläufig vom Theater habe sprechen hören, bevor sie ihn wiedergetroffen hat, als wäre es in ihrem Leben nur eine Nebensächlichkeit, und sie hat mir gegenüber nie von einem bestimmten Lebenstraum erzählt. Sie wusste von meinen Wunschvorstellungen, Journalist zu werden, und ich nichts von ihrer Leidenschaft fürs Theaterspielen.

»Ich weiß es nicht«, antworte ich. »Sag du's mir. Wie wichtig war das für sie? Ich meine, bevor sie mit mir zusammen war.«

Jetzt ist es Mauro, der sich in einer Randnotiz verliert.

»Essenziell. Ich wage sogar zu behaupten, dass es, als wir uns kennengelernt haben, das Einzige war, was ihr wirklich etwas bedeutet hat«, sagt er.

Einige Minuten schweigen wir. Nun sehe ich eine Version Giorgias neben ihm sitzen, eine Giorgia, deren Identität ich nur teilweise erahne. Die Vorstellung erschreckt mich erneut, ich versuche, sie wieder zu verdrängen, aber das ganze Sperrmagazin ist von letzter Nacht belegt.

»Gut, bauen wir das ein«, sage ich.

Mauro nickt ernst, er spielt mit den Ecken einer Seite, aber ich sehe, dass er sich entspannt. Als er mich anschaut, lächelt er.

»Wir kriegen das hin«, sagt er. »Wir können ja annehmen, dass die Erinnerung an alles, was in ihrem Leben passiert ist, in ihr schon existiert, daran, was ihr gefällt und was nicht, wer sie wirklich ist, aber auch wer sie gerne sein würde. Wir müssen nur den Aufbau des Skripts etwas verbessern.«

Bei seinen Worten kommt mir ein Szenario in den Sinn, das in Erwägung zu ziehen ich bisher erst einmal den Mut hatte, am Tag des Mittagessens bei meinen Eltern.

»Apropos«, sage ich, »gehen wir mal davon aus, unser Plan funktioniert, gehen wir davon aus, dass es ihr dank des Skripts besser geht, und gehen wir einmal davon aus, dass all unsere Annahmen, von denen wir nicht wissen, ob sie stimmen, wirklich zutreffend sind.«

»Komm zum Punkt. Worauf willst du hinaus?«

»Meinst du, wir sollten in ihre Vergangenheit eingreifen?«

Kaum habe ich es ausgesprochen, wird mir die Tragweite meines Vorschlags bewusst. Ich sehe in Mauros Augen, was er in ihm auslöst: Er verliert nicht die Fassung, im Gegenteil, er fängt Feuer.

»Was genau meinst du damit?«, ermutigt er mich.

»Wir können nicht ändern, was geschehen ist, aber vielleicht sollten wir wenigstens versuchen, die Auswirkungen abzumildern. Vielleicht würde es ihr besser gehen, wenn sie das Trauma wegen ihrer Mutter, wegen ihres Vaters überwunden hätte.«

Ich sehe, wie er in Bewegung gerät, er runzelt die Stirn, wägt den Vorschlag sorgfältig ab.

»Wie könnten wir so etwas in ein Skript einbauen?«, fragt er dann.

»Das ist deine Aufgabe.«

»Du hast doch bestimmt eine Idee, wenn du so etwas vorschlägst.«

Ich fange wieder mit meiner Kritzelei an, die sich bald zu einem chaotischen, schwarzen Loch verdichtet.

»Vielleicht könnten wir sie als etwas selbstsicherer, unerschütterlicher, weniger zerbrechlich beschreiben.«

»Hat sie dir so zerbrechlich nicht gefallen?«

Bei Mauros Frage zucke ich zusammen.

»Natürlich hat sie mir gefallen«, sage ich und spüre, wie mein Gesicht zu glühen anfängt, »ich will nur, dass sie glücklicher ist.«

Sein Blick ist starr, unergründlich.

»Wenn dieses Experiment tatsächlich funktioniert, dann haben wir die Möglichkeit, ihr das Leben leichter zu machen. Das ist eine zu kostbare Gelegenheit, als dass wir sie nicht ...«, füge ich hinzu und breche dann ab.

Ich will nicht, dass er mich falsch versteht, ich würde mir wie ein Monster vorkommen, eine so extreme Idee überhaupt in Erwägung gezogen zu haben.

»Ich will nur, dass sie glücklicher ist«, wiederhole ich.

»Wir können es versuchen«, sagt Mauro. Er bindet die Haare zu einem Zopf und nimmt ein leeres Blatt vom Stapel. »Aber hier überschreiten wir eine Grenze, ab hier folgen wir nicht mehr bloß einer Spur. Wir erschaffen etwas Neues.«

Er mustert mich, als wollte er mich fragen, ob ich mir dessen bewusst bin, ob ich wirklich diesen Weg einschlagen will. Ich habe nicht den Mut, laut Ja zu sagen, aber er versteht trotzdem, nickt und beginnt zu schreiben.

»Gibt es sonst noch etwas, das dir gefallen würde?«, fragt er.

In seiner Stimme liegt keinerlei Urteil, nur die übliche Prise Aufregung.

»Nein«, sage ich. »Nein, es ist gut so.«

»Ich überarbeite es diese Woche. Sobald es fertig ist, gebe ich es dir zu lesen.«

Der Satz klingt wie die Besiegelung eines Pakts, aber ich sage bloß Ja, danke, es wird sicher gut. Als Mauro das Skript zuklappt und beiseitelegt, fällt mir ein Stein vom Herzen. Endlich zündet er seine Zigarette an, die er während unseres Gesprächs auf dem Tisch abgelegt hatte, und macht es sich auf seinem Stuhl bequem. Er trägt die Reste eines ausgebleichten Schlafanzugs, ein gebrauchtes, nach dem Zufallsprinzip zugeknöpftes Hemd.

»Wie war es gestern Abend noch?«

Ich denke: Wenn ich jetzt den Blick abwende, wird er wissen, dass etwas passiert ist. Also halte ich stand und weiche nicht einen Sekundenbruchteil aus.

»Wir haben ein paar Platten gehört, Amelia und ich. Ich bin eingeschlafen und erst heute früh nach Hause gekommen«, sage ich.

Er atmet Rauch aus. Meine Version der Wirklichkeit bekommt keine Risse, ich halte sie zusammen; ich sage mir, wenn ich nur intensiv genug daran glaube, wird auch mein Körper daran glauben. Ich passe gut auf, mich nicht mehr als nötig zu bewegen.

»Und bei dir?«, frage ich zurück. »Mit Giulia?«

Er setzt ein halbes Lächeln auf.

»Du weißt, wie es ist, oder? Wenn man ein wenig gekaut hat, schmeckt jedes Essen gleich.«

Ich kann mich nicht zurückhalten, ich sehe Amelias Körper wieder vor mir, ein weiterer Tropfen, trüber und langsamer, der gerade in ihren Nacken fließt und sich in ihren Haaren auflöst. Mauro wendet den Blick ab, um die Asche abzuklopfen, endlich kann ich die Fäuste ballen, wo er sie nicht sehen kann.

Ich beschließe, zu Amelia zu gehen und mit ihr zu sprechen, bevor es zu spät ist.

»Ich gehe kurz aufs Klo«, sage ich.

Ich wundere mich über mein Improvisationstalent, aber schon bin ich auf der Treppe, und es ist zu spät, es zu bereuen.

Kapitel 7

AUSGEZEICHNETE ARBEIT

Amelia sitzt an dem Tischchen in der Mitte, die Baskenmütze schräg links auf ihrem Kopf. Gestern bei Mauro zu Hause habe ich sie nicht angetroffen; heute ist sie ohne Vorankündigung bei mir in der Bar aufgetaucht, zur Stoßzeit, zwischen zwölf und eins, wenn sich in der Mittagspause die Gäste ballen. Sie kam hinter zwei Erstsemestern vom Politecnico durch die Tür, als ich gerade mit mehreren Cappuccini beschäftigt war. Sie hat mich gegrüßt und ruhig gelächelt – »Darf ich mich setzen?«, hat sie gefragt, ohne sich dem Tresen zu nähern. Sie hat mir gegenüber Platz genommen, dreingeschaut, als wäre sie ganz zufällig hier gelandet, und seit sie da ist, sieht sie sich um oder wischt mit ihrem Finger auf dem Telefon herum, immer noch mit demselben unbeschwerten Gesichtsausdruck.

Es kommen immer weitere Gäste, und ich stolpere immer weiter über Bestellungen, schäume bereits geschäumte Milch auf, gebe falsch raus. Zusammen mit Amelia sind lauter einzelne Bilder hier hereingekommen, Fotos aus allen Winkeln von vorgestern Nacht. Kaum habe ich sie wiedergesehen, fiel das Skript, das ich mir zurechtgelegt hatte, auseinander: Ich mahle Kaffee und erinnere mich daran, dass es wirklich passiert ist. Zwei einfache Espresso, ein Espresso Macchiato – danach sind wir quasi wortlos in den Schlaf gesunken –, ein Panino, »ja, bitte warmmachen«, »was kostet ein Malzkaffee?« –, haben wir uns angeschaut? Mich packt die unbegründete Angst, dass Mauro jeden Moment hier auftauchen könnte oder dass sie mir sagt, sie habe ihm davon erzählt – sie haben ja ein sehr enges Verhältnis; und wenn Mauro gestern nur so getan hat, als wüsste er von nichts?

Als das Lokal sich leert, ist Amelia mit der Lektüre eines Lehrbuchs beschäftigt, das sie aus ihrer Tasche gezogen hat. Sie liest schnell, fährt mit dem Finger über die Zeilen und bemerkt nicht, dass wir allein sind. Ich wische die Hände an meiner Schürze ab, stolpere über den Gummiboden hinter dem Tresen, aber selbst als ich um die Theke herumgehe, bemerkt sie es nicht.

»Ciao«, sage ich.

Sie schaut von ihrem Buch auf und lächelt: »Ciao.«

»Möchtest du was trinken?«, frage ich.

Ich denke, wenn ich so tue, als wäre alles ganz normal, wird vielleicht wirklich alles ganz normal; dann denke ich, dass es um mich herum rein gar nichts Normales gibt, dass ich bald ein Jahr in einem Zustand der Erschöpfung verbracht habe und dass ich müde bin. Deshalb warte ich ihre Antwort nicht ab, sondern lasse mich auf den Stuhl ihr gegenüber fallen – »Es tut mir leid.«

Ohne Eile klappt sie das Buch zu, legt ihre Hände auf dem Buchcover ineinander: Lindhe – *Klinische Parodontologie*. Als ich den Blick wieder hebe, schaut sie mich ohne Verlegenheit an.

»Es tut dir leid?«, fragt sie in farblosem Tonfall.

»Ja«, antworte ich, »ich muss mich entschuldigen.«

Bei einem weiteren Lächeln blinzelt sie mit den Augen.

»Nein, mein Freund. Nicht die Rolle des erschöpften Büßers.«

In ihrer Stimme liegen weder Groll noch Sarkasmus, der Spott ist freundlich gemeint. Sie schaut mich an, meine Betretenheit amüsiert sie. Schlimmer noch: Es scheint, als erahne sie, wie sehr ich mich anstrengen muss, nicht an vorgestern Nacht zu denken, die zwei Bilder, die ich von ihr habe, voneinander zu trennen.

»Ich meine, ich hätte nie …«

»Sagst du gleich, es lag daran, dass du betrunken warst?«

Ihre Frage bringt mich zum Verstummen. Sie lächelt nicht mehr, ist aber nicht beleidigt.

»Wir sind beide erwachsen«, fügt sie hinzu. »Es war doch klar, dass, als ich dich gefragt habe, ob du mit hochkommst, meinen Plattenspieler anschauen … Also, der Plattenspieler war so was wie die Briefmarkensammlung. Darüber sind wir uns doch einig?«

»Ja«, nicke ich vorsichtig.

Es kommt mir nicht so vor, als wollte sie mir eine Falle stellen.

»Und es ist klar, dass das nicht aus bloßem Zufall passiert ist?«

»Ja, das ist klar.«

Ich denke an den Tag der Übung während des Kurses und wie ich glaubte, sie im Dunkeln zu erkennen.

»Da war eine gegenseitige Anziehung, und wir haben ihr nachgegeben«, sagt sie. »Aber das bedeutet nicht, dass du und ich deswegen irgendeine Entscheidung treffen müssten.«

»Was willst du damit sagen?«

Sie schlägt die Beine übereinander und lehnt sich über den Tisch.

»Ich will damit sagen, dass die Lage ohnehin schon kompliziert genug ist und ich nicht die Absicht habe, dem, was zwischen uns passiert ist, irgendeinen Namen zu geben. Es ist passiert, und gut ist. Es war eine einmalige Sache.«

Ich halte meine Erleichterung zurück, ich habe Angst, sie zu verletzen.

»Ich glaube, das ist eine gute Idee«, sage ich.

»Ich fand es sehr schön.«

»Ich auch«, gebe ich zu.

»Ich habe Mauro nichts davon erzählt«, sie steckt das Buch wieder in ihre Tasche. »Ich glaube, es ist besser, wenn wir es für uns behalten.«

»Amelia ...«

»Sag nicht noch mal, dass es dir leidtut. Ich bin nicht besonders geduldig«, scherzt sie.

»Nein ... kann ich dir irgendwas anbieten?«

Sie denkt einen Moment darüber nach, wirft einen prüfenden Blick auf den sonnigen Vormittag.

»Ist es noch kalt genug für eine heiße Schokolade?«

»Es ist immer kalt genug für eine heiße Schokolade.«

»Dann nehme ich eine.«

Sie bleibt noch eine weitere halbe Stunde und trinkt ihre Schokolade, während ich ihr vom Tresen aus zuschaue. Wir plaudern über harmlose Themen: Mauros Theaterstück, das mittlerweile

Form angenommen hat, ihre bevorstehenden Prüfungen. Die vorgestrige Nacht ist in eine unbestimmte Vergangenheit gerückt, wir haben sie beide überwunden wie eine Sommergrippe. Trotzdem würde ich sie gern fragen, ob sie das war im Dunkeln, an jenem Abend in der Akademie, aber schon, wenn ich die Frage nur denke, fühle ich mich schuldig. Ein Kunde kommt herein, um die Toilette zu benutzen, und lenkt mich ab.

Als wir wieder allein sind, sagt sie, sie müsse zurück zur Uni. Ich mache sie auf ihren Schokoschnurrbart aufmerksam. Sie lässt ihn, wo er ist, und sagt, sie sei ein risikofreudiger Typ, dann verabschiedet sie sich und marschiert zur Tür hinaus. Es ist passiert, und gut ist, wiederhole ich für mich, es war eine einmalige Sache – und ich schaue zu, wie sie weggeht.

»Ich habe zwei anstrengende Wochen vor mir«, sagt Mauro, als wir bei mir zu Hause ankommen.

Wir kehren gerade von einem Besuch bei Giorgia zurück. Heute hat es so stark geregnet, dass wir lieber in der Klinik geblieben sind. Mauro hat sich eine halbe Stunde mit uns im Zimmer aufgehalten, dann ist er zurück ins Auto, um dort auf mich zu warten. Ich glaube, dass ihn irgendetwas an dieser Giorgia stört, habe aber das Gefühl, dass ich keine ehrliche Antwort bekäme, wenn ich versuchen würde nachzubohren – sein Verdruss hat nichts mit der Episode beim Abendessen zu tun, es muss irgendwie mit der Art ihrer Beziehung zusammenhängen. Sie behandelt ihn freundlich, hält ihn aber unabsichtlich auf Distanz, er ist ihr gleichgültig. Wenn sie mit mir allein ist, beschwert sie sich manchmal über seine Anwesenheit. In gerade mal einem Jahr haben wir die Rollen getauscht: Jetzt bin ich es, der sie von Mauros Gutherzigkeit überzeugen muss und davon, welche Hilfe er mir ist.

Ich schaue zu, wie er das Skript aus dem Innenfach der Autotür zieht.

»Ich habe getan, was ich konnte, an einigen Stellen habe ich direkt eingegriffen und die irreführenden Passagen gestrichen. An anderen Stellen habe ich dir Hinweise hinterlassen«, sagt er.

»Mach du es fertig. Wir lesen es dann noch mal zusammen, wenn du durch bist.«

»Fertigmachen?«, frage ich.

»Ach ja, der Laptop«, sagt er, während er den Aktenkoffer vom Rücksitz holt, »es ist einfacher, wenn du damit arbeitest.«

»Was meinst du mit *fertigmachen*?«

»Ich meine, ich habe darüber nachgedacht und will, dass diesmal du daran arbeitest.«

Ich starre den Aktenkoffer, das Skript und schließlich ihn an. Ich habe das verunsichernde Gefühl, gerade verlassen worden zu sein.

»Ich kann das nicht allein.«

»Doch, du kannst das«, sagt er. »Ich helfe dir dann beim Überarbeiten.«

»Warum lädst du das auf mich ab?«

Ich schaffe es nicht, meine Enttäuschung zurückzuhalten, und er schüttelt verärgert den Kopf.

»Ich lade überhaupt nichts ab«, sagt er, »ich halte es nur für angemessen, wenn du dieses Mal freie Hand hast. Ich möchte nicht als Vermittler auftreten.«

»Ich brauche dich aber als Vermittler. Ich habe nicht die Mittel.«

»Das Einzige, was du brauchst, ist Kohärenz in der Form, sonst nichts. Ich will nicht mehr thematisch eingreifen, ich will, dass du das machst. Kurz, ich glaube nicht, dass ich mit meinem ersten Versuch wer weiß was für ein tolles Ergebnis erzielt habe.«

»Na, eben: Es war ja nur ein Versuch«, entgegne ich.

Sein Rückzieher erschreckt mich. Das Skript wiegt schwer wie Blei auf meinem Schoß. Ich weiß, dass ich dafür nicht bereit bin, ich werde das niemals schaffen.

»Auch das ist nur ein Versuch«, sagt er. »Anschließend helfe ich dir, es noch mal zu glätten. Aber diesmal musst du dich darum kümmern.«

»Wann hast du das entschieden?«

Er schaut mich an, er ist wieder so müde, wie ich ihn seit Monaten nicht gesehen habe.

»Ich habe nichts entschieden, das hat schlicht praktische Gründe. Ich muss in den nächsten vierzehn Tagen ein paar Workshops halten, mein Kalender ist wahnsinnig voll. Bitte kümmer du dich jetzt eine Weile darum.«

Ich schaffe es nicht, dem noch etwas entgegenzusetzen.

»Du kriegst das problemlos hin«, sagt er, während er eine Zigarette aus dem Päckchen auf dem Armaturenbrett holt. »Hör zu, ich hab meinen Kumpel angerufen. Er holt morgen früh dein Auto ab, schau nach, ob der Fahrzeugschein und alles Nötige da ist.«

»Was?«

»Wenn du es noch eine Weile rumstehen lässt, wird es unbrauchbar. Er repariert es dir.«

Er lässt das Fenster runter, es regnet rein, aber es stört ihn nicht.

»Das ist nicht nötig.«

»Es ist nötig. Du brauchst das Auto.«

Er zündet die Zigarette an, wir schweigen ein paar Minuten.

»Du machst eine größere Sache draus, als es ist, ich sage nur, dass du versuchen sollst, für ein paar Wochen selbständig daran zu arbeiten. Keine Angst, du wirst sehen, dass es dir gut von der Hand geht«, sagt er nach einem Zug. »Es ist einfacher, als du denkst.«

Er hat einen freundlichen, flachen Tonfall, der keinen Einspruch zulässt. Er hat die Entscheidung schon getroffen, und ich habe den Eindruck, dass ich keine Chance hätte, ihn umzustimmen, egal welchen Einwand ich auch vorbrächte.

»Ruf mich an, wenn es gar nicht mehr geht«, sagt er zum Abschied, »egal um welche Uhrzeit. Ich werde mein Möglichstes tun.«

»In Ordnung. Danke.«

Ich steige aus, ohne mich groß zu verabschieden. Bald bin ich wieder allein, das Skript liegt auf dem Küchentisch und schaut mich mit seinem weißen Deckblatt an. Ich ignoriere es. Ich grüble über Mauro nach, darüber, warum er desertiert ist, sammle die Dreckwäsche zusammen und widme mich heldenhaft der

Badreinigung. Ich putze, bis es dunkel wird, und fühle mich wie Giorgia, wie die Geisel einer plötzlichen Obsession. Ich esse im Wohnzimmer zu Abend und stelle den Fernseher recht laut – trotzdem ist es, als würde im anderen Zimmer jemand auf mich warten, ein unvermeidlicher Gast. Im Bett ist der Gedanke an das Skript so aufdringlich, dass ich zunächst kein Auge zumache. Ich stelle mir Giorgia vor und schlafe ein, indem ich sie alle zähle: alle möglichen Giorgias, gefangen in dem Skript, das erst noch geschrieben werden muss.

Ich wache auf, der Wecker zeigt in rot leuchtenden Ziffern fünf Uhr dreißig morgens an. Ich versuche wieder einzuschlafen, aber nach wenigen Minuten gebe ich auf: Ich fühle mich so hellwach und gegenwärtig, als hätte mir jemand einen Eimer Wasser über den Kopf geschüttet. Ich stehe auf; nachdem ich die Milch erwärmt und einem sehr langsamen Ritus folgend die Kekse ausgesucht habe, sind da wieder das Skript, mir gegenüber auf dem Küchentisch, und ich. Ich strecke eine Hand aus, ziehe es näher zu mir, blättere es aber nicht auf. Ich suche nach einer Strategie und entwickle sie, wie ich es gewohnt bin, indem ich der Spur einer Wirklichkeit folge, die mir akzeptabel erscheint. Das Skript ist reine Einbildung, rede ich mir zu, während ich das Deckblatt umschlage; das funktioniert nicht wirklich, das kann Giorgia überhaupt nicht ändern: Diese Art und Weise, das Problem anzugehen, bringt keine Lösung. Das Skript ist unwirksam und folglich harmlos.

Ich überfliege Mauros in Rot gedruckte Anmerkungen, ohne ein bestimmtes Prinzip blättere ich das Skript durch, erst von der Mitte bis zum Ende, dann den Anfang, allmählich betrachte ich es als Ganzes und nicht mehr nur in Abschnitten. Nach einer Weile gewinnen die Anmerkungen an Form, der von Mauro hinterlassene Pfad bekommt Bedeutung. Ich fange an, die erwünschten Eingriffe abzuwägen, einen nach dem anderen, beende mein Frühstück und lasse die Eindrücke sacken.

Ich denke, dass ich das, was Mauro von mir verlangt, nur auf eine einzige Art tun kann: indem ich meine akzeptable Wirklichkeit weiter nähre. Vielleicht kann ich so über Giorgia schreiben, ihr eine neue Welt erschaffen, in der sie leben kann, in der sich die Schmerzen, die sie erlitten hat, lindern lassen, in der vorstellbar wird, was aus ihr geworden wäre, wenn jemand das Gefüge der Ereignisse verändert hätte, wenn eine Hand ihr die dazu nötigen Werkzeuge gereicht hätte.

Es wird nicht funktionieren, rede ich mir zu und suche nach einem Stift. Es wird nicht funktionieren. Ich notiere etwas am Rand des Skripts.

***

Ich nehme wieder zwei parallele Leben auf, das an der Oberfläche und das, das mir allein gehört, unsichtbar und in der Tiefe, dort unten fange ich wieder an, Erinnerungen durchzukämmen. Diesmal bin ich nicht unvorbereitet und beginne meine Übung mit leichter Hand. Manche Erinnerungen gleichen alten Häusern in der Innenstadt ohne Aufzug, andere engen Abstellkammern, Wartezimmern, unermesslichen Parks, und ich orientiere mich in meinem Gedächtnis, indem ich einer zeitlichen Entwicklung folge, chronologisch vorgehe. Irgendwann suche ich Giorgia auch dort, wo sie nicht ist, an den Nachmittagen, bevor ich sie kennengelernt habe, in meiner Oberstufenzeit. Ich suche sie in mir, bevor ich sie in ihr suche.

Die Übung ist überall, sie verfolgt mich. An den Orten, an denen ich mit Giorgia war, sind unsere Trugbilder zurückgeblieben, ich kann ihnen nicht entgehen, stoße überall hier in der Stadt auf die Spuren, die wir mit unseren Körpern hinterlassen haben. Der einzige Ort, an dem ich uns nicht finden kann, ist die Klinik. Ich setze meine Besuche fort, die freien Ausgänge. Je häufiger ich der Giorgia der Gegenwart ausgesetzt bin, desto mehr fantasiere ich mir die der Zukunft zusammen und lasse, wenn ich zurück bin, meine Notizen weiter anwachsen.

Beim Schreiben in die Weißräume, die Mauro dafür vorgesehen hat, ist das Skript meine Alternativwelt geworden. In dieser

Welt hat Giorgia den Schmerz des Verlusts und des Verlassenseins überwunden, und ausgehend davon wird eine Kettenreaktion ausgelöst: Die neue Giorgia ist all das, was sie hätte sein können und nicht gewesen ist. Ich arbeite an dem Skript und denke, dass ich mir wünschen würde, jemand täte das auch mit mir: mich von Anfang an umschreiben, entschlossener, größer, selbstsicherer. Da das Skript ja ohnehin nicht funktionieren wird, denke ich, dass ich auch übertreiben, mir die rosigste Version der Wirklichkeit ausmalen kann, die nie existieren wird.

Ich arbeite zwei Wochen lang an der neuen Giorgia. Ich rufe Mauro nicht an, gehe nicht ran, wenn er anruft, ich kapsele mich in mein Schreiben ein. Als ich fertig bin, lese ich es nicht noch einmal durch. Die neue Giorgia des Skripts ist ein glücklicher, starker Mensch, sie liebt mich, und ihre Liebe wird erwidert, sie träumt davon, eine große Schauspielerin zu werden; im Skript weiß Giorgia, was sie anziehen will, ihr gefallen Kleidungsstücke, die sie auch vor ihrer Krankheit nicht getragen hätte, ihr aber besser gestanden hätten; im Skript hat Giorgia eine andere Art zu gehen, so wie ich sie nur einmal habe gehen sehen, seit wir uns kennen, aufrecht und zielstrebig. Die neue Giorgia, die neue Giorgia, ihre originellen, unvorhersehbaren Vorlieben, wenn sie mich beim Sex befriedigt; ich stelle mir vor, wie sie sich in meiner Welt bewegt, wie ich sie berühre, und ich möchte sie gern berühren, ganz als wäre es schon wahr. Hinter der neuen Giorgia verblassen meine Erinnerungen, und die Übung nimmt eine andere Gestalt an.

Ich kann nicht still sitzen bleiben. Ich treibe mich vor dem Bücherregal herum, während Mauro in meinem Rücken das Skript durchliest. In den zwei Wochen ohne ein Treffen sind seine Haare noch länger und er noch dünner geworden. Heute Morgen im Spiegel hatte ich das gleiche ausgezehrte Gesicht wie er. Ich bin müde, denke ich, während ich einen Band aus dem Regal ziehe: Ich schaue *Kontrapunkt des Lebens* von Aldous Huxley an und verstehe, dass wir uns aufreiben.

Ich bin äußerst geräuschempfindlich, ich merke sofort, als die Seiten für eine längere Zeitspanne als vorher nicht umgeblättert werden. Ich tue so, als wäre ich noch immer an den Büchern interessiert, schaue die Titel aber nur kurz weiter an, dann drehe ich mich um und versuche angestrengt, ruhig zu wirken. Er hat das Skript zugeklappt und seine Hände daraufgelegt. Von meiner Position aus kann ich ihm nicht ins Gesicht sehen.

»Fertig?«, frage ich und gehe zu ihm an den Tisch.

»Ja«, antwortet er.

Jetzt, wo ich ihn anschauen kann, finde ich immer noch keine Hinweise: Die Stimme klingt wie sonst auch, sein Gesichtsausdruck ist neutral. Ich setze mich ihm gegenüber.

»Was hältst du davon?«

»Du hast gute Arbeit geleistet, so wie ich es vorhergesehen hatte.«

Seine Reglosigkeit macht mich nervös, ich rutsche auf meinem Sitz herum.

»Ich bin deiner Spur gefolgt«, sage ich.

»Nein, du hast sehr viel mehr getan, und das weißt du«, Mauro deutet ein halbseitiges Lächeln an.

»Was hältst du vom dritten Akt? Etwas dürftig?«

»Nein, er ist perfekt.«

»Und die Szene mit der Wohnung? Gefällt dir meine Überarbeitung?«, frage ich und schätze seine Reaktion ab – das ist eine Falle.

Ich habe das Gefühl, dass er mich anlügt, als könnte ich die Lüge durch die Schranke seines Körpers sehen. In der Szene mit der Wohnung ist der Sex zwischen Giorgia und mir anders als in der Originalversion, die wir für das erste Skript verwendet hatten. Ich will, dass Mauro reagiert, dass er mir die Wahrheit sagt, aber er gerät nicht aus der Fassung.

»Im Einklang mit der Rolle«, sagt er.

»Ich habe eine Art Leitfaden erstellt«, füge ich hinzu.

»Ja, das habe ich mir schon gedacht, aber insgesamt wirkt es nicht gezwungen, es ist kohärent.«

Ich gebe mich geschlagen und lasse mich gegen die Stuhllehne sinken. Ich weiß nicht, warum ich erwartet habe, dass ich mich mit seiner Kritik konfrontiert sehen würde. Das Skript ist übertrieben, die Giorgia dieses Skripts ist übertrieben, und doch ist es alles, was zu erschaffen mir gelungen ist. Ich würde mir wünschen, dass Mauro mir Einhalt gebietet, dass er sagt, das müsse alles noch einmal gründlich überarbeitet werden, dass wir es Giorgia so, wie es ist, nicht in die Hände geben dürften. Stattdessen will er um jeden Preis Gefallen daran finden.

»Mich überzeugt es nicht«, sage ich und spiele meinen letzten Trumpf aus.

»Was überzeugt dich nicht?«

»Ich weiß es nicht, vielleicht bin ich zu weit gegangen. Ich meine, Giorgia ...«

»Bist du von der Rolle nicht überzeugt?«

»Doch, doch. Ich will nur, dass sie glücklich ist.«

Mauro nickt mit verständnisvoller Miene.

»Ich will nur, dass sie zur Normalität zurückkehren kann«, fahre ich fort und weiß nicht mehr, ob ich zu ihm oder zu mir selbst spreche. »Nicht, dass sie vorher nicht in Ordnung gewesen wäre. Aber ich will, dass sie leben kann, ohne ständig von ihrer Krankheit, ihrer Vergangenheit heimgesucht zu werden.«

»Natürlich, natürlich«, beruhigt mich Mauro. »Hör zu, mach dir mal nicht so viele Sorgen. Fang an, es ihr vorzulesen, und dann sehen wir, wie's läuft.«

Er reicht das Skript über den Tisch, bis er meine Hände berührt.

»Sofort, einfach so?«, frage ich ungläubig. »Willst du wirklich nichts ändern?«

»Filippo, verdammt noch mal«, sagt er, die Stimme von einem Gähnen verzerrt. »Ja. Ich halt deine Unsicherheit echt nicht mehr aus. Das Skript ist gut, wie es ist, ich hab's dir doch schon gesagt, es ist perfekt. Jetzt tu mir den Gefallen, mach deine Arbeit und lies es ihr vor.«

Ich nehme das Skript. Mauros spontane Reaktion beruhigt mich.

»Okay«, sage ich. »Wann fangen wir an?«

»Ich fürchte, du wirst allein anfangen müssen.«

Ich schaue zu, wie er aufsteht, das auf dem Sofa liegengebliebene Päckchen holt und sich eine Zigarette in den Mund steckt.

»Was soll das heißen, allein?«

»Die Premiere ist in drei Monaten, ich habe jetzt noch mehr Proben angesetzt, wir sind schrecklich in Verzug. Ich muss mir die Zeit einteilen, die ich nicht habe, und kann dir nicht versprechen, in der Klinik dabei zu sein.«

»Aber ich ...«

»Ich schwör's dir, wenn du jetzt noch mal sagst, dass du das nicht kannst ...«, droht er mir und zückt dabei sein Feuerzeug.

»Aber was soll ich zu ihr sagen, wie überzeuge ich sie?«

»Du musst sie nicht überzeugen. Du musst ihr nur erzählen, dass du ein Stück zum Lesen für sie hast, dass es dir gefällt und dass ich dir gesagt hätte, du solltest es ihr zu lesen geben. Denk dir was aus, improvisiere, lüge«, sagt er, während er sich wieder hinsetzt. »Und leg diesen Büßerausdruck ab.«

Ich spüre einen langen prüfenden Blick auf mir und gebe mir Mühe, seinem Ratschlag zu folgen, sage mir eines nach dem anderen seine Worte vor.

»Ich verfolge dich aus der Ferne. Du weißt, dass du auf mich zählen kannst, wenn es einen Notfall geben sollte«, sagt er, dann lächelt er wieder mit den Mundwinkeln nach unten. »Wann fängst du an?«

»Sofort«, antworte ich, »morgen Nachmittag.«

»Siehst du? Du hast mich auf Anhieb verstanden.«

Ich sehe zu, wie er hinter einer Rauchwolke verschwindet.

Giorgia sitzt auf dem Barhocker und lässt ein Bein baumeln. In der Zeit, die uns für einen Ausflug gewährt wird, habe ich sie auf einen Döner eingeladen.

»Der ist echt gut«, sagt sie und leckt sich dabei die Soße aus dem Mundwinkel. »Bist du sicher, dass du nichts abhaben willst?«

»Sicher.«

Ich lächele ihr zu und schaue dann wieder aus dem Fenster. Das mit dem Döner war meine Idee, diese Giorgia hier hat keine eigenen Ideen: Sie beschränkt sich darauf, mir zu folgen, wohin ich sie auch bringe, sie passt sich an. Vielleicht ist es die Abstumpfung durch den Klinikaufenthalt, das Wissen, dass die draußen verbrachte Zeit nie ganz ihr gehört. Vielleicht ist ihre Ergebenheit auch Teil der Giorgia, die wir mit unserem ersten Skript geschaffen haben und die ich nicht mehr ertrage. Ich habe sie ihren Döner mit demselben verzückten Gesichtsausdruck essen sehen, den ich schon in meiner Übung aufgesucht habe, mit derselben Art, nur auf einer Seite zu kauen, der Mund fest verschlossen. Mir wäre es lieber gewesen, sie hätte gesagt, dass ihr der Döner nicht schmeckt, dass er grauenhaft ist. Ich kann jeden ihrer Züge voraussehen, bei jedem Schritt erfüllt sie meine Erwartungen, inzwischen sogar dann, wenn sie von einer ihrer vorübergehenden Krisen gepackt wird. Ich weiß schon, wann sie weinen wird, ich weiß, wann sie sich bei mir unterhaken wird, ich weiß, wann sie mich küssen will, und ich kenne jede einzelne Geste, die vergangenen und die noch kommenden – denn das, was schon passiert ist, ist das, was geschehen wird. In ihrer Rolle hören wir auf zu existieren: Es gibt keine Variante, die ich mir nicht schon vorgestellt hätte.

Ich konzentriere mich auf den Gedanken an ein ganzes, immergleiches Leben an ihrer Seite, und die Idee des neuen Skripts wird sofort zu einer liebevollen, unausweichlichen Geste. Von ganzem Herzen will ich, dass es funktioniert, will ich, dass das Skript unser unmöglicher Ausweg ist.

Auf dem Rückweg zieht sie die üblichen Themen aus dem Gepäck hervor, und ich spiele mit. Ihr beim Reden zuzuhören ist die einzige Freude, die mir geblieben ist – aber ich muss mich sehr stark konzentrieren, um nur auf den Klang ihrer Stimme zu hören, mir Mühe geben, Ersatzgespräche zu erfinden. Als wir wieder vor der Klinik parken, hole ich das Skript aus dem Seitenfach der Tür und nehme es mit. Drinnen hat sie keine Lust, in ihr Zimmer zurückzugehen, und wir haben noch eine Stunde, bevor die Besuchszeit endet, daher landen wir im verlassenen Gemeinschaftsraum.

»Was ist das?«, fragt sie, als ich das Skript auf den Tisch lege.

Ich wiederhole Mauros Mantra: Denk dir was aus, improvisiere.

»Ein Stück«, sage ich. »Mauro will, dass du es liest.«

Sie greift danach und fängt an, es durchzublättern.

»Warum?«, fragt sie. In ihrer Stimme liegt keinerlei Argwohn.

»Er meint, es sei gut, er will wissen, was du davon hältst«, antworte ich.

Giorgia schlägt das Skript wieder zu.

»Es ist dringend. Mauro braucht deine Einschätzung«, bleibe ich hartnäckig. »Er sagt, wenn du der Hauptrolle nicht deinen Segen gibst, fühlt er sich nicht in der Lage, es dem Ensemble vorzuschlagen.«

»Ich weiß nicht, ob ich Lust zum Lesen habe«, sagt sie.

Denk dir was aus, improvisiere, lüge.

»Wenn du magst, lese ich es dir vor. Ich finde, wir sollten ihm helfen, ich hab dir ja schon erzählt, dass er in den letzten Monaten wirklich viel für uns getan hat.«

Giorgia ist nicht überzeugt, ist schläfrig von dem üppigen Imbiss. Kurz denke ich, dass ich das Spiel schon verloren habe, aber ich verberge meine Nervosität und schlage das Skript auf der ersten Seite wieder auf.

»Du bist doch liebenswürdig, Giorgia, nicht wahr?«, sage ich und spiele meinen letzten Trumpf aus.

Es ist, als hätte ich einen Schalter umgelegt: Giorgia setzt sich aufrecht hin und schaut mich erstaunt an.

»Klar«, sagt sie.

Ich halte meine Begeisterung zurück und dringe vorsichtig weiter vor.

»Meinst du dann nicht auch, wir sollten ihm diesen Gefallen tun?«, ich schiebe das Skript zu ihr hin.

»Ja«, sagt sie, »ich finde, das sollten wir wirklich.«

Sofort beugt sie sich über das Personenverzeichnis und liest aufmerksam ein paar Zeilen.

»Warum heißen die wie wir?«, fragt sie, ohne den Kopf zu heben, während sie mit neuer Energie die Seiten durchblättert.

Ich glaube nicht, dass die Antwort sie wirklich interessiert, trotzdem erinnere ich mich daran, dass ich vorsichtig sein muss, den Bogen nicht überspannen darf.

»Mauro hat noch keine passenden Namen gefunden und beschlossen, so lange ein paar bekannte zu verwenden. Bei der Überarbeitung des Entwurfs werden sie dann ersetzt«, antworte ich – und sie hört mir gar nicht mehr zu, so vertieft ist sie schon in ihre neue Übung.

***

In Giorgias Zimmer ist das Bett unberührt, die Laken sind straff. Ich schaue mich um und denke, dass es hier drin nichts gibt, was zu ihr gehört: Sobald ihr Körper über die Türschwelle tritt, den Ort verlässt, der ihn fast ein Jahr lang beherbergt hat, bleibt nichts zurück. Es ist das Bühnenbild einer Vorstellung, die ihrem Ende zugeht.

Das Sonnenlicht vergräbt seine Krallen in den Narben des Chefarztes – sein Profil ist unregelmäßig, nach unten gerichtet. Er schaut aus dem Fenster, hinunter in den Garten. Auch heute wieder der Patient im Rollstuhl und seine Liebe zum Brunnen; dann, auf einer Bank, eine unvorhergesehene Variation: Giorgia sitzt mit übereinandergeschlagenen Beinen da, redet, und ihre Hand folgt dem Gedankengang in maßvollen Bewegungen, dann ruht sie auf ihrem Knie; ihre Tante hört zu, hat sich zu ihr geneigt. Etwas ist seltsam an uns, die wir sie von hier oben beobachten – ich analysiere nicht, lasse mich eher hypnotisieren, das passiert mir jedes Mal, wenn ich länger bei ihr verweile, wenn ich sie vor meinen Augen nicht wie alles andere vorbeiziehen lasse.

»Ich erinnere Sie noch einmal daran: Passen Sie gut auf mit den Medikamenten«, sagt der Chefarzt und reißt mich damit aus meiner Kontemplation. »Es ist nur eine leichte Medikation, aber sie muss sie befolgen.«

Ich nicke, ich kann eine gewisse Aufregung nicht zurückhalten: Ich denke daran, wo wir vor nur drei Wochen waren, Giorgia, wie sie dasaß und anfing, das Skript zu lesen. Von dem Tag an hat sie ununterbrochen gelesen – es hat gereicht, sie noch ein wenig mit dem Argument der Liebenswürdigkeit, mit dem Gefallen anzuspornen, den wir Mauro schuldeten, und sie hat sich selbst übertroffen, sie hat sich reingekniet, als wäre es eine Frage von Leben und Tod. Sie las in den Stunden, die wir außerhalb der Klinik verbrachten, sie las allein. In stiller und heilsamer Ansteckung hat sich die neue Giorgia Faser um Faser ausgebreitet. Ich konnte zusehen, wie sie sich vor meinen Augen wandelt – die Veränderung war zu durchdringend, um den Einfluss des Skripts noch zu leugnen. Nach und nach ging es ihr so gut, als hätte sie neu laufen gelernt. Es hat nicht lange gedauert, bis der Chefarzt ihr Entlassungsgesuch in Betracht zog. Es gab verschiedene Gespräche, ein Monitoring, bis zum Ziel des heutigen Tages: das Treffen mit ihrer Tante. Wenn sie zustimmt, darf Giorgia hier raus.

Ich kann es kaum erwarten, dass Mauro sie trifft.

»Ich weiß, dass wir darüber bereits gesprochen haben«, fügt der Chefarzt hinzu, »aber ich will sichergehen, dass Sie nicht nachlässig werden: Bleiben Sie aufmerksam, erinnern Sie sich an die Liste der gefährlichen Symptome, denken Sie daran, dass sie zu den regelmäßigen Kontrollen kommt, die wir vereinbart haben. Giorgia muss weiterhin klinisch betreut werden.«

»Das werde ich tun«, sage ich.

»Behandeln Sie sie noch wie eine Reha-Patientin. Ihre Wunden sind jetzt vielleicht weniger sichtbar, aber sie sind noch da. Machen Sie sich nichts vor.«

Es gelingt mir nicht, meine Unruhe zu verbergen, er belächelt, wie ich meinem Bart zusetze, ich lasse sofort meinen Arm sinken und fühle mich ertappt.

»Die Flut hat sich also wieder zurückgezogen«, sagt er und steckt dabei seine Hände in die Taschen des Kittels. »Genießen Sie den Moment, Signor Bonini, denn die Gezeiten sind launisch, und das gilt für alle.«

Im Garten umarmen Giorgia und ihre Tante einander fest.

Am Tag der Entlassung ist es Giorgia, die voranstürmt, als wir unsere Wohnung erreichen. Um jeden Preis wollte sie den Koffer selbst ziehen, obwohl ich angeboten habe, ihr zu helfen. Es ist, als wollte sie unterstreichen, dass diese Rückkehr ihr gebührt. Ich lasse sie machen. In der Wohnung schaue ich zu, wie sie sich die Räume zurückerobert: Von einem Zimmer zum nächsten spazierend nimmt sie Maß, studiert die Details, als wollte sie die verstrichene Zeit messen.

Als es an der Zeit ist, den Koffer auszupacken, gehe ich zu ihr ins Schlafzimmer.

»Wie fühlst du dich?«, frage ich.

Sie schaut auf den offenen Koffer, die Kleidungsstücke darin, nichts weiter als Schlafanzüge und Socken.

»Gut«, antwortet sie, ohne den Blick zu heben. Zerstreut berührt sie ihr Haar, dann schüttelt sie den Kopf. »Ich hasse dieses Zeug.«

Sie geht aus dem Zimmer, ich höre, wie sie in der Küche nach etwas sucht; mit einem Müllbeutel in der Hand kommt sie zurück. Sie füllt ihn mit dem Inhalt des Koffers.

»Giò«, setze ich an.

»Ich will dieses Zeug nicht behalten, es stinkt nach diesem Ort da«, sagt sie.

Als alles in der Tüte verschwunden ist, seufzt sie erleichtert auf. Sie schaut mich an und schenkt mir ein breites, lebendiges Lächeln.

»Du hast keine Ahnung, wie gut ich mich fühle«, sagt sie.

»Ich kann es mir vorstellen. Das war ein schwieriges Jahr.«

»Ich rede nicht nur von der Klinik«, sagt sie. »Ich meine auch das, was vorher war, es ist, als hätte ich die letzten Jahre meines Lebens in einer Art Dämmerzustand verbracht. Ich habe mich schon ewig nicht mehr so energiegeladen gefühlt.«

Sie schaut runter auf ihr T-Shirt, dann zieht sie es mit einer flüssigen Bewegung aus, auch das landet im Müllbeutel. Ich habe nicht den Mut zu protestieren. Diese lebhafte Version von ihr lähmt mich: Es ist wie eine vollkommene Inszenierung, und ich kann es gar nicht erwarten, zu erfahren, wie es weitergeht. Ich denke an das Wunder des Skripts, das jetzt nicht mehr nur auf dem Papier, sondern auch in Giorgia existiert. Und es existiert auf eine derart intensive Weise, es ist real, ich kann es anfassen.

Sie zieht ihre Hose aus und trägt jetzt nur noch BH und Slip, sie öffnet ihre Seite des Schranks. Sie schaut die Kleider durch, begutachtet sie, dann dreht sie sich ungläubig zu mir um.

»Mir gefällt nichts mehr davon«, sagt sie.

Das ist ein Problem, das ich nicht bedacht hatte.

»Wir können was Neues kaufen«, schlage ich vor.

»Gute Idee«, meint sie und macht den Schrank wieder zu.

Auch ihre Stimme hat eine angenehme Veränderung erfahren: Sie ist jetzt klarer, präziser, irgendwie mutiger.

Sie setzt sich im Schneidersitz mir gegenüber aufs Bett. Der einzige Gedanke, den ich fassen kann, ist, dass Mauro sie so bald wie möglich sehen sollte. In Giorgias Einstudierphase wollte er lieber nicht kommen: Er hat gesagt, er wolle sie erst treffen, wenn der Prozess abgeschlossen sei. In unseren Telefonaten habe ich ihm keine Details verraten, sondern mich darauf beschränkt, ihm von der bevorstehenden Entlassung zu erzählen, ihm die allgemeine Verbesserung ihres Zustands zu beschreiben. Ich erkenne einen Hauch von Stolz und habe Mühe, ihn vor mir selbst zu verbergen; gleichzeitig geistert ein Schuldgefühl in mir herum, dasselbe, das ich während der Niederschrift unterdrückt habe. Aber Giorgia geht es so gut, und sie ist so echt ...

»Mauro will, dass wir ihn morgen besuchen kommen«, sage ich.

»Sehr gut«, sagt sie. »Ich muss mit ihm reden.«

»Worüber?«

»Übers Theater. Ich will wieder schauspielen.«

Ich nicke, täusche Gelassenheit vor, auch wenn bei mir die Alarmglocken angehen.

»Du weißt, dass der Arzt gesagt hat, du sollst langsam machen, du brauchst Geduld«, sage ich. »Du kannst bald wieder alles tun, aber eins nach dem anderen.«

»Genau«, sagt sie. »Ich will nur wieder in die Runde aufgenommen werden, auch mit einer winzigen Rolle, ein paar Textzeilen.«

»Du solltest zu starke Reize vermeiden«, füge ich hinzu.

Sie lächelt wieder, aber diesmal ist da noch ein anderer Ausdruck, darin liegt etwas, das ich nicht entziffern kann.

»Ich weiß«, sagt sie, während sie ihre Finger unter die dünne Kontur des BHs führt. Sie enthüllt ihre Haut, wo sich ein dunkler Tropfen ausdehnt, fährt mit einer Fingerkuppe über die Mitte und zeigt sich dann, ohne den Blick von mir abzuwenden.

»Nicht mal meine Unterwäsche gefällt mir mehr«, sagt sie, und ihre Stimme folgt einer tiefen Strömung, von ihrem Hals zu meinen Beinen.

»Wir können was Neues kaufen«, wiederhole ich.

Sie nimmt mich am Handgelenk und zieht mich zu sich.

»Jetzt gleich?«, fragt sie.

Meine Hände sind kalt, das bemerke ich erst jetzt, als ich die Wärme ihres Körpers spüre.

»Nein«, mir bleibt die Stimme weg, »nicht jetzt gleich.«

Giorgia öffnet ihren Mund über meinem und nimmt sich all die Worte, die ich nicht sagen kann.

Mauro reicht mir den Drink, ich genieße unseren kurzen Moment der Stille und höre zu, wie das Eis im Martini Risse bekommt.

»Wie findest du sie?«, frage ich nach dem ersten Schluck.

Er blickt an mir vorbei. Er hat die Terrassentür geöffnet, von dort sieht man eine Ecke des Gartens. Es ist ein Umtrunk mit wenigen ausgewählten Gästen aus dem Ensemble für das neue Stück, Menschen, die Giorgia nicht gut kennt, manche gar nicht. Ich weiß nicht, ob sie aus dieser Perspektive zu sehen ist oder nicht, Mauro lächelt jedenfalls zufrieden.

»Bemerkenswert«, sagt er.

Giorgia zeigt keine Schwächen, sie hält ihre Rolle großartig durch. Der Tag, als sie hier in diesem Haus in ihrem Schal schwitzte, scheint mir so weit entfernt. Sie genießt die Geselligkeit, plaudert, hat sich vollkommen im Griff. Mit jedem Augenblick an ihrer Seite wächst meine Begeisterung, wird meine Angst ein bisschen kleiner.

Ich weiß, dass der Chefarzt zur Vorsicht gemahnt hat, aber es ist schwierig, distanziert und neutral zu bleiben. Sie ist dem Skript so treu und gleichzeitig so originell, sie besitzt die unberechenbare Berechenbarkeit, die der ersten Fassung fehlte. Und während ich innerlich diesen Gedanken formuliere, verblasst die Eigentümlichkeit dieser Worte – Skript, Fassung, Rolle, das ist bloß eine andere Art, einen Heilungsprozess zu beschreiben, der uns das Leben rettet.

»Wie ist sie zu dir?«, fragt Mauro, den Blick auf sein Glas gerichtet. »Ich meine, wenn ihr allein seid.«

»Kein Grund zur Beschwerde«, sage ich, »im Gegenteil.«

Er errät eine weitere Antwort auf meinem Gesicht und lächelt wie ein Raubtier, die Eckzähne bleckend.

»Diese ganze Unsicherheit, was für eine sinnlose Energieverschwendung«, sagt er.

Als er Richtung Garten geht, folge ich ihm. Wir bleiben direkt an der Terrassentür stehen, wo man einen guten Überblick hat. Die Szene ist vollständig, die kleine Gesellschaft beschäftigt mit beschwingten, vom Alkohol angefachten Plaudereien. Giorgia und Amelia sitzen nah beieinander.

»Was hältst du von ihrem Outfit?«, fragt Mauro.

»Also …«

»Ich will damit nicht sagen, dass es ihr nicht stehen würde, ich bitte dich.«

»Ich weiß.«

»Es ist nur anders als sonst.«

Giorgia trägt einen kurzen Rock, die langen Beine sind nackt, sie hat keine Strumpfhose angezogen, obwohl es ein eher frischer Tag ist. Während sie mit Amelia redet, spielt sie mit dem Rand ihres Ausschnitts.

»Sie wollte neue Klamotten haben«, gebe ich zu. »Sie sagt, ihre alten gefallen ihr nicht mehr. Sie wird mich ruinieren.«

Mauro lacht halb in sein Glas hinein.

»Ist das nicht außergewöhnlich?«, sagt er dann.

Ich verstehe die Anspielung und nicke.

»Das ist es.«

»Abgesehen von diesem Wunder: Ihre eigene Krankheit zu ihrer Heilung einsetzen zu können ist natürlich sensationell.«

»Ja, sicher.«

»Aber es ist nicht nur das. Ich spreche von der Rolle, von ihren Schlussfolgerungen. Wie Giorgia aus deinem Skript abgeleitet hat, was nicht drinstand, wie sie die Rolle ausgearbeitet hat und präsentiert. Das kann ich immer noch nicht fassen.«

»Ich verstehe, was du sagen willst.«

»Nein, das verstehst du nicht.«

Der Tonfall ist plötzlich distanziert. Mauro richtet einen eisigen Blick auf mich, als sähe er mich gar nicht wirklich. Bevor ich über einen Grund für diese jähe Veränderung nachdenken kann, ist es schon wieder vorbei: Er weist mit dem Zeigefinger auf mich und zwinkert mir zu.

»Filippo«, sagt er, »du bist so ausdrucksstark, wenn du dich erschreckst, du solltest dich sehen.«

Ich nehme an, dass das eine weitere seiner seltsamen Arten ist, sich zu amüsieren, und spiele mit, auch wenn es mir nicht gefällt, sein Spielzeug zu sein.

»Bist du sauer?«, fragt er und packt mich an einer Schulter.

Jetzt schaut er wieder wohlwollend, lächelt einladend.

»Nein«, lüge ich.

»Gut«, er leert sein Glas. »Die Workshops sind zu Ende. Wir können uns jetzt wieder öfter sehen, wenn du magst. Am besten nutzen wir die Gelegenheit, Giorgia wieder mehr unter Leute zu bringen, um zu sehen, wie sie reagiert. Ich glaube, es ist umsichtiger, wenn wir die Sache gemeinsam angehen.«

»Einverstanden.«

»Ich nehme an, dass sie früher oder später wieder arbeiten gehen muss«, sagt er.

»Ja, notgedrungen«, gebe ich zu. »So rosig sind unsere Aussichten nicht, und die neuen Kleider, die Medikamente.«

»Ich kann dir fürs Erste helfen, kein Problem.«

»Das kann ich nicht ...«

Er schüttelt den Kopf.

»Nur für kurze Zeit, du wirst sehen.«

Wir schauen wieder zu Giorgia, die jetzt um den Gartentisch herumläuft und sich ein paar Häppchen aussucht.

»Da gibt es noch eine Sache«, sage ich, während sie ihr Haar berührt, dort, wo es nachwächst, unten am Hals.

Hinter ihr schaut Amelia in unsere Richtung – »Hört auf zu tuscheln und kommt her«, ruft sie zu uns herüber.

»Wir kommen«, sagt Mauro.

Ich wende den Blick ab. Ich habe mich noch nicht von jener Erinnerung befreit, und sie so nah bei Giorgia zu sehen erschreckt mich, als müssten zwei inkompatible Versionen der Wirklichkeit zusammenfallen. Ich weiß, dass Amelia nichts sagen wird, in der Bar hat sie daran keinen Zweifel gelassen, und ich wiederhole für mich ständig ihre Worte, wie jetzt gerade – *eine einmalige Sache*.

Ich will diesen Tag nicht ruinieren, daher leere auch ich mein Glas, in einem Zug.

»Da ist noch das Problem mit der Schauspielerei«, sage ich. »Sie wird dich bitten, bei dem Stück mitzumachen, da bin ich mir sicher. Sie redet andauernd von einer möglichen Nebenrolle.«

Mauro wird ernst, wägt meine Worte ab.

»Ich verstehe.«

»Ich habe Angst, dass sie das destabilisieren könnte.«

»Lass mich darüber nachdenken«, sagt er.

Giorgia wedelt schmollend erneut mit einer Hand in unsere Richtung.

»Geh du, ich komme nach«, meint Mauro und schiebt mich vor.

Ich entferne mich, gehe in den Garten. Als ich auf halber Strecke bin, höre ich, wie er mich ruft.

»Filippo«, sagt er und hebt dabei sein Glas, »ausgezeichnete Arbeit.«

Kapitel 8
SCHATTEN

Meine Mutter schwenkt den letzten Schluck Espresso auf dem Grund des Tässchens im Kreis, wägt etwas ab, das sie anscheinend nicht besonders überzeugt. Sie wirft den letzten einer ganzen Reihe argwöhnischer Blicke in Richtung Wohnzimmer: Auf dem Sofa hilft Giorgia meinem Vater bei seinem Kreuzworträtsel. Ihre nackten Beine schauen aus dem Rock hervor – ein weißer Schenkel über den anderen geschlagen, die baumwollenen Overkneestrümpfe eng über dem Knie. Mein Vater, etwas rot im Gesicht, macht eine witzige Bemerkung, woraufhin sie lacht und dabei den Kopf zurückwirft.

»Wieso zieht sie sich denn jetzt so an?«, fragt meine Mutter.

Wir sitzen am Küchentisch wie jedes Wochenende – nach dem Mittagessen will sie immer wenigstens eine Viertelstunde mit mir allein, um zu besprechen, was sie bedrückt. Es ist ein Ritual, das nie jemand anderem zugänglich war; weder meinem Vater in den letzten dreißig Jahren noch Giorgia. Meine Erinnerungen sind voll von diesen fünfzehn Minuten, in denen ich ganz ihr gehöre.

»Gefällt es dir nicht?«, frage ich.

Sie streicht imaginäre Falten in der Plastiktischdecke glatt.

»Früher hat sie sich nicht so angezogen«, sagt sie.

Wir betrachten sie beide: Sie trägt keinen BH unter ihrer Bluse, und als mein Vater aufschaut, starrt er auf seine Schuhspitzen, die Ecke des Teppichs, den Lampenständer – überallhin, nur nicht auf Giorgia.

»Mir gefällt es«, sage ich.

Meine Mutter macht ein Gesicht, als hätte sie in eine unreife Frucht gebissen.

»Sieht ein bisschen aus wie eine ...«, murmelt sie dann und kichert.

Sie sagt das nicht boshaft, sondern auf der Welle der guten Laune dieses Mittagessens, und ich kann es nicht als Beleidigung auffassen. Ich frage mich, was diese Giorgia sagen würde, wenn sie es gehört hätte: Vielleicht würde auch sie lächeln. Ja, denke ich, während ich sie beobachte, wie sie meinem Vater mit wohlwollender Miene ein Kästchen zeigt, sie würde lächeln.

»Dein Vater kriegt gleich noch einen Infarkt, schau mal, wie rot er ist«, fügt meine Mutter, einen Gluckser unterdrückend, hinzu, »und ich werde Witwe.«

Sie lacht wehleidig, ich glaube, sie hat zu viel Wein getrunken, und bemerke erst jetzt ihre glänzenden Augen.

»Dir scheint es gut zu gehen«, sagt sie.

Das Gespräch könnte auch ohne mein Zutun weitergehen, aber ich weiß, dass sie es mag, wenn ich sie ausdrücklich bestärke, statt mich auf konzentriertes Nicken zu beschränken.

»Es geht mir sehr viel besser«, sage ich.

»Das freut mich«, sagt sie und schwenkt wieder ihr Tässchen. »Dir gefallen ihre Klamotten also.«

»Ja«, wiederhole ich.

»Da ist noch irgendwas anders, ich weiß nicht«, fährt sie fort. »Ich erinnere mich noch, als du sie mir vorgestellt hast: ein aus dem Nest gefallenes Vögelchen, sie sprach nie mit lauter Stimme.«

Jetzt bin ich mir sicher, dass sie zu viel getrunken hat, denn es passt nicht zu ihr, sich über jemand anderen als sich selbst so auszulassen – ihr Blickfeld ist eher eng, so klein wie die Bar, in der sie ihr Leben damit verbracht hat, Oberflächen zu polieren, zu der mein Vater und ich gehören wie Erweiterungen ihres Körpers. Die Welt meiner Mutter ist maßgeschneidert, sie hat genaue Regeln, physikalische Gesetze, denen niemand entkommen kann. Sie hat ihre Vorhersagen formuliert, schwierige Berechnungen angestellt, die sich allesamt als falsch erwiesen haben. Ihr Plan hat die anfällige Gesundheit meines Vaters und mein berufliches Versagen übersehen; die Abweichungen haben sie aus dem Gleichgewicht gebracht, und nun lebt sie noch immer in zwei Welten, die sich nie begegnen werden: jener, die sich weiter streng entlang dessen entfaltet, was sie gewollt hätte, und jener, in der sie gegen den unvermeidlichen Stand der Dinge ankämpft. Aus ihrer Sicht gibt es kein Gleichgewicht, alles ist entweder idyllische Zukunft oder drohende Tragödie. Es erweicht mir das Herz, wenn ich sie anschaue und denke, dass das Leben mehr als zwanzig Jahre lang dem Plan gefolgt ist, von dem sie geglaubt hat, sie habe ihn ihm auferlegt – und dann, ganz plötzlich, als sie schon zu alt war, diese Möglichkeit in Betracht zu ziehen, fing ihre Wirklichkeit an, in sich zusammenzubrechen. Ich frage mich, ob man jemals dafür bereit ist.

»Ich mochte sie sofort«, höre ich sie sagen.

Ich strecke eine Hand aus und drücke ihren Arm, ich sehe, wie sie vorgibt, nicht emotional zu werden.

»Ich weiß«, sage ich. »Magst du sie immer noch?«

»Sie ist anders.«

»Selbstsicherer, nicht wahr?«, ermutige ich sie.

Ich bin neugierig, welchen Eindruck sie hat.

»Ja«, antwortet sie. »Als du sie das erste Mal mitgebracht hast, war sie eine, die man mit Samthandschuhen anfassen musste.«

Ich verstehe, was sie meint, denn ich erinnere mich, denselben Eindruck gehabt zu haben: Auch für mich war Giorgia schutzlos.

»Ich glaube, es tut ihr gut, selbstsicherer zu sein«, sage ich. »Ich glaube, vorher war sie zu verletzlich.«

Sie scheint es nicht zu begreifen, dabei ist mir wichtig, dass sie es versteht.

»Würdest du dir für mich nicht das Gleiche wünschen?«, frage ich sie.

Sie schaut mich an, fährt mit der Hand den Henkel des Keramiktässchens auf und ab.

»Würdest du dir nicht wünschen, dass es auch mich in einer besseren Version gäbe? Unternehmungslustiger, mutiger, stärker«, bleibe ich hartnäckig und ziehe sie dabei etwas auf.

Sie lacht wieder, entzieht sich meinem Griff und gibt mir einen Klaps auf die Hand.

»Das will ich nicht«, sagt sie abwehrend. »Ich finde dich gut, so wie du bist. Der ganze Rest läuft schief.«

Das war immer ihr Problem: Anspruch auf eine andere Summe zu erheben, ohne die addierten Zahlen zu ändern; es ist zu spät, ihr das zu sagen.

»Wir müssen los, sie warten auf uns wegen der Probe.«

Sie schaut zu, wie ich aufstehe.

»Gegen einen Küchenputz hätte ich jedenfalls nichts einzuwenden gehabt«, sagt sie.

Ich schüttele den Kopf, während sie sich ein schelmisches Lachen erlaubt. Als ich zu Giorgia und meinem Vater ins Wohnzimmer komme, sind sie immer noch mit dem Kreuzworträtsel beschäftigt.

»Das Gegenteil von Krise?«, fragt er und lässt den Stift über dem Blatt schweben.

»Es wird Zeit«, sage ich.

Giorgia schaut zu mir auf: »Gerade jetzt?«

»Sonst kommen wir zu spät.«

Sie nickt und seufzt theatralisch, dann gibt sie meinem Vater einen Kuss auf die Wange. Der gipst sich noch mehr ein. Zum Abschied umarmt Giorgia meine Eltern enthusiastisch, als wäre das ganz normal – die frühere Giorgia hätte das nie getan. Sie sind beeindruckt davon, und ich kann nicht widerstehen, meiner Mutter einen Blick zuzuwerfen. »Okay, du hast recht«, flüstert sie mir ins Ohr, als ich schon in der Tür bin.

Ich habe mich noch nicht an Giorgias neue Energie gewöhnt. Auf der Straße schaue ich ihr zu, wie sie schnell und zwei Schritte vor mir hergeht, die Hände in den Taschen ihrer Kunstlederjacke; ich kann ihr kaum folgen.

»Ich freue mich so darauf«, sagt sie und dreht sich dabei zu mir um. Ein Passant schaut ihr hinterher, sie bemerkt es und lächelt mich an. »Ich kann gar nicht glauben, dass sie an Wedekind arbeiten: Ich verehre ihn.«

»Gut«, sage ich, als wir beim Auto ankommen.

Die Idee, sie bei den Proben zuschauen zu lassen, kam von Mauro, und ich habe keinen Einspruch erhoben, aber jetzt bin ich angespannt. Ich denke, dass es die letzte Prüfung ist, die wir bestehen müssen, und hoffe, dass Giorgia auch diese virtuos meistern wird.

»Was ist los?«, fragt sie, als ich den Motor anlasse.

»Was?«

»Du wirkst nervös.«

»Überhaupt nicht«, antworte ich.

Sie weiß, dass ich lüge, ich merke es daran, wie sie mich berührt – sie fährt mit einer Hand über die Innenseite meines Knies.

»Es geht mir gut«, sagt sie. »Ich habe meine Medikamente genommen.«

»Ich weiß.«

Die Wahrheit ist, dass ich das sehr genau überwache, obwohl es nicht nötig wäre: Sie hält sich gewissenhaft an die Medikation. Sie hat schon zwei wöchentliche Kontrollen beim Chefarzt hinter sich, beide mit positivem Befund.

Wir kommen zu spät in der Akademie an. Möglichst unbemerkt schmuggeln wir uns in die Aula zwölf, aber es gelingt uns nicht: Der Großteil der Schauspieler ist an der Wand versammelt, auf der Bühne stehen nur Amelia und einer der weiteren Hauptdarsteller. In ihrem Rücken werden sie von Mauro beobachtet – er nickt uns kurz zu, als er uns kommen sieht, während die Schauspieler weitermachen, als wäre nichts. Wir gesellen uns zu der Gruppe der Zuschauenden, erwidern schweigend die Begrüßungen; Giorgia streckt ihre Beine aus, ihre Augen funkeln. Nach wenigen Minuten hat sie schon einer der Komparsinnen das Skript weggenommen und blättert zerstreut darin, wobei sie hin und wieder den Blick hebt, um das Geschehen auf der Bühne im Auge zu behalten. Sie mit dem Skript in der Hand zu sehen macht mich unruhig.

Auf der Bühne ist Amelia in Schwierigkeiten: Mauro unterbricht ständig ihr Spiel – »Die Stimme sicherer, die Stimme sicherer«, sagt er, während er in immer engeren Kreisen um die beiden herumläuft. Sie hält inne, setzt wieder an der Stelle an, an der sie ihre Interpretation anders gestalten soll, schafft es aber nicht, auch nur einen Einsatz zu beenden, ohne dass er ihr irgendetwas vorwirft.

»Ich bin in meinem Leben nie geschlagen worden – nicht ein einziges Mal«, sagt Amelia. »Ich kann mir kaum denken, wie das tut, geschlagen zu werden. Ich habe mich schon selber geschlagen, um zu erfahren, wie einem dabei ums Herz wird. – Es muss ein grauenvolles ...«

»Amelia, um Himmels willen, hör dir mal selber zu!« Mauro wird laut, unwirsch. »Kannst du das Mitleid hören, das du da hineinlegst? Das ist hier komplett fehl am Platz.«

Er dringt jetzt in den Raum ein, stellt sich zwischen Amelia und den anderen Schauspieler.

»In Wendla gibt es nichts Mitleidheischendes: Das Publikum soll kein Mitleid mit ihr empfinden. Sie wird Melchior gleich bitten, dass er sie mit einem Stock schlägt, sie kann es kaum erwarten, dass das passiert. Niemand will wissen, wie du die Sache beurteilst.«

»Aber ich ...«, setzt Amelia an.

»Versuch's gar nicht erst«, schneidet Mauro ihr das Wort ab. »Da haben wir's wieder. Ich verlange von dir, dass du verschwindest, und du legst überall deinen Körper hinein, schau nur, wie du die Arme hältst: Deine Rolle will nicht beschützt werden, ich sehe nicht, warum du das tun solltest.«

Amelia nickt mit zusammengekniffenen Lippen.

»Schau mich an«, befiehlt Mauro.

Sie weiß nicht, was sie tun soll. Um mich herum ist niemand sonderlich beeindruckt von Mauros Wutausbruch: Einige lesen das Skript noch mal, andere genießen Amelias Verlegenheit, als wäre es Teil des Schauspiels; auch Giorgia starrt die beiden an, für einen kurzen Moment erkenne ich in ihrem Mundwinkel den Ansatz eines Lächelns, dann dreht sie sich um, und das Lächeln verschwindet. Ich weiß nicht, ob ich es mir nur eingebildet habe oder ob es wirklich da war, denn sie ist so beschämt wie ich. Sie schüttelt kaum merklich den Kopf, als wollte sie sagen, dass es ihr leidtut.

»Schau mich an, hab ich gesagt«, Mauro lässt nicht locker und schließlich gehorcht Amelia. »Mach bitte einfach nur, was ich dir sage, und gut ist. Ich bin's wirklich leid, immer wieder dasselbe zu sagen.«

Sie nickt wieder, ohne den Blick abzuwenden. Ich frage mich, wie Mauro dem standhält, ohne mit der Wimper zu zucken – »Machen wir weiter.«

Als er die Bühne verlässt, versucht Amelia wieder in ihre Rolle zu finden – ich sehe, wie sie ihre Schultern entspannt, tief durchatmet und dann dem anderen Schauspieler ein Zeichen gibt.

»Ich glaube nicht, dass je ein Kind dadurch besser wird.«

»Wodurch besser wird?«, fragt Amelia.

»Dass man es schlägt.«

Sie macht einen Schritt oder zwei, als folgte sie einer Spur auf dem Boden, bis sie den dünnen Stock erreicht, der auf dem Boden liegend auf sie wartet. Sie hebt ihn auf und scheint – ich weiß nicht, ob durch ein vages Unbehagen oder wegen Mauros Worten – vor Angst zu zittern, als sie ihn in der Hand hält.

»Mit dieser Gerte zum Beispiel!«, sagt sie wie in Trance. »Hu, ist die zäh und dünn ...«

»Die zieht Blut!«

»Würdest du mich nicht einmal damit schlagen?«

Das ist nicht mehr nur ein vages Unbehagen – Amelias Stimme ist jetzt unsicher. Mit dem Skript wedelnd unterbricht Mauro die Szene erneut.

»Ich gebe auf«, sagt er. »Zehn Minuten Pause, dann machen wir mit dem zweiten Akt weiter.«

Die Pause wird mit Begeisterung aufgenommen, viele verlassen den Saal, und Amelia bleibt allein auf der Bühne zurück, mit dem Stock in der Hand. Ich würde gern zu ihr gehen, ihr etwas sagen, aber Giorgias Anwesenheit hemmt mich: Sie ist neben mir erneut in das Skript versunken.

»Was machst du?«, frage ich sie.

»Ich glaube, ich verstehe, wo das Problem liegt«, sagt sie mit leiser Stimme.

»Hast du Lust, was am Automaten zu holen?«, schlage ich vor.

»Eine Sekunde.«

Ich sehe, wie sie aufsteht und zu Mauro geht, der im hinteren Teil des Raums herumtigert wie ein wildes Tier im Käfig. Er wirft ihr einen feindseligen Blick zu, dann sagt Giorgia etwas, was ich von hier aus nicht hören kann, und er beruhigt sich.

Amelia schiebt sich ins Bild und verdeckt die beiden, dann setzt sie sich neben mich auf den Boden. Eine junge Frau berührt sie an der Schulter – »Kommst du mit raus eine rauchen?«, fragt sie. Amelia schüttelt den Kopf und lächelt ihr wenig überzeugt zu. Als die junge Frau weggeht, lässt Amelia einen langen Seufzer heraus und lehnt ihren Kopf gegen die Wand. Weiter hinten reden Mauro und Giorgia weiter, sie schlägt das Skript auf, er beugt sich vor, um darin zu lesen, und ich bin gezwungen, meine Aufmerksamkeit umzulenken.

»Wie geht es dir?«, frage ich.

Amelia verzieht angewidert das Gesicht.

»Ich hasse ihn«, sagt sie. »Wenn ich könnte, würde ich ihm den Stock hier in den ...«

Sie hält inne, als ein Kollege vorbeiläuft.

»Es tut mir leid.«

»Muss es nicht, er hat recht. Das Problem bin ich. Irgendwas an diesem Stück macht mir Angst, und er weiß das. Ich hab ihm versprochen, dass ich es schaffen würde, meine Vorbehalte zu überwinden, und jetzt kriege ich's doch nicht hin.«

»Es tut mir trotzdem leid.«

Mit einer Hand legt sie ihre Haare auf eine Seite ihres Halses, und der Gedanke an die Nacht mit dem Plattenspieler ist wieder da. Ich lasse mir nichts anmerken, wende den Blick ab.

»Weißt du, was mich daran wirklich nervt? Dass er immer recht hat«, sagt Amelia.

Wir schauen beide zu, wie Giorgia und er am anderen Ende des Raums ernst miteinander diskutieren. Sie beugen sich über das Skript zwischen ihnen wie über einen Schlachtplan. Giorgia will ihn um jeden Preis von irgendetwas überzeugen. Er wirft mir einen schiefen Blick zu, liest dann aber gleich wieder weiter.

»Er hat nicht immer recht«, sage ich.

»Du kennst ihn nicht gut genug«, erwidert Amelia und steht dabei auf. »Ich brauche ein bisschen frische Luft.«

Ich schaue ihr nach, wie sie hinter der Tür verschwindet, und fühle mich durcheinander, als hätte jemand in mir gestöbert und alles auf den Kopf gestellt. Vor gerade mal einer halben Stunde war meine Welt das Zuhause meiner Eltern, der Bürgersteig, das neue vollkommene Gleichgewicht – eine Geste hat gereicht, schon gerät alles aus den Fugen. Ich unterdrücke den inneren Aufruhr, rede mir ein, das sei das Ergebnis einer langen, schwierigen Phase, die ich nun überstanden habe, und dass es mich auf eine harte Probe gestellt und geschwächt habe, Giorgias Krankheit mitzuerleben.

Giorgia und Mauro reden weiter, bis die Schauspieler nach und nach wieder in den Saal kommen: Als die Pause zu Ende ist, nähert sich Giorgia mit einem seligen Lächeln im Gesicht. Ich erwarte, dass sie sich wieder neben mich setzt, aber sie beugt sich nur leicht zu mir herunter.

»Wir probieren es nur mal aus«, sagt sie in beruhigendem Tonfall zu mir.

Ich habe keine Zeit, Erklärungen zu verlangen: Sie verschwindet sofort im Dunstkreis der Bühne, in einer Hand das Skript. Als alle wieder sitzen, verstehe ich, was gleich passiert, und es ist schon zu spät.

»Wir probieren etwas aus«, sagt Mauro, diesmal mit lauter Stimme, damit alle ihn hören. »Amelia, setz dich ruhig hin.«

Amelia schaut Giorgia lange an, ohne Bosheit, aber die bemerkt es nicht: Sie starrt noch ins Skript. Als Amelia Mauros Anweisung befolgt, setzt sie sich wieder neben mich, auf den Platz, den Giorgia frei gelassen hat.

»Vor langer Zeit hatten Giorgia und ich schon einmal Gelegenheit, an diesem Stück zu arbeiten«, erklärt Mauro der Truppe.

»Vielleicht kann sie uns helfen, aus der Sackgasse herauszukommen.«

Er ist sehr ernst, erfüllt von seiner Rolle als strenger Lehrer, und ich frage mich, was er sich dabei denkt, welche absurde Vorstellung ihn glauben macht, dass das jetzt das Richtige wäre. Wo ist die Vorsicht, die wir vereinbart haben?

Ich halte meine Nervosität zurück, mir wird klar, dass unser Geheimnis mich lähmt.

»Fangen wir noch mal an«, sagt Mauro, während er sich von der Bühne entfernt. »Wenn ihr bereit seid.«

Der andere Hauptdarsteller reagiert rasch auf den Wechsel, er stellt sich auf Giorgia ein und wartet auf ihren Einsatz: Jetzt steht sie in der Mitte der Bühne, mit ihrem kurzen Rock, den bis übers Knie gehenden Strümpfen, der über dem Dekolleté aufgeknöpften Bluse, den kurzen Haaren, und für einen Moment habe ich Mühe, sie wiederzuerkennen.

»Ich bin in meinem Leben nie geschlagen worden – nicht ein einziges Mal«, setzt Giorgia ein. »Ich kann mir kaum denken, wie das tut, geschlagen zu werden. Ich habe mich schon selber geschlagen, um zu erfahren, wie einem dabei ums Herz wird. – Es muss ein grauenvolles Gefühl sein.«

Während sie spricht, schaut sie den Stock an, der wieder an seinem Platz liegt, hinter dem anderen Schauspieler auf dem Boden. Es ist sofort etwas anderes, das ist nicht die neue Giorgia. Die Angst, dass sie nicht zurückkehren wird, lähmt mich – wie ist es möglich, ihr zuzuschauen und es nicht verhindern zu können? Es ist eine Rückkehr zum Abend der Premiere. Sie nimmt ihre Medikamente – rede ich mir gut zu –, die Flut hat sich zurückgezogen.

»Ich glaube nicht, dass je ein Kind dadurch besser wird«, sagt der, der Melchior spielt.

»Wodurch besser wird?«, fragt Giorgia, immer noch abgelenkt vom Stock.

»Dass man es schlägt.«

Giorgia hebt den Stock auf und realisiert die Absicht, die sie von Anfang an animiert hat. Sie lässt ihn durch ihre Finger gleiten, prüft das spitze Ende.

»Mit dieser Gerte zum Beispiel!«, sagt sie. »Hu, ist die zäh und dünn!«

Ihre Berührung ist hypnotisch, der Vorstellung des Schmerzes zu entkommen unmöglich.

»Die zieht Blut!«, sagt Melchior, auch er hingerissen von Giorgias Fingern.

Sie spricht nicht, Stille breitet sich aus, die Luft vibriert in Erwartung ihres nächsten Einsatzes.

»Würdest du mich nicht einmal damit schlagen?«

Ich spüre, wie die Spannung sich im ganzen Saal ausbreitet – meine Hände ballen sich zu Fäusten, unter den Zuschauern niemand mehr, der nicht hinschauen, der nicht auf den nächsten Schritt warten würde. Giorgia, die nicht mehr Giorgia ist, schleift uns langsam an den Rand des Abgrunds.

»Wen?«

»Mich.«

»Was fällt dir ein, Wendla!«

Entsetzt weicht Melchior zwei Schritte zurück, und Giorgia verringert sofort wieder den Abstand.

»Was ist denn dabei?«, sagt sie

»O sei ruhig! – Ich schlage dich nicht.«

Wie eine geliebte Kostbarkeit drückt Giorgia den Stock an ihre Brust.

»Wenn ich dir's doch erlaube?«, fleht sie ihn an.

»Nie, Mädchen!«, Melchior packt sie an den Schultern, schiebt sie weg.

»Aber wenn ich dich darum bitte, Melchior!«, fleht sie.

Ihre Augen sind weit aufgerissen, sie lehnt sich gegen die Hände des jungen Mannes, trotzt seinem Versuch, sie zurückzuschieben. Die Wangen sind von einer ungesunden Erregung gerötet, dieselbe, die mich ansteckt, mir den Magen zuschnürt. Ich merke, dass ich hoffe, er möge ihren Wunsch sofort erfüllen, ohne sich weiter dagegen zu sträuben.

»Bist du nicht bei Verstand?«, Melchior lässt sie los, jetzt ist auch er ein Opfer der Versuchung.

»Ich bin in meinem Leben nie geschlagen worden!«, sagt Giorgia; ihre Stimme ist zuckersüß.

»Wenn du um so etwas bitten kannst ...!«

Giorgia ist das Mädchen, das seine Folterung erfleht, sie überlässt den Stock Melchiors angespannten Händen, er nimmt ihn, ohne sich zu widersetzen.

»Bitte – bitte –«

Der junge Mann umfasst den Stock fest mit beiden Händen und geht einen Schritt nach vorn, sie weicht nicht zurück. Einen Moment wägt er ihren Wunsch ab, dann entfernt er sich jenes kleine Stückchen, um auszuholen, und fährt ruckartig den Arm nach hinten aus.

»Ich will dich bitten lehren!«

Als der erste Schlag Giorgias Hüfte trifft, ertappe ich mich dabei, erleichtert aufzuseufzen. Ich habe keine Zeit, nachzuschauen, ob andere um mich herum dasselbe befremdliche Gefühl haben, befreit worden zu sein.

»Ach Gott – ich spüre nicht das Geringste!«, sagt Giorgia mit aufgerissenen Augen, die Hände vor den Magen gepresst.

»Das glaub ich dir – – durch all deine Röcke durch ...«, keucht Melchior wild.

»So schlag mich doch an die Beine!«

Der junge Mann gehorcht, das Holz knallt hart auf Giorgias nackte Schenkel, sie beißt sich vor Schmerz auf die Lippen.

»Du streichelst mich ja!«, schreit sie. »Du streichelst mich!«

»Wart, Hexe, ich will dir den Satan austreiben!«

Melchior schlägt wieder und wieder zu, und als Mauro den Stock festhält, bemerke ich meine Kurzatmigkeit, bemerke, wie ich auf einen neuen Schlag warte, der nicht mehr kommt. Auch der Schauspieler erwacht aus einem Trancezustand: Er starrt auf den Stock, auf die roten Striemen auf Giorgias Beinen, streicht sich mit der Hand über das verschwitzte und verwirrte Gesicht – »Ich weiß nicht, was in mich gefahren ist«, sagt er. »Ist alles in Ordnung?«

»Keine Sorge«, stellt Giorgia wieder ihr strahlendes Lächeln zur Schau, »es geht mir gut.«

Über dem Publikum liegt eine unnatürliche Stille. Ich schaffe es nicht, wieder aufzuschauen, ich fühle mich, als sähe mich jeder dieser Unbekannten an und verurteilte mich für das, was ich mir eben gewünscht habe. Wieder einmal hat sich Giorgia von ihrem Körper gelöst und hat mich mit sich fortgetragen, weit weg, in eine andere ihrer gefährlichen Welten. Sie hat den Weg zurück gefunden, gewiss – sage ich mir –, schließlich nimmt sie ihre Medikamente; auswendig sage ich die Namen auf, die jeweilige Dosis, die Behältnisse und frage mich, ob die Angst, uns beide zu verlieren, jemals wieder verschwinden wird.

»Ich hoffe, dass jetzt allen klarer ist, was ich gemeint habe«, sagt Mauro ernst. »Wendla will geschlagen werden. Der Masochismus ist tief in ihrem Charakter verwurzelt, ohne diesen Wunsch nach Bestrafung gibt es keine Wendla. Ihr diesen Wunsch zu versagen würde bedeuten, sie ihrer Identität zu berauben.«

Mauro konzentriert sich nun absichtlich auf Amelia.

»Giorgias Wendla will den Schmerz so sehr, dass wir ihn auch wollen«, fügt er hinzu. »Hast du jetzt verstanden, wovon ich geredet habe?«

Alle Augen sind auf Amelia gerichtet, auch ich kann nicht widerstehen – es gibt etwas Verführerisches an dieser Form der Disziplinierung, jetzt weiß ich es: Die Freude, nicht ihr Opfer zu sein, ist unwiderstehlich. Sie akzeptiert die Niederlage mit einem kurzen Kopfnicken, sie beugt sich Mauro und auch Giorgia, die am Ende der Proben ohne Schwierigkeiten die begeisterten Komplimente der Kollegen annimmt.

Beim Abendessen breiten sich auf Giorgias Schenkeln violette Striemen aus, aber sie kümmert sich nicht darum. Wir sind bei Mauro zu Gast, zu einem Abendessen, das schon vor dem Durcheinander der nachmittäglichen Probe geplant war. Amelia ist auch da: Sie leidet nicht nachhaltig unter der Lektion, die Mauro ihr erteilt hat – trotzdem vermeidet sie es, allzu lange darüber zu reden, sie lässt andere an ihrer Stelle antworten – und sie trinkt: Sie ist beim fünften Glas Rotwein. Er achtet nicht darauf, er verhält sich, als wäre nichts passiert. Über ihre Art, mit Reibereien bei der Arbeit umzugehen, weiß ich nichts, und ich habe sie auch noch nie streiten sehen; außerdem lenkt Giorgia mich ab. Schon seit wir uns an den Tisch gesetzt haben, führt sie das Wort: Sie hat eine Reihe von Anekdoten aus dem Hut gezaubert, von deren Existenz ich gar nichts wusste, Abenteuer, die auf ihre Zeit am Theater zurückgehen, auf die Anfängerkurse.

Ich schaue sie an, während sie den verheerenden Zusammenbruch eines Bühnenbildes beschreibt – am Kopfende des Tisches sitzend, nimmt sie den Platz ein, der vor nur wenigen Wochen jemand anderem gehörte. Mauro, der mir gegenübersitzt, mustert sie, und ich frage mich, ob auch er die Ähnlichkeiten erkennt: Sie hat ihm seine beste Rolle weggenommen – er hat nicht einmal versucht, ihr Gesprächsmonopol zu zerschlagen, er beobachtet, lässt sie machen und stimmt ins allgemeine Gelächter ein.

Ich will, dass dieser elendig lange Tag endlich zu Ende ist, ich muss nachdenken, mich ausruhen. Ich schaffe es nicht, mich Giorgias neuer Kraft zu entziehen, ihrer Art, die Aufmerksamkeit auf sich zu lenken – und ich frage mich, wie ich das gemacht habe, in welchem Winkel des Subtextes ich sie mit dieser Superkraft ausgestattet habe. Ich bin versucht, eine erneute Lektüre in Betracht zu ziehen, aus reiner Vorsicht.

»Giorgia war einsame Spitze«, sagt Mauro irgendwann.

Sie reckt und streckt sich, legt die Hände in den Nacken – es ist eine männliche Geste und zugleich voller Sinnlichkeit. Zum ersten Mal, seit sie die Klinik verlassen hat, wünsche ich mir, sie würde sich anders benehmen.

In meinem Augenwinkel leert Amelia ein weiteres Glas.

»Eine einzigartige Schauspielerin«, setzt Mauro noch eins drauf, »unmöglich, ihr das Wasser zu reichen.«

Giorgia verbirgt ihre Genugtuung nicht, sie schaut mich bestätigungsheischend an, als erwarte sie auch von mir ihre Dosis Huldigung.

»Ich gehe kurz aufs Klo«, sagt Amelia und steht auf.

Niemand nimmt davon Notiz: Die Aufmerksamkeit der Gäste ist anderswo.

»Heute war es zum Gänsehautkriegen«, sagt einer.

»Ja, echt außergewöhnlich.«

»Wie war das, da, als du Luca den Stock hingehalten hast? Du warst so intensiv …«

Mich packt ein tiefes Unwohlsein, der plötzliche und absolute Wunsch nach ein wenig Stille.

»Ich gehe aufs Klo«, sage ich und werde ebenfalls ignoriert.

Ich steige die Treppen hoch und lasse das Abfeiern von Giorgias Talent, ihr stolzes Lächeln hinter mir. Im ersten Stock ist das alles schon sehr weit weg.

Amelias Zimmer ist leer; ich finde sie im Bad, sie hat die Tür offen gelassen: Sie steht vor dem Spiegel und schaut sich an, jemand hat sie auf die Scheibe gemalt, so regungslos ist sie. Als sie mich sieht, bewegt sie im warmen Licht der Lampen über dem Waschbecken nur die Augen.

»Hast du auch keine Luft mehr bekommen?«, fragt sie.

Ich trete ein, lehne die Tür nur leicht an. »Ich halte es nicht mehr aus. Und dann diese Art, wie er dich behandelt …«, gebe ich zu.

Amelia lächelt freudlos, sie dreht sich zu mir um.

»Warum hackt er so hartnäckig auf dieser Sache herum?«, frage ich.

Sie schwingt sich hoch und setzt sich auf den Marmor neben dem Waschbecken.

»Ab und an benimmt er sich einfach gern so«, antwortet sie. »In der Regel ist mir das egal. Aber ich hab keine Lust mehr auf all diesen Mist.«

»Ich bitte dich in Giorgias Namen um Entschuldigung, ich weiß nicht, was in sie gefahren ist«, sage ich.

Sie taxiert mich und bedeutet mir, die Tür zu schließen. Ich lasse die Angst, ertappt zu werden, die Angst vor den Fragen, die man uns stellen könnte, hinter mir und schließe die Tür. Als sie zu ist, atme ich wieder durch.

»Sie ist immer noch ein wenig seltsam, findest du nicht?«

Amelia sagt das, als mache der Gedanke sie traurig. Genau dieser melancholische Ausdruck hält mich davon ab, mich aufzuregen. Es ist nicht wirklich eine Frage, eher eine betrübte Feststellung.

»Ein bisschen vielleicht«, sage ich und denke dabei an die Worte meiner Mutter.

»Glaubst du, dass sie wieder so wird wie früher?«

Unter dem Vorwand, mich besser im Spiegel anzuschauen, gehe ich näher zu ihr.

»Vielleicht braucht sie nur Zeit«, sage ich, denke das aber nicht wirklich.

Es ist unmöglich, dass die Giorgia von früher zurückkommt, das Skript lässt keiner ihrer alten Schwächen Raum. Ich frage mich, ob es richtig ist, zu verlangen, dass sie in allem unser Ideal erfüllt, ob es nicht egoistisch ist, sie sich genau so zurückzuwünschen wie vor der Krankheit. Warum sollten wir ihr nicht erlauben, anders zu sein, besser?

»Alle lieben sie, nicht wahr?«, fährt Amelia fort. Die angeleuchtete Hälfte ihres Gesichts wirkt unsicher. Sie lässt ein Bein leicht baumeln, senkt ein wenig den Kopf, wendet den Blick aber nicht ab. »Ich bin bloß eifersüchtig.«

»Dazu hast du keinen Grund«, sage ich.

Sie legt ihre Haare auf eine Seite, entblößt dabei ihren Hals.

»Doch«, sagt sie. »Mindestens einen.«

Ich denke, dass ich diesen Raum sofort verlassen sollte – und dass ich das nicht will. Ich denke an die perfekte Giorgia, die mich erwartet, ich konzentriere mich auf ihren Körper beim letzten Orgasmus, aber das reicht nicht, ein anderes Begehren hat seine Schlinge um mich geworfen.

Amelia entscheidet für mich: Sie gleitet vom Waschbecken, schwankt in meinem Augenblick des Zögerns nach draußen, und als ich ihr folge, ist es schon zu spät, ihr Zimmer ist verschlossen. Als ich die Treppen wieder hinuntergehe, merke ich, wie mir der Atem wegbleibt, ich rede mir gut zu, dass ja gar nichts passiert ist, dass auch nichts passiert wäre. Ich bin zu angespannt, denke ich, und vergesse die Falle in der letzten Stufe: Ich tappe hinein, und die Holzsplitter reißen die alte Wunde wieder auf.

Mein Unfall beschließt das Abendessen, mit der Ausrede, dass ich einen Verband brauche, überzeuge ich Giorgia, nach Hause zu fahren. Während der Fahrt und auch als wir angekommen sind, redet sie weiter vom Theater, wie lebendig sie sich während des Spielens dieser einen Szene gefühlt habe – sie ist von ihrer eigenen Erzählung abgelenkt, ich muss mich selbst um meine Schnittwunde kümmern.

»Meinst du nicht, dass Amelia für die Rolle nicht geeignet ist?«, fragt Giorgia, während ich versuche, die Wunde zu desinfizieren.

Ich sitze auf dem Sofa und habe Watte, ein Pflaster und Wunddesinfektionsmittel in der Hand. Als ich versuche, meinen Knöchel abzutupfen, gerate ich aus dem Gleichgewicht und schütte das Desinfektionsmittel um. Sie bemerkt es kaum, ignoriert meine Versuche, die Flasche aufzuheben, bevor sie zu weit wegrollt. Als ich mich wieder aufrichte und mich gegen die Lehne sinken lasse, startet sie einen neuen Angriff.

»Ich will damit nicht sagen, dass sie nicht gut wäre, ich glaube nur, dass die Rolle nicht zu ihr passt«, sagt sie.

»Meinst du nicht, dass dich das im Grunde nichts angeht?«

Meine Antwort überrascht sie: Auf der anderen Seite des Sofas macht sie sich ganz steif.

»Warum sagst du das?«, fragt sie.

Ich kümmere mich nicht weiter um das Pflaster und die Watte, ignoriere die Lache Desinfektionsmittel, die sich auf dem Boden ausbreitet.

»Weil es Amelias Rolle ist«, sage ich.

»Das weiß ich, ich habe ja nur eine Bemerkung gemacht.«

»Eine überflüssige Bemerkung.«

»Willst du mir vielleicht sagen, was das Problem ist?«, fragt sie und zieht die Augenbrauen hoch.

Sie ist wunderschön, auch mit dem verschmierten Make-up rund um ihre dunklen Augen. Sie schaut mich mit puppenhaftem Schmollmund an.

»Warum musste das sein? Heute, meine ich«, frage ich. »Warum musstest du sie so demütigen?«

Sie zögert kurz, dann entscheidet sie sich für ein unschuldiges Lächeln.

»Das war nicht meine Absicht.«

»Das hast du aber getan.«

»Niemand wollte irgendwen demütigen, es war doch nur eine Probe.«

»Mauro schien das nicht so zu sehen.«

Giorgia zieht die Beine vor ihre Brust, sodass die blaue Muschel ihres Slips zu sehen ist. In mir tobt ein Kampf zwischen dem Wunsch, diese Diskussion nie angefangen zu haben, und dem Wunsch, sie siegreich zu Ende zu führen – aber wozu? Was verteidige ich hier eigentlich?

»Ich bin besser.«

Die alte Giorgia hätte das nie ausgesprochen; vor nur einem Jahr saß sie noch hier vor mir und war unsicher wegen ihrer Hauptrolle.

»Was soll das heißen?«, frage ich.

»Warum hätte ich mich zurückhalten sollen, wenn ich doch wusste, dass ich es besser kann?«

»Weil Amelia deine Freundin ist. Weil du sie gekränkt hast, ob es dir gefällt oder nicht«, antworte ich. »Es ist ihr Stück, nicht deins.«

Giorgia steckt den Schlag ein, die Wangen gerötet von der Konfrontation. Sie so zu sehen zieht mich an und stößt mich zugleich ab, als spräche sie die zwei widerstreitenden Teile in mir gleichzeitig an. Nach einigen Minuten des Schweigens beuge ich mich wieder runter und klebe das Pflaster auf die Wunde. Ich merke, wie sie näherkommt.

»Bist du sauer?«, fragt sie und streichelt mir über den Arm.

»Nein«, sage ich, ohne den Kopf zu heben.

Sie lässt sich auf den Boden gleiten, kniet vor mir, zwischen meinen Beinen, zwingt mich, sie anzuschauen.

»Verzeihst du mir?«, fragt sie.

Ich verstehe, dass sie nichts bereut: Sie hat immer noch den Schatten dieses selbstgefälligen Lächelns im Gesicht, dasselbe Allmachtsgefühl, das sie auf der Bühne gespürt haben muss. Als sie keine Antwort erhält, legt sie eine Hand auf mein Brustbein und drückt mich nach hinten. Sie schiebt mein Hemd hoch, fingert am Knopf meiner Jeans herum und fordert mich heraus, sie aufzuhalten. Selbst wenn ich wollte, könnte ich es nicht – und ich will gar nicht. Sie öffnet den Reißverschluss, kommt näher und schaut mich dabei immer weiter an.

»Verzeihst du mir?«, atmet sie, über mir.

Ich denke, dass hier etwas Grundfalsches geschieht und etwas Ungeheuerliches und Richtiges; ich denke, dass ich die Giorgia von früher für dieselbe spontane Aufmerksamkeit hätte anflehen müssen.

»Ja«, sage ich oder ich stelle es mir nur vor, und das reicht, oder das ist nicht meine Stimme, sondern ein Echo.

Sie lächelt zu mir herab und schaut mich immer weiter an, auch dann noch, als es so weit ist.

***

Die Praxis des Chefarztes hat ein blassgrün gestrichenes Wartezimmer mit einem großen Fenster. Seit Giorgias Kontrollbesuche hier in der Stadt stattfinden, haben wir nie einen anderen Patienten zu Gesicht bekommen. Bei jedem Termin, um fünf Uhr nachmittags, nimmt uns der Arzt persönlich in Empfang, ohne Arztkittel; sein Gespräch mit Giorgia dauert nie länger als eine Stunde, manchmal auch weniger. Es liegen weder Zeitschriften herum, noch reden sie laut genug, sodass ich ihnen zuhören könnte, und ich schaffe es nicht, länger als zehn Minuten sitzen zu bleiben.

Durchs Fenster sieht man die zweispurige Allee: Es ist Anfang Mai, und die Linden bereiten sich auf die Blüte vor. Vor nur einem Jahr gab es einen anderen siebten Mai, und vor zwei Jahren wieder einen, und wir waren vollkommen anders. Seit ich mit der Übung angefangen habe, ist mein Gedächtnis präzise und aufdringlich geworden, manchmal sind die Erinnerungen so klar, dass sie auf einem der Gegenwart ebenbürtigen Niveau mitlaufen, als trügen sich alle Erinnerungen gleichzeitig zu; ich bin hier und auch an allen anderen siebten Mais meines Lebens, ein einziger siebter Mai aus zweiunddreißig siebten Mais: An diesem hier besitzt Giorgia ein Selbstbewusstsein, wie sie es nie gehabt hat, und ich spüre eine Melancholie, die durch ihr Gleichgewicht in letzter Zeit gewachsen ist. Die Nostalgie steigt von Zeit zu Zeit auf, in den Pausen, dann, wenn sie mir nicht zu nah ist, wenn sie nicht mit mir reden kann – die neue Giorgia hält mich mit ihrem Körper gefangen, mehr als es mir lieb ist. Die meiste Zeit gelingt es mir, nicht daran zu denken, dass ich möglicherweise einen Fehler begangen habe – wie auch? Diese Giorgia hier ist aus der Klinik befreit worden und ins Leben zurückgekehrt.

»Filippo?«, die Stimme lässt mich zusammenzucken.

Giorgia ist aus dem Flur aufgetaucht, der zum Sprechzimmer des Arztes führt; sie lacht, kommt näher.

»Alles okay?«, fragt sie und mustert mich. »Hast du dich erschreckt?«

»Nein. Ja«, sie streichelt mir über die Wange. »Ich war in Gedanken.«

»Der Doktor will mit dir reden«, sagt sie.

»Warum?«

»Ich weiß es nicht, das hat er mir nicht gesagt. Er wird dich irgendwas zu mir fragen wollen.«

Sie zwinkert mir komplizenhaft zu.

»Gut«, ich gehe Richtung Flur, lasse sie zurück.

Im Sprechzimmer stehen zwei Sofas einander gegenüber, von einem Tischchen getrennt. Der Arzt erwartet mich zu meiner Linken, zwischen den Kissen sitzend. Vor mir ist außer dem Schreibtisch aus dunklem Holz ein weiteres Fenster. Ich laufe über den dicken Teppich – »Würden Sie bitte die Tür schließen?«, sagt er, als ich schon auf halber Strecke bin. Ich gehe zurück, mache die Tür zu, dann bedeutet er mir, Platz zu nehmen.

»Wie geht es Ihnen?«, fragt er.

»Gut«, antworte ich.

Außerhalb der Klinik sieht er harmlos aus – weil er keinen Kittel trägt oder vielleicht weil wir uns in einer normaleren Umgebung unterhalten können.

»Was haben Sie mir über Giorgia zu erzählen?«

»Es scheint ihr gut zu gehen«, sage ich.

»Es scheint?«

»Es geht ihr gut.«

Er verschränkt die Hände in seinem Schoß und mustert mich einige Sekunden schweigend.

»Giorgia hat mich gebeten, die Aufhebung ihrer Entmündigung zu unterstützen«, sagt er.

Diese Nachricht kommt unerwartet. Seit sie entlassen wurde, hat sie das Thema nie angesprochen, und zu meinem Erstaunen wird mir erst jetzt klar, dass sie noch nicht wirklich frei ist. In Wahrheit habe ich nie ernsthaft über die Entmündigung nachgedacht. Es genügte mir, sie nach Hause zurückkommen zu sehen. Im Grunde ist Giorgia nur dank des Wohlwollens ihrer Tante zu mir zurückgekommen, die auch hätte entscheiden können, den Klinikaufenthalt noch zu verlängern, oder sie hätte zwingen können, bei ihr zu leben. Ich frage mich, wie es möglich ist, dass mir nicht in den Sinn gekommen ist, das mit Giorgia zu besprechen.

»Was wird jetzt also passieren, Herr Doktor?«, frage ich.

»Ich werde meine Diagnose formulieren müssen, einen Arztbrief zur Verfügung stellen, der ihren guten Zustand bescheinigt.«

Ich kann seine Gedanken nicht erahnen: Der Chefarzt hat ein ausdrucksloses, höfliches halbes Lächeln.

»Ich glaube, dass Sie mir behilflich sein könnten.«

Ich nicke und setze mich aufrechter hin.

»Was kann ich tun?«

»Was denken Sie über Giorgia?«

Die Vorstellung, dass Giorgias Freiheit irgendwie davon abhängt, was ich antworte, macht mich nervös.

»Ich glaube, es geht ihr gut.«
»Manische Phasen?«
»Keine.«
»Widerstände gegen die Medikation?«
»Nein.«
»Ungewöhnliche Reaktionen?«
Ich zögere, die Frage lähmt mich.
»Inwiefern?«, frage ich, um Zeit zu gewinnen.
»Ungewöhnliches«, sagt der Arzt, »etwas, das nicht in ihre üblichen Handlungsmuster passt.«
Wieder rückt er seine Brille zurecht.
Übliche Handlungsmuster, wiederhole ich für mich selbst – von welcher Gewohnheit sprechen wir hier denn?
»Nein, nichts Ungewöhnliches«, sage ich, meine Stimme ist nicht sicher, und er bemerkt es.
»Gibt es etwas, worüber Sie sprechen möchten?«
»Nichts Besonderes«, ich merke erst, dass ich nachgegeben habe, als es schon zu spät ist. »Es ist nur so, dass es Unterschiede gibt.«
»Was für Unterschiede?«, fragt der Arzt.
Er setzt die Brille ab, beginnt sie mit dem Rand seines blauen Poloshirts zu putzen. Ohne seinen Blick auf mir fühle ich mich wohler.
»Sie ist nicht so, wie sie vorher war. Es gibt Unterschiede«, antworte ich, und während ich das sage, denke ich, dass ich verrückt geworden bin: Ich bin es ja gewesen, der diese Giorgia geschrieben hat.
»Vielleicht verstehe ich, was Sie meinen«, sagt der Arzt, während er die Brillengläser gegen das Licht hält. »Das braucht Sie nicht zu beunruhigen, Signor Bonini, es ist ganz natürlich, dass dem so ist. Giorgia hat eine sehr schwierige Zeit hinter sich. Ja, ich bin überrascht über die Geschwindigkeit ihrer Genesung: Im letzten Monat hat sie gigantische Fortschritte gemacht.«
Ich nicke, berühre instinktiv die Narbe auf meinem Jochbein.
»Sie müssen Geduld haben, abwarten, dass sich alles wieder setzt«, fährt der Arzt fort. »Sie müssen aber auch die Möglichkeit

in Betracht ziehen, dass Giorgia nicht mehr genau wie die wird, die sie früher war.«

Die sie früher war.

»Ich will nur, dass es ihr gut geht«, sage ich – das ist der einzige Satz, der mir mühelos über die Lippen geht.

»Das wollen wir alle«, sagt der Chefarzt. »Wir sind nicht mehr weit von unserem Ziel entfernt, meinen Sie nicht?«

»Ja.«

»Deshalb noch mal: Haben Sie nichts, worauf Sie mich hinweisen möchten?«

»Nein«, antworte ich, »alles normal.«

»Warum habe ich kein eigenes Telefon?«

In schnellem Rhythmus trommeln Giorgias Absätze auf den Asphalt, und obwohl wir untergehakt sind, kommt es mir vor, als würde ich ihr hinterherrennen.

»Ich hab es am Abend der Premiere verloren«, erkläre ich – ich sage ihr nicht, dass es mir vermutlich runtergefallen ist, als ich im Krankenhaus war, aber sie merkt, dass ich ihr einen Teil der Geschichte verheimliche.

»Macht nichts«, sagt sie. »Ich hätte gern eins.«

Sie schaut sich um: Wir überqueren gerade den Platz an den Colonne di San Lorenzo, und die einzigen Telefone hier gehören schon irgendwem.

»Wir können dir morgen eins kaufen«, sage ich.

Sie nickt, damit beschäftigt, irgendeinen Plan zu schmieden, der mich ausschließt.

»Ich will morgen mit meiner Tante sprechen«, kündigt sie an, als wir an einer roten Ampel anhalten müssen.

»Der Arzt hat mir erzählt, dass du die Entmündigung aufheben willst«, sage ich.

»Ja, ich glaube, es ist an der Zeit, das immerhin mal anzusprechen«, Giorgia fährt sich mit der Hand über den Nacken – als suchte sie ihre langen Haare.

»Du hast recht«, sage ich.

Meine Erinnerungen sind voll von Sonnenuntergängen, die diesem hier ähneln. Wir gehen den Weg, den wir zu Anfang unserer Beziehung oft eingeschlagen haben, als wir noch keine Richtung hatten, keinen Ort, zu dem wir gehörten. Alles war potenziell außergewöhnlich; ich hatte oft das Gefühl – jetzt kann ich es klar erkennen –, dass gleich etwas Entscheidendes passieren würde.

Die Autoscheinwerfer schnappen nach Giorgias Profil – ein Biss zwischen Stirn und Nase, ein Lichtstrahl auf ihrem Mund.

»Ich kann es gar nicht erwarten, wieder selbstbestimmt zu sein«, sagt sie, während wir die Straße überqueren.

»Das ist keine große Sache«, sage ich und nehme sie an die Hand.

Sie schlingt ihre Finger um meine und lächelt, aber ihr Lächeln gilt nicht nur mir: Sie umarmt die ganze Straße, die vorbeifahrende Straßenbahn, und läuft Gefahr, in sie hineinzustolpern.

»Das denkst du nicht wirklich.«

Vielleicht hätte ich auch gerne, dass jemand mich neu schreibt, denke ich, während wir die Distanz überwinden, die uns von der Piazza Ventiquattro Maggio trennt. Diese Orte kennen wir alle schon, überall sehe ich unsere Trugbilder. Ich weiß nicht, was gerade mit mir los ist, das Gespräch mit dem Chefarzt hat mich für unbequeme Gedanken empfänglich gemacht. Hier sind Giorgia und ich, und zusammen mit uns all die anderen, all unsere Selbst, die vor uns hier gingen.

Ich beschleunige meinen Schritt, bin ungeduldig, diesen Teil des Wegs hinter mir zu lassen.

»Ich hoffe wirklich, dass meine Tante kein Theater macht«, sagt Giorgia – wir laufen an der Halle des Mercato Comunale vorbei, aber sie schaut nicht einmal hin, sagt nichts: Früher hätte sie mich gezwungen, hineinzugehen; jetzt sind es nur zwei Schritte, und der Markt ist schon in weiter Ferne.

»Willst du nicht durchschlendern?«, frage ich, als wir schon außer Reichweite sind. Sie schaut mich verständnislos an.

»Nein«, sagt sie zerstreut. »Glaubst du, dass meine Tante Theater macht?«

»Warum sollte sie?«

»Ich weiß es nicht«, Giorgia führt mich an den hohen Mauern des Hafenbeckens entlang. »Ich habe Angst. Vielleicht, wenn ich mich so verhalte, wie sie es will ...«

»Wie sie es will?«

»Ja«, antwortet sie. »Sie mag mich, wenn ich abgeklärt und ruhig bin. Ich könnte mir etwas anderes anziehen, vielleicht hab ich noch welche von den alten Sachen im Schrank. Ich will nicht unvorbereitet hingehen.«

Ich sehe, wie sie im Kopf verschiedene Kombinationen anprobiert, und löse unsere Hände mit der Ausrede, ihr im Gedränge der Fußgänger, die in die Promenaden am Naviglio einbiegen, den Vortritt zu lassen.

»Du brauchst dich nicht vorzubereiten«, sage ich. »Du musst einfach nur du selbst sein.«

Giorgia lächelt nachsichtig.

»Was denn, Giò?«

»Sie wird nie nachgeben, wenn ich ihr nicht zeige, was sie sehen will«, sagt sie.

Ihr Gedanke macht mich fassungslos – sie wirkt, als hätte sie die normalste Sache der Welt gesagt. Vielleicht ist sie das, vielleicht gehört dieser Satz zu einer Normalität, die ich nicht kenne, aber das ist nicht ihre, das ist nicht Giorgias, und meine auch nicht. Ich kann nichts dergleichen geschrieben haben. Ich schlucke trocken.

»Ich könnte wieder anfangen zu arbeiten«, fährt Giorgia fort. »Auch du solltest über einen neuen Job nachdenken.«

»Einen neuen Job?«, wiederhole ich.

»Ja, du willst ja wohl nicht dein ganzes Leben lang allein in dieser Bar herumstehen. Du hast keine Zukunft, wenn du dortbleibst. Du musst dich wieder ins Spiel bringen, du kannst nicht verlangen, dass ich alles mache.«

»Dass du was alles machst?«

»Dass nur ich darüber nachdenke, wie wir unsere Situation verbessern könnten.«

Giorgia hat sich in ihrer neuen Dimension verloren, sie bemerkt mich nicht und auch nicht den immer größer werdenden Abstand, der uns voneinander trennt: Wir gehen so weit auseinander, dass die Passanten zwischen uns hindurchlaufen. Ihr geht es gut, denke ich, sie hat alles, was sie für dieses Leben braucht. Ihre Beine erklimmen die Stufen einer Brücke, ich schaue zu, wie sie vor mir länger wird. Auf halbem Weg, als Giorgia mir weiter von ihren Zukunftsplänen erzählt, ist die Erinnerung stärker als die Gegenwart: Ich sehe, wie sie sich über den Schatten legt, den wir das letzte Mal hier hinterlassen haben – an dem Geländer, wo jetzt nur sie ist, haben wir gemeinsam gelehnt. Sie ist wunderschön. Sie ist so schön wie damals, in der Art, wie sie sich streckt, um die Spiegelungen der Laternen im schwarzen Wasser zu betrachten. Das ist all das, was Giorgia hätte sein können, wenn der Schmerz sie nicht gebeugt hätte.

»Kommst du?«, fragt sie.

Ich würde ihr gerne sagen, dass sie vollkommen ist, ich würde ihr gerne sagen, dass ich sie so geschrieben habe, dass sie zu der Welt passt, die uns immer erschreckt hat, damit sie keine Angst mehr hat, damit sie nicht mehr leiden muss – aber es ist schon zu spät: In ihren Armen werde ich zu einem Trugbild.

Kapitel 9
ANDERS

Giorgias Tante leistet Widerstand, sie ist entschlossen, die Entmündigung aufrechtzuerhalten, bis sie sich davon überzeugt hat, dass der Zustand ihrer Nichte stabil ist: Sie verpflichtet sie zu einem Programm gemeinsam verbrachter Nachmittage bei ihr zu Hause, und ich muss notgedrungen die Öffnungszeiten der Bar ändern.

Als ich sie heute zu der Verabredung fahre, zupft Giorgia ständig ihr Hemd zurecht: Sie hat sich aus den Resten ihrer Garderobe von einst bedient, die Hosen und Schuhe angezogen, die sie früher immer bei der Arbeit trug. Ich schaue zu, wie sie mit zwei Fingern innen durch den Ärmel fährt und ein eingebildetes Jucken wegkratzt.

»Ich halt's nicht mehr aus«, sagt sie, als wir fast angekommen sind. »Das macht sie mit Absicht.«

»Sie will nur Zeit mit dir verbringen.«

Sie hält ein Seufzen zurück und schüttelt den Kopf. »Sie ist eine Egoistin. Sie bremst mich aus.«

»Vielleicht hat sie Angst, dass du sie erneut aus deinem Leben ausschließen könntest«, sage ich.

Wenige Schritte vor dem Tor hält sie an und steckt ihre Hände in die Hosentaschen.

»Sie kann mich nicht zwingen, sie in mein Leben einzubeziehen«, sagt sie, ohne mir in die Augen zu sehen.

»Sie ist deine Tante.«

»Das heißt gar nichts.«

Die neue Giorgia ist nicht empfänglich für meine Bemühungen, ihr mögliche andere Sichtweisen nahezulegen. Sie zieht mich an sich und erstickt meine Gewissensbisse in einem innigen Kuss.

»Ich hole dich in ein paar Stunden wieder ab«, sage ich und lasse sie gehen.

Ich warte, bis sie das Tor hinter sich geschlossen hat, und gehe mit demselben Gefühl der Leere zum Auto zurück, das mich seit dem Tag unseres Spaziergangs verfolgt. Auch Giorgias Körper ist feindselig geworden, ich berühre sie, und sofort denke ich an ihr erstes Erwachen, als eine andere Rolle von ihr Besitz ergriffen hatte. Ich wende sehr viel Energie auf, um die Angst zu verjagen, trübe durchlebe ich meine Tage, wie unter Wasser.

Vor lauter Anstrengung, nicht zu denken, merke ich, als ich an der Bar ankomme, gar nicht, dass dort jemand auf mich wartet.

»Hey, mein Freund.«

Amelia lehnt an dem geschlossenen Rollgitter und hält den Zettel in der Hand, den ich vor dem Wegfahren dort hingehängt hatte – »Du bist früh zurück«, sagt sie und guckt auf den Zettel.

»Ciao«, ich versuche mich an einem spontanen Lächeln und merke, wie ich scheitere. »Was machst du hier?«

Sie verschränkt die Arme und schaut sich um, als suche sie jemanden.

»Wo ist Giorgia?«, fragt sie.

»Ich habe sie zu ihrer Tante gebracht«, sage ich. »Warum?«

»Ich muss mit dir reden.«

Ich bücke mich, um das Vorhängeschloss zu öffnen, die Schlüssel rutschen in meinen plötzlich schwitzenden Händen.

»In Ordnung«, sage ich. Ich schiebe das Rollgitter hoch und öffne ihr die Tür. »Bitte.«

Ich folge ihr in die Bar, in der Mitte des Lokals wird sie plötzlich langsamer, und ich stoße gegen sie. Es folgen peinliche Minuten, in denen ich mich ununterbrochen entschuldige, dann schaffe ich es, mich in Sicherheit zu bringen. Amelia ist immer noch besorgt, sie kommt auf die andere Seite des Tresens; ich denke darüber nach, sie zu fragen, was eigentlich los ist, aber in Wahrheit bin ich einfach erschöpft, und so schauen wir uns irgendwann nur noch schweigend an.

»Ich muss mit dir über Giorgia reden«, gibt sie schließlich nach. »Irgendetwas stimmt nicht.«

»Ich weiß. Der Chefarzt hat gesagt, dass wir Geduld brauchen, bis sich alles erst wieder setzt.«

»Was soll das heißen, bis sich alles wieder setzt?«

Ich würde ihr gerne eine meiner vorgefertigten Antworten geben, aber als es so weit ist, schaffe ich es nicht, mich an das Skript zu halten: Ich vergesse meinen Text.

»Ich hab keine Ahnung«, sage ich. »Weshalb machst du dir Sorgen?«

Sie zögert, mustert mich einige Sekunden. »Sie will meine Rolle«, sagt sie.

»Deine Rolle?«

»Ja, in dem Theaterstück«, fährt Amelia fort. »Sie hat zu Mauro gesagt, dass er mich ersetzen sollte, dass ich dem nicht gewachsen sei. Sie hat gesagt, ich sei nicht einmal halb so gut wie sie oder etwas in der Art.«

»Wann hat sie denn ...«

»Sie ist vor zwei Tagen bei den Proben aufgetaucht«, Amelia ballt ihre Hände auf dem Tresen zu Fäusten. »Sie war so beharrlich, dass Mauro gezwungen war, sie an meiner Stelle spielen zu lassen.«

»Vor zwei Tagen?«, ich rechne nach. »Das ist nicht möglich, sie hat den Tag bei ihrer Tante verbracht.«

Kaum habe ich das ausgesprochen, begreife ich, dass diese Aussage nichts bedeutet: Ein Tag sind sechs Stunden, in denen sie überall hätte sein können – »Ich hab sie abgeholt, sie war dort.«

Amelia stützt den Kopf in ihre Hände, auch sie ist erschöpft und hört mir nicht wirklich zu.

»Ich weiß nicht, was in sie gefahren ist«, sagt sie. »Früher hätte Giorgia so etwas nie gemacht. Seit sie aus der Klinik entlassen wurde, ist sie ein anderer Mensch.«

Sie schaut mich an, auf der Suche nach einer Antwort, die ich ihr nicht geben kann. Ich denke über die Möglichkeit nach, ihr die Existenz des Skripts zu beichten, aber ich schiebe die Idee sofort beiseite – würde sie mich für ein Monster halten?

»Vielleicht liegt es an der Zeit in der Klinik«, sage ich, »sie war sehr lange dort.«

Sie sieht mich weiter prüfend an – ob sie davon weiß? Als ich den Blick abwende, höre ich die Alarmglocken noch in meinen Ohren, ein Schlag nach dem anderen.

»Ich versuche mit ihr zu reden«, sage ich.

»Ich glaube nicht, dass das etwas bringt.«

»Warum?«

»Ich habe auch schon versucht mit ihr zu reden«, sagt Amelia. »Das ist nicht sie. Die Art, wie sie mich angesehen hat, was sie gesagt hat. Ich kann es dir nicht erklären, es ist, als ob … als ob man sie durch eine andere ersetzt hätte.«

»Meinst du nicht, du übertreibst?«

»Ich übertreibe?«

»Vielleicht bildest du dir was ein. Du bist zu involviert.«

Sie macht sich steif.

»Meinst du, dass ich mich nur um meine Rolle sorge?«

»Das habe ich nicht gesagt. Aber …«

»Es geht nicht um die Rolle, Filippo«, sie lehnt sich zu mir herüber. »Kann es sein, dass du den Unterschied nicht bemerkst? Irgendwas stimmt nicht.«

»Die Lage ist nicht so gravierend, wie du sie ausmalst.«

»Willst du behaupten, dass du in ihr noch denselben Menschen siehst, den du vor drei Jahren kennengelernt hast?«

»Das ist nicht der Punkt.«

»Das ist der Punkt.«

»Ich rede mit ihr«, wiederhole ich. »Ich bringe sie zur Vernunft, sie wird auf die Rolle verzichten.«

»Wir reden hier nicht über die Rolle.«

»Ich habe gesagt, dass ich mit ihr rede und dass du dir um die Rolle keine Sorgen machen musst«, in einer reflexhaften Geste fahre ich mit der Hand über den Tresen. »Und es gibt nichts, worüber man reden müsste.«

Amelia bleibt auf halber Strecke zwischen uns hängen, und ich habe nicht mehr den Mut, sie anzusehen – ich stelle mir vor, mich in ihrem Gesicht gespiegelt zu sehen. Ich höre, wie sie schweigend weggeht, dann denke ich, dass ich, wenn ich mich nur lange genug anstrenge, so tun kann, als hätte dieses Gespräch nie stattgefunden. Und doch kommen Amelias Fragen zurück, in langsam anrollenden Wellen, die alles überfluten.

Giorgia hat die Augen geschlossen. Das gelbe Licht der Lampe schneidet zwei dunkle Halbmonde unter ihre Brüste, ein weicher Schatten zwischen den Bauchmuskeln. Sie schläft nicht: Nach dem Sex hat sie sich neben mir ausgestreckt; sie atmet gleichmäßig, tief, und hat in einem Mundwinkel noch die Hälfte ihres neuen Lächelns.

Auch ihr Körper verändert sich langsam, die Verwandlung breitet sich aus der Tiefe kommend zu den Oberflächen hin aus. Die Unsicherheit der ursprünglichen Giorgia hatte dafür gesorgt, dass sie sich wie in einem Käfig bewegte, dass sie sich dessen Form angepasst hatte: Sie lag gekrümmt im Bett und füllte dabei so wenig Raum aus wie möglich; sie ging mit übertriebener Vorsicht, geräuschlos, berechnete die Abstände genau – sie hatte schon all den Schmerz erlebt, den eine Unachtsamkeit ihr hätte zufügen können. Jetzt, wo es diese Giorgia nicht mehr gibt, kann ich sie so klar vor mir sehen.

»Heute ist Amelia bei mir vorbeigekommen«, sage ich.

Giorgia öffnet langsam ein Auge, dann das andere, sie schaut mich ruhig an.

»Schön.«

»Sie hat mir erzählt, dass du am Samstag bei den Proben warst.«

Sie gerät nicht aus der Fassung, sondern bleibt unverändert wie eine Wachsfigur. Sie stützt ihren Kopf auf eine Hand und wartet auf meinen nächsten Schritt.

»Warum hast du mir nicht gesagt, dass du da hinwillst?«

»Du machst dir wegen allem Sorgen. Diese Geschichte mit der Krankheit hat dich paranoid gemacht.«

»Ich will nur, dass es dir gut geht. Der Chefarzt ...«

»Oje, schon wieder, der Chefarzt, der Chefarzt«, Giorgia setzt sich ruckartig auf. »Ich habe das Gefühl, zu ersticken.«

Sie hat mir den Rücken zugewandt und umarmt ihre Knie; ich würde sie gerne berühren, eine Hand ausstrecken und um ihren nackten Hals legen.

»Er will auch, dass es dir gut geht«, sage ich.

»Er will auch, dass ich *brav* bin, willst du sagen.«

»Giorgia«, ich versuche, sie an einer Schulter zu fassen, sie zieht sich zurück. »Giorgia, bitte.«

Ich bin gezwungen, auf dem Bett um sie herum zu krabbeln, damit ich ihr ins Gesicht sehen kann: Sie starrt mich an, ohne zu zwinkern; in ihrem Blick liegt eine kalte Ruhe, die mir Angst macht.

»Ihr wollt, dass ich wieder so werde wie vorher«, sagt sie.

»Wovon redest du? Ich will nur verstehen, warum du um jeden Preis diese Rolle haben willst. Amelia hat gesagt ...«

»Ich bin besser.«

»Das ist kein guter Grund, um anderen Leuten wehzutun.«

»Sollte ich mich raushalten? Ich kann die Rolle besser spielen als irgendwer sonst.«

»Amelia übt schon das ganze Jahr für die Aufführung.«

Giorgia steht vom Bett auf, sie schaut mich von oben herab an.

»Das ist irrelevant.«

»Ist es nicht.«

»Für mich schon.«

In ihrem Körper, der mich überragt, liegt eine teuflische Kraft, die Haut ist dünn und fast durchsichtig über den Knochen. Mein Alptraum sucht mich wieder heim – die Laken auf eben dieses Bett ziehen, sich erinnern, dass die wahre Giorgia im Schrank versteckt ist. Die Abweichung ist wieder da – und so entsetzlich, dass ich keine Luft mehr bekomme.

»Sie ... Du hättest nie ...«

»Sie? Ich?«, wie ein Schatten wird Giorgia über mir immer länger, die Stimme fest und tief.

»Früher hättest du so etwas nicht gedacht«, finde ich die Kraft zu sagen.

Das Lächeln öffnet sich wie eine Schnittwunde.

»Ich habe also recht. Du hättest mich gerne, wie ich vorher war.«

Mein Schweigen erschreckt sie nicht; sie lacht leise über mich, während sie mich aufs Bett drückt. Sofort ist sie rittlings über mir und schaut mich von so Nahem an, dass das Licht hinter ihr verschwindet.

»Ich erinnere mich noch daran, wie ich vorher war«, sagt sie auf meinem Mund, ihr Atem ist warm und süß. »Mehr tot als lebendig, in meinem Körper gefangen, gelähmt. Willst du mich etwa so, Filippo?«

Ihre Stimme zögert, sie wird dünner, und sie streift mit ihrem Gesicht über meins.

»Willst du mich etwa wieder so?«

»Ich …«

»Wie willst du mich? Du musst nur darum bitten. Fehlt dir der Mut, mich zu bitten? Sag mir, wie du mich haben willst.«

Zwischen ihr und mir ist kein Raum, um irgendeinen Gedanken zu formulieren, das Licht ist gänzlich aufgebraucht, ich bin verloren.

»Weinst du, Filippo?«, fragt sie wie ein Kind.

Sie leckt die Träne auf, die sich in meiner Narbe gesammelt hat, küsst die nasse Haut. Ich fahre mit einer Hand in ihr Haar, schließe die Augen und kann meine Übung wiederaufnehmen, fühle ihr Haar so lang, wie es in der Zeitspanne war, die uns bisher gewährt wurde. Ich würde es ihr gerne erzählen, es ihr erklären, sie fragen, ob sie die Spuren wiederfinden kann, die ich verwischt habe. In meinen Händen löst sich die Erinnerung auf, und ich mit ihr; wir sind verloren.

»Ich will, dass es dir gut geht.«

»Willst du das wirklich?«

Als ich die Augen wieder öffne, ist sie immer noch über mir, aber weit entfernt, mit aufgerichtetem Rücken: eine fremde gelbe Göttin.

»Ja.«

»Dann lass mich machen. Ich habe das Bedürfnis, wieder auf der Bühne zu stehen, Mauro kann mir helfen«, sagt sie. »Um den Rest kann ich mich jetzt nicht kümmern: Meine Tante hat zugestimmt, den Widerruf der Entmündigung zu unterschreiben.«

»Wirklich?«

»Ja«, Giorgia zeichnet eine Linie auf meinen Bauch. »Und dann sollten wir dafür sorgen, dass alles anders wird: dieser Ort hier, dein Job, meiner. Ich gehe nicht zurück in den Supermarkt. Wir müssen hier weg.«

Sie hat einen Plan, vorgezeichnet wie der unendliche Kreis, den sie um meinen Bauchnabel herum einritzt: Erst jetzt merke ich, dass sie die nächsten Schritte schon vorgesehen hat. Sie ist, wie ich sie mir erschrieben habe, mächtig, anders, so wie ich dachte, dass ich sie haben wollte.

»Willst du mich etwa so?«, ihre Frage ist ein Echo, und ich weiß nicht mehr, ob sie wirklich gesprochen hat oder ich es mir nur eingebildet habe.

Giorgia legt eine Hand in ihren Nacken, packt die nicht vorhandenen langen Haare, führt sie in einer Geste über ihre rechte Schulter und legt so den Hals frei: Sie ist Amelia, in der Bewegung, in ihrem Zimmer, in jener Nacht. In meiner Übung.

Das Gittertor zu Mauros Haus steht offen, ich habe an diesem späten Abend, der fast schon Nacht ist, freien Zugang zum Garten. Als ich an der Tür klingeln müsste, überlege ich, wieder nach Hause zu fahren, zu Giorgia; zu schlafen, das Unbehagen, die Angst wenigstens zeitweilig loszuwerden. Zum ersten Mal, seit sie nach Hause zurückgekehrt ist, habe ich sie allein gelassen: Ich habe so getan, als müsste ich nach unserem Gespräch ein paar Schritte gehen – »Geht es dir gut?«, hat sie gefragt. »Im Grunde ist doch nichts Schlimmes passiert, oder?« Sie hat diesen süßlichen Tonfall angeschlagen, hat mich noch einmal gestreichelt, um mich zu besänftigen. Sie hat Angst, dass ich mit dem Chefarzt reden und ihre Pläne durchkreuzen könnte.

Ich warte immer noch darauf, eine Entscheidung zu treffen, und kann nicht stillstehen, ich streife ums Haus. Das Licht im Esszimmer ist an, es fällt auf die Ahornbäume, auch hier gelbes Licht, ein dreckiges Gold. Die Terrassentür ist offen, ich höre Mauro reden. Ich bleibe an der Hauswand stehen, von hier aus kann ich nur seinen Schatten sehen, der sich über den Boden streckt. Seine Stimme bewegt sich in den bebenden Grenzen seines Körpers – »Schon wieder diese Geschichte, Valeria? Ich bitte dich.«

Die Stimme, die ihm antwortet, ist weiblich und hoch, sie gehört einer reifen Frau – von ihr ist nur eine zerstückelte Silhouette auf dem schwarzen Boden zu sehen, zergliedert zwischen den Blätterresten und Steinen.

»Alleine schaffe ich es nicht mehr, ich muss mich um zu vieles kümmern. Und dann der Krebs, Mauro, du weißt, dass ich ständig diese anstrengenden Kontrolluntersuchungen habe.«

»Ich würde mir wünschen, dass du das nicht tust.«

»Dass ich was nicht tue?«

»Dass du deine Krankheit nicht für diese Art Erpressung missbrauchen würdest.«

Das Lachen als Antwort ist klar, mit deutlichem Anfang und Ende, als würde jemand einen Schalter drücken.

»Hör auf, den Melodramatischen zu spielen«, die Stimme wird härter. »Ich brauche deine Hilfe.«

»Ich werde ganz sicher nicht als Gesellschafter einsteigen.«

»Okay. Willst du echte Erpressung? Wenn du nicht als Gesellschafter einsteigst, streiche ich dir deinen Unterhalt ganz.«

»Jetzt also die schweren Geschütze. Hast du deshalb die Sachertorte mitgebracht?«

»Ich habe nicht die Absicht, die Ausgaben für die uneheliche Tochter deines Vaters zu tragen.«

»Unehelich, mein Gott. Komm auf den Boden zurück. Noch etwas Gin?«

Darauf folgt ein langes Schweigen, dann das Plätschern der Flüssigkeit in ein Glas.

»Du solltest dich nicht um sie kümmern müssen. Sie hat einen Vater. Du schuldest ihr nichts.«

»Warum tust du das? Warum schlägst du hier auf, bedrohst mich und gehst dann wieder? Was hat Amelia dir getan?«

»Nichts, ich bin sicher, dass sie ein nettes Mädchen ist, aber sie gehört nicht zu meiner Familie. Du gehörst zu meiner Familie: nur du.«

»Mama.«

»Er hat dich verlassen, als du sechs warst.«

»Er hat nicht *mich* verlassen.«

Als sich die Stille wieder herabsenkt, lasse ich mich auf den Boden gleiten. Mit dem Rücken gegen die Wand gelehnt sitze ich da und denke, dass ich gerne für immer hierbleiben würde, im Verborgenen. Ich warte, höre mir das restliche Gespräch zwischen Mutter und Sohn an: Es ist ein Traum, in dem sie weiter Nein zueinander sagen, dann kommt das Ritual der Ultimaten, schließlich die Verabschiedung. Als Mauros Mutter vom Tisch aufsteht, höre ich, wie ihre Absätze Nägel ins Parkett schlagen. Ich stelle sie mir brünett und stattlich vor. Im Schutz der Dunkelheit sehe ich, wie sie das Haus verlässt und den Gartenweg entlanggeht, beschienen vom Licht, das durch die offene Tür fällt, und meine Fantasien werden sofort enttäuscht – klein, kurzes Haar; sie flitzt so schnell durch das Gittertor, dass ich gerade einmal ihren Umriss erkennen kann.

»Filippo.«

Plötzlich erklingt Mauros Stimme, erschreckt mich aber nicht – er ist im Garten aufgetaucht, im Dunkeln kann man seine Augen nicht sehen.

»Willst du mir verraten, was du hier machst?«

»Ich habe gewartet«, sage ich.

»Ich hab den Schatten gesehen«, sagt er und zeigt mit dem Finger auf meine Silhouette auf dem Boden. »Kommst du rein?«

Ohne meine Antwort abzuwarten, geht er zurück ins Haus. Ich folge ihm, er hat sich schon zwischen die Trümmer des Abendessens gesetzt – trübe Gläser, zerfetzte Brotstücke auf der weißen

Tischdecke. Er deutet auf das andere Kopfende, ich setze mich auf den noch warmen Platz seiner Mutter.

Mauro lässt mich wortlos schmoren; er sucht ein Glas aus, leert den Rest eines Rotweins und lächelt mich an – sein Lächeln hat auf mich gewartet, das wird mir jetzt klar, wo er auf mein Wohl anstößt. Ich frage mich, wie viel von dem, was ich ihm sagen will, schon von ihm vorausgesehen wurde.

»Was ist los?«, fragt er.

In seinem Mundwinkel ist etwas Blut vom Wein zurückgeblieben, die Zähne haben violette Zwischenräume.

»Nichts.«

»Nichts? Du hast dich im Garten versteckt, weil nichts ist?«

»Nein, ich weiß nicht, warum …«

»Du weißt nicht, warum du dich im Garten versteckt hast?«

»Nein, nein. Ich meinte …«

»Willst du was essen? Du bist ganz blass.«

»Nein.«

»Ein Schlückchen Wein?«

»Nein, nein!«

Ich bin laut geworden, Mauro bleibt gefasst, er schaut mich weiter ruhig an, die langen Haare umrahmen ordentlich sein Gesicht: ein braunhaariger Christus mit krummer Nase.

»Es ist wegen Giorgia.«

Er sammelt mit seiner Zunge die Überreste des letzten Schlucks ein, sein Ausdruck ist undurchdringlich.

»Was ist mit Giorgia?«

»Es passt nicht.«

»Es passt nicht?«

»Nein.«

»Entschuldige, aber das verstehe ich nicht: Du warst doch begeistert von ihr.«

»Das war ich.«

»Das warst du.« Mauro steht auf, geht barfuß zum Eingang und kommt mit einem Päckchen Zigaretten zurück. »Wo ist das Problem? Neue, nicht vorherzusehende Eigenarten?«

»Nicht wirklich …«, sage ich. »Aber, zum Beispiel, die Geschichte mit den Proben. Warum hast du mir davon nichts gesagt?«

»Was gesagt?«

»Dass sie zur Probe gekommen ist, dass sie versucht, Amelias Rolle zu bekommen.«

»Ich dachte, du wüsstest das. Du hast sie doch gefahren, oder nicht?«

»Nein. Ich dachte, sie wäre bei ihrer Tante«, sage ich. »Es passt nicht zu ihr, sich so zu benehmen.«

Mauro seufzt ungeduldig.

»Na gut, sie ist sehr bestimmt. Hartnäckig«, gibt er zu. »Aber mir gefällt sie so. Die Giorgia von früher war oft unsicher, hat die Arbeit gehemmt …«

»Aber sie will Amelia aus dem Stück drängen.«

»Versuch die Situation doch mal von ihrem Standpunkt aus zu betrachten: Sie ist wirklich besser, wieso sollte sie schweigend zuschauen?«

Mauro zündet sich eine Zigarette an, er schaut über die Glut des ersten Zugs hinweg zu mir herüber.

»Das kannst du nicht zulassen«, sage ich.

»Warum nicht?«

»Es ist zu riskant«, versuche ich es.

»Aber sie nimmt doch ihre Medikamente, oder?«, gibt Mauro zurück.

»Ja, aber es ist unvorsichtig.«

»Ich sehe da kein Problem, wenn ihr Zustand stabil ist, und das ist er. Wenn ich irgendwelche Alarmzeichen bemerken sollte, weißt du, dass ich dir das mitteilen würde«, sagt Mauro und ascht ab. »Sogar auf Medikamenten ist sie besser als alle anderen Schauspieler, mit denen ich arbeite. Sie kann dem Ensemble das gewisse Etwas geben.«

»Aber Amelia …«

»Filippo, ich kann dir nicht folgen«, platzt Mauro heraus. »Wo ist das Problem? Giorgia geht es gut, sie wurde entlassen, die ärztlichen Kontrolluntersuchungen bestätigen einen außergewöhnlichen Heilungsprozess, und du tauchst verschwitzt wie ein Schwein um Mitternacht bei mir zu Hause auf, um wegen Amelia rumzujammern.«

Er prüft mich mit seinem Blick: Ich habe Angst, dass er das Geheimnis sieht, Amelias goldener Kopf auf dem Bett, der trübere, langsame Tropfen.

»Es geht nicht um Amelia«, sage ich. »Es ist wegen Giorgia. Sie ist nicht … Das ist nicht sie, ich erkenne sie nicht wieder. Ich weiß nicht mehr …«

Unter Mauros lakonischem Blick schütte ich Wasser in ein Glas mit Lippenstiftspuren, ich trinke in dem Versuch, meinen Atem wiederzufinden. Als ich ausgetrunken habe, starrt er mich immer noch an, er lässt mir keine Atempause; ich ersticke gleich.

»Das ist nicht sie«, sage ich, während ich das Wasser abwische, das mir übers Kinn geflossen ist. »Ich erkenne sie nicht wieder. Es ist nicht nur wegen Amelia, es ist alles … Sie will einen anderen Job, sie will, dass ich die Bar sein lasse, sie will eine neue Wohnung … Ich …«

»Filippo.«

»Ich kann das nicht, ihr ist das egal, sie will das eben … Und was sie da will, kann ich nicht …«

»Filippo, bitte, beruhige dich.«

Ich folge seiner Anweisung, was darauf hinausläuft, dass wir uns von den beiden gegenüberliegenden Seiten des Tisches aus schweigend ansehen.

»Haben wir nicht genau deshalb über ein neues Skript nachgedacht?«, fragt Mauro schließlich. »Hast du sie nicht genau deshalb neu geschrieben?«

»Ich habe sie neu geschrieben, weil sie so, wie sie vorher war, nicht funktioniert hat. Es ging um ihr Wohl.«

»Tja«, er wendet den Blick ab und gibt mir etwas Sauerstoff zurück. »Was hat denn nicht funktioniert in der ersten Version? Es ist merkwürdig. Ich erinnere mich kaum noch.«

Er sucht die Antwort in seiner Rauchwolke, kratzt etwas Verkrustetes von der Tischdecke ab.

»Sie war zu ehrlich«, sage ich. »Zu liebenswürdig. Sie wusste nicht, was sie anziehen sollte. Sie hatte kein Ziel im Leben.«

Mauro lächelt mit den Mundwinkeln nach unten.

»Du hast mindestens sieben Menschen beschrieben, die ich kenne.«

Ich kann nicht ruhig auf dem Stuhl sitzen bleiben, ich rutsche nach vorne, mein Knie zittert.

»Das ist nicht der richtige Zeitpunkt für Witzeleien«, sage ich.

»Nein, Filippo, so geht das nicht«, erwidert er seelenruhig. »Ich hab dir gesagt, dass du dich beruhigen sollst. Ich bin heute Abend schon genug gestraft. Wenn du dich nicht beruhigst, werfe ich dich raus.«

Er sagt das, ohne aufzuschauen, mit tonloser Stimme. Seine Drohung trifft meinen Stolz, ich würde gerne aufstehen, von selbst gehen, und ich kann nicht. Ich will einen tiefen Atemzug nehmen, ich scheitere, versuche es erneut, und die Luft kommt bis zum Mageneingang; beim dritten Versuch fülle ich den Bauch. Mir ist klar, dass ich von Mauro nicht bekommen werde, was ich will, wenn ich mich nicht seinen Regeln anpasse: Es ist, wie die neue Giorgia es sagt.

»Entschuldige«, sage ich in kontrolliertem Tonfall. »Ich bin etwas aufgeregt.«

»Dafür gibt es keinen Grund. Alles ist lösbar«, Mauro sucht sich eine weitere Zigarette aus und zündet sie mit den Resten der fast aufgerauchten an. »Fangen wir wieder von vorne an.«

Ich warte schweigend, bis seine Denkpause zu Ende ist.

»Die erste Giorgia war nur eine Probe, da bin ich deiner Meinung, ihr fehlte was. Ein neues Skript war unumgänglich«, sagt er dann. »Aber das hier? Das hast von Anfang bis Ende du geschrieben, von mir gab es eigentlich keinerlei Eingriffe. Ich dachte, das sei das, was du gemeint hast, als du sagtest, du wolltest sie ... wie hast du dich noch gleich ausgedrückt? Selbstsicherer, unerschütterlicher. Sprichst du davon nicht auch im Skript? Von der Überwindung des Traumas wegen Mutter und Vater.«

»Ja, aber ...«

»Und dann die Sache mit dem Ziel: Du warst es, der die Karriere als Schauspielerin ausgesucht hast.«

»Weil du gesagt hast, das sei, was sie am meisten wolle.«

»Und das ist wahr.«

»Aber nicht auf diese Art und Weise.«

Mauro schüttelt verärgert den Kopf.

»So läuft das nicht«, sagt er. »Die Giorgia, die Schauspielerin werden wollte, als ich sie kennengelernt habe, ist eine andere als diese hier. Du kannst nicht dieselben Reaktionen von ihr erwarten.«

»Aber jetzt ist sie aggressiv, und es interessiert sie nicht, ob sie anderen wehtut.«

»Erstaunlich«, diesmal lächelt Mauro wirklich, ohne mich anzusehen.

»Was?«, stoße ich wütend hervor.

Er wägt seine Worte ab, quält mich: Ich merke, dass ich sein Spielzeug bin, dass er sich nach dem Ärger über seine Mutter an mir abreagiert. Er hat seinen Spaß daran, mich um seine Zuwendung betteln zu lassen.

»Es ist überraschend, wie wenig ausreicht, um einen Charakter völlig umzustülpen«, antwortet er, »zu was ein Mensch werden kann, wenn ihm der ihm eigene Schmerz genommen wird. Der Entzug dieses einzelnen Elements hat Giorgia einen Großteil ihrer Identität gekostet, findest du nicht auch? In ihr ist keine Spur mehr von der kindlichen Angst, sich selbst oder anderen wehzutun. Sie ist erwachsen geworden.«

»Du hast das Skript vorher gelesen. Warum hast du mir das nicht gesagt?«

»Das konnte ich doch nicht wissen. Wie genau sie mit einer Rolle umgeht, bleibt ein unvorhersehbarer Faktor.«

»Ich wollte nur, dass sie glücklich ist.«

Mir kommen all die Fantasien wieder in den Sinn, die ich beim Verfassen des Skripts durchstreift habe, die Momente, auf die ich mich im Voraus gefreut habe – ein Nachmittag mit ihr, ein Lächeln anstelle der Trauerfalte, nicht mehr der gekrümmte

Rücken eines Menschen, der einen Schlag erwartet, sondern einer mit aufrechter Haltung, klarer Stimme.

»Aber jetzt ist sie doch glücklich«, sagt Mauro. »Ich habe sie noch nie so energiegeladen, so selbstsicher gesehen. Was für ein Anblick.«

»Aber die Unterschiede ...«

»Verdammt, Filippo, die Unterschiede. Natürlich gibt es Unterschiede, aber haben wir sie nicht genau deshalb neu geschrieben?«, er zuckt mit den Achseln, ascht ab. »Wenn du dich unbedingt auf die Details versteifen willst, gut, ich gebe zu: Manchmal übertreibt sie. Was die Kleidung angeht, zum Beispiel, das ist noch nicht ganz gelungen, das ist Exhibitionismus am Rande des guten Geschmacks. Auch mit ihrer verführerischen Ausstrahlung hast du es, glaube ich, etwas übertrieben. Aber das ist normal, Figuren von Autoren, die noch blutige Anfänger sind, sind immer zu intensiv: Darin liegt ihre Schönheit und ihre Unvollkommenheit.«

Ich bleibe still, wiederhole im Geiste die Passagen und Szenen, die ich verfasst habe, ohne ihre Wirkung in einer weiteren Dimension in Betracht zu ziehen – nicht nur auf die Giorgia im Skript, sondern auch auf die draußen, in der Welt; denn an Letztere habe ich beim Schreiben kaum gedacht.

»Du wolltest eine glückliche Giorgia, und sie ist es. Du wolltest sie selbstsicher, und sie ist es. Du wolltest, dass sie so ist, wie du sie dir wünschst: Giorgia ist genau das. Jetzt ist Giorgia so, wie alle es sich wünschen«, sagt Mauro in meine Stille hinein.

»Nein. Das war nicht, was ich mir gewünscht habe«, sage ich.

»Du hast sie so geschrieben. Du hast gewusst, was du tust, als du sie geschrieben hast. Ich habe das Skript gelesen, mach mir nichts vor.«

Ich denke darüber nach, ob ich versuchen sollte zu lügen oder wenigstens die Wahrheit zu verschleiern, aber er weiß Bescheid, es wäre vergeblich. Er will, dass ich es ausspreche.

»Gut. Gewisse Entscheidungen waren bewusst. Versteh mich bitte nicht falsch, aber es ist so schwierig ... die Entscheidungsmöglichkeit zu haben, zu wissen, dass es dann wirklich passieren wird …«

»Zu wissen, dass das, was du erschaffst, anfangen wird zu existieren«, sagt Mauro.

»Ja.«

»Du hast die Kontrolle verloren.«

»Ja.«

»Und jetzt merkst du, dass das, was du geglaubt hast zu wollen, unpassend, schief, geradezu lästig ist.«

»Ich habe verstanden, dass ich nur mein altes Leben zurückwill. Ich will Giorgia, wie sie vorher war. Ich will kein Komma mehr an ihr ändern, sie war gut so, wie sie war, sie war perfekt, so wie sie war. Alles war perfekt.«

Mauro schaut mich lange an, wieder ausdruckslos, er fährt sich mit der Hand übers Gesicht. Er ist müde, und ich stehe hier halb niedergebeugt vor ihm, mit der unausgesprochenen Bitte, die er längst durchschaut hat.

»Du willst sie noch mal umschreiben«, sagt er.

»Wir müssen.«

»Ich muss was trinken.«

Ich schaue zu, wie er aufsteht und zur Hausbar geht. Mit zielsicherem Griff sucht er eine Flasche aus – den Poitín meiner ersten Beichte, der ersten Niederschrift im Partykeller. Er verschwindet aus meinem Blickfeld, hinter meinem Rücken, in der Küche, und kommt mit zwei sauberen Gläsern wieder. In einem langsamen Ritual füllt er beide und bietet mir dann eins davon an.

»Es gibt keinerlei Unterschied«, sagt er, als er sich wieder auf seinem Platz niederlässt. »Es gibt keinerlei Unterschied zwischen dem, was wir zu kennen glauben, und dem, was wir kennen: Was wir zu kennen glauben, ist alles, was wir kennen.«

Er ist in anderen Gedanken versunken, ich kann ihm nicht folgen. Er trinkt einen Schluck, ich tue es ihm nach, um meinen Körper beschäftigt zu halten.

»Das ist eine Sache der Vereinfachung, äußerster Vereinfachung, eine Strategie, die wir anwenden, ohne uns dessen bewusst zu werden. Wir sind nicht in der Lage, die Last der unendlichen Möglichkeiten zu ertragen, deshalb *vereinfachen wir ununterbrochen*; wir entscheiden uns für eine Möglichkeit, die intuitiv zu uns zu passen scheint; wir vereinfachen. Wir glauben nur an die eine, für die wir uns willkürlich entschieden haben. Bis zur Verleugnung der Tatsachen glauben wir daran«, Mauro schaut mich an und wartet auf eine Reaktion.

»Entschuldigung, ich kann dir nicht folgen«, sage ich; ich wische mein Kinn trocken, auch der Poitín ist danebengegangen.

»Du willst Giorgia, wie sie vorher war.«

»Ja, ich möchte ...«

»Aber was war Giorgia vorher, wenn nicht ein Produkt deiner Einbildungskraft?«

Bei der Vorstellung wird mir eiskalt.

»Warte«, fügt Mauro sofort hinzu. »Das ist keine Anklage, das ist nur eine Feststellung zum Stand der Dinge. Keiner von uns ist immun gegen diese Regel der Vereinfachung, das ist unsere Art, uns die Welt zu vermitteln, anders können wir nicht überleben.«

»Ich habe mir Giorgia nicht bloß eingebildet.« Ich krampfe mich auf meinem Sitz zusammen.

Mauro hat einen sanften Tonfall, einen freundlichen Blick, trotzdem höre ich die Alarmglocken, spüre den kalten Griff einer Hand um meinen Hals.

»Wir sind es, die den Menschen um uns herum bestimmte Identitäten zuschreiben«, sagt er. »Die vorherbestimmten Verhaltensmuster, erinnerst du dich? Wir behandeln Menschen wie Figuren in einem Theaterstück, wir basteln sie uns zusammen anhand einer detaillierten Liste dessen, was sie tun können und was nicht, eine Liste des Unrechts, das wir bereit sind zu erleiden, wenn es uns von ihnen zugefügt wird, der Schwächen, die wir als ihnen eigen ertragen können. Unsere Charakterisierungen sind detailliert und streng, und je näher die Figur uns – denn wir sind immer die Hauptfigur der Geschichte – ist, desto anspruchsvoller sind wir.«

Mauro nimmt einen weiteren Schluck, er streckt sich nach der Flasche.

»Daran ist nichts falsch«, fährt er fort. »Die Wirklichkeit erreicht uns durch einen Filter, durch unser eigenes Spiegelbild, durch die Vorstellung, die wir von uns selbst haben. Stell dir vor, ein ganzes Leben in dem ständigen Bewusstsein zu verbringen, dass die, die du liebst, fähig wären, dir schreckliche Dinge anzutun. Das destruktive Potenzial unumkehrbarer Taten. Die ständige Gefahr einer Abweichung vom geplanten Verlauf.«

»Ich weiß, wer Giorgia ist«, sage ich. Ich würde gerne andere Worte finden, einen sichereren Tonfall.

»Du kennst die Identität, die du ihr zugeschrieben hast, du hast dir auf Grundlage dessen, was sie dir gezeigt hat, ein Modell gebaut, das für dich akzeptabel ist. Eine effiziente und wirtschaftliche Lösung«, sagt Mauro, während er erneut sein Glas füllt. »Glaub nicht, das gälte nur für dich. Das gilt auch für mich, für alle.«

Ich denke an die Krankheit, an die Liste der Auslassungen, auf die wir unsere drei gemeinsam verbrachten Jahre gegründet haben. Und dennoch, irgendetwas, rede ich mir zu, irgendetwas Authentisches muss es doch gegeben haben.

»Ich habe ihr keine Identität aufgezwungen«, sage ich.

»Jede Beziehung ist ein Schauspiel: Man bleibt in seiner eigenen Rolle bis zum letzten Akt. Und das ist nur richtig so«, sagt Mauro, dann nimmt er einen Schluck. »Wie auch immer, ich schweife ab, du bist nicht hier, um darüber zu reden. Du bist wegen einer neuen Fassung hier, und ich werde dir helfen. Woran hast du denn gedacht?«

Er schaut mich an, er meint es ernst und ist sehr müde, und der Graben, den er mit seiner Rede aufgerissen hat, ist zu tief, als dass ich jetzt über ihn nachdenken könnte.

»Ich will Giorgia zurück.«

»Du hast einen Sprung in der Platte«, sagt Mauro. »Was kann ich für dich tun?«

»Du musst sie schreiben.«

Er mustert mich von seinem Ende des Tisches und schweigt.

»Mir fehlt ein Stück ihres Lebens, das vor mir. Und du weißt, wie man das macht, was es dazu braucht«, füge ich hinzu, während ich mein noch volles Glas in die Mitte der Tischdecke schiebe.

Mauro schaut den Poitín an, dann wieder mich.

»Ich glaube nicht, dass ...«

»Hör zu: Du weißt, was man auswählen muss. Ich glaube, das ist mein Problem, ich suche immer die falschen Details aus, ich habe keine klare Vorstellung vom Aufbau einer Rolle. Du schon«, sage ich.

»Wie gesagt: Ich bin kein Dramaturg.«

»Du hast schon dein ganzes Leben mit Theaterstücken zu tun.«

»Mein ganzes Leben, na, nun übertreiben wir mal nicht.«

»Das ist dein Fachgebiet, dein Milieu.«

Mauro lehnt sich zurück und massiert sich die Schläfen.

»Diesmal ist es anders, ich stecke zu tief mit drin«, sagt er.

»*Ich* stecke zu tief drin. Ich weiß nicht mehr, wo ich noch den Stift ansetzen sollte«, ich kriege schon wieder keine Luft mehr, ich greife nach einem Zipfel der Tischdecke und zerkratze mir dabei mit den Brotkrümeln die Handfläche. »Seit ich mit der Übung angefangen habe, habe ich so viele Erinnerungen, dass ich nicht mehr zwischen Realität und Fantasie unterscheiden kann. Je mehr ich mich darauf einlasse, desto mehr verliere ich mich. Ich brauche jemanden von außen, jemanden, der Giorgia so gut kennt wie ich und der auch mich gut kennt.«

»Ich kenne dich nicht so gut.«

»Du kennst mich besser als viele, die ich als meine Freunde betrachtet habe.«

Ich sehe, wie er den Vorschlag abwägt, ihn in den Resten seines Poitíns auflöst.

»Es ist kompliziert«, sagt er, ohne aufzuschauen.

»Das denke ich mir.«

»Es geht nicht nur ums Schreiben«, fährt Mauro fort, während er den Poitín schwenkt. »Man muss drei Bilder miteinander in Einklang bringen: dasjenige, das du von Giorgia hast, dasjenige, das ich von ihr habe, und dasjenige, das Giorgia von sich selbst hat. Die Gefahr, erneut zu scheitern, ist riesig.«

»So kann ich nicht mit ihr zusammenbleiben«, sage ich. »Heute sind es die Klagen über meinen Job, der Platz, den sie Amelia weggenommen hat, aber morgen? Was passiert, wenn ihre Ambitionen unkontrollierbar werden?«

Er weicht meinem Blick aus, spielt mit einer Franse der Tischdecke.

»Ihre Tante ist kurz davor, die Entmündigung zurückzunehmen«, fahre ich fort und neige mich über den Tisch zu ihm. »Wenn wir nicht so schnell wie möglich handeln, laufen wir Gefahr, sie zu verlieren.«

Mauro stößt einen langen Seufzer aus, verschränkt die Arme vor der Brust – ich frage mich, ob ich heute Nacht genauso alt aussehe.

»Du wirst es noch mal lesen müssen«, gibt er schließlich nach.

Ich spüre zum ersten Mal an diesem Tag wirkliche Erleichterung.

»Von mir aus auch hundert Mal«, sage ich.

»Wenn du es nicht liest, passiert gar nichts.«

»Passiert gar nichts. Kein Problem, ich werde es lesen. Ich werde es so oft lesen, wie du willst.«

»Wenn dir irgendetwas deplatziert erscheint, musst du es mir sofort sagen. Keine Geschichten!«

»Das mache ich auf jeden Fall.«

»Ich werde mein Bestes geben.«

»Davon gehe ich aus.«

»Die erste Fassung in zehn Tagen?«

»In einer Woche?«

»Abgemacht.«

Danach schauen wir uns kaum noch an. Die Vereinbarung hängt wie etwas sehr Zerbrechliches zwischen uns, und niemand von uns beiden will das Gleichgewicht zerstören. Wir tun so, als hätte unser Gespräch nie stattgefunden: Mauro fordert mich auf, mein Glas zu leeren, und ich gehorche, dann versinken wir für eine halbe Stunde in ein Gespräch über sein Erbe, seine Mutter und ihr Unternehmen.

Als Mauro mich nach Hause bringt, ist es schon sehr spät. Da ist das immer wieder von künstlichem Licht durchlöcherte Dunkel, und außerhalb Mailands existiert die Welt nicht. Im Auto sitzend denke ich, dass meine letzte Hoffnung gerade in Schlangenlinien über den Mittelstreifen fährt – aber der Trost verblasst nicht, ich fühle mich so erleichtert, als wäre mir nach langer Krankheit eine plötzliche Heilung mitgeteilt worden. Schon stelle ich mir Mauros Skript vor, sauber und vollkommen, treu. Ich stelle es mir vor, und Giorgia ist mir wieder nah.

Auch Mauro hat seine gute Laune wiedergefunden – er singt ein Kinderlied, immer dieselben langsamen Strophen, unterbrochen von einigen Zügen an seiner Zigarette: »*Hin zu der kühlen Quelle munter spazierte ich. Das Wasser sprudelt helle, darin erfrischt ich mich. So viele Jahre lieb ich dich, nie mehr vergess ich dich. So viele Jahre lieb ich dich, nie mehr vergess ich dich.*«

Kapitel 10

DIE ÜBUNG

Ich schaue Giorgia an und denke, dass sie die Gabe der immer etwas deplatzierten Schönheit hat, wenn du sie auf einer Seite in Ordnung bringst, löst sie sich auf der anderen Seite auf – die Haare, die Haltung, das Kleid, alles kommt in einem unaufhörlichen Strom aus dem Gleichgewicht.

Wir sind in der Bar, der Tag neigt sich dem Ende zu, und sie sitzt auf ihrem Lieblingsplatz, am letzten Tischchen mit Blick auf Parkett, Bühne und Kulissen. Sie schaut zu, wie ich mich ducke, die Oberflächen poliere. Wie oft habe ich bei meiner Übung diese Erinnerung aufgesucht? Ich wiederhole die Übergänge, die Nacherzählung unterscheidet sich in der Farbe des Lappens, im Licht – beim ersten Mal war es Tag, jetzt ist es später Nachmittag. Die Farbnuancen haben sich verändert, und ich hätte sie gerne noch so kalt wie im Original. Ich gebe mich damit zufrieden, Giorgia zu beobachten, wenn sie abgelenkt ist, und in ihr erlangt die Wirklichkeit ihre vertrauten Konturen wieder, alles kehrt an seinen richtigen Platz zurück.

In ihr gibt es wieder das Zögern, die Angst. Ich habe gesehen, wie sich die dritte Fassung in ihrem Körper ausgebreitet hat, wie sie ihre Bewegungen kleiner werden ließ; jeden Tag durchdringender, Mauros Charakterisierung ein präzises Muster, im Einklang mit dem Original, und Giorgias Schritte immer kleiner und langsamer, ihre Kleider länger, ihre Stimme in einer Molltonart – Giorgia, wie sie allmählich wieder ihre erkennbare Form annahm.

»Gehen wir?«, frage ich, als ich fertig bin.

Sie nickt, ihr Lächeln ist vorsichtig, sie zeigt ihre Zähne nicht.

Draußen vor der Bar leistet das Rollgitter Widerstand, wir stehen in der lauen Juniwärme.

»Ich dachte, ich könnte dich morgen zum Vorstellungsgespräch fahren«, schlage ich vor, während wir zur Bushaltestelle laufen.

»Aber das ist doch um die Ecke«, meint Giorgia und führt ihre Arme zur Brust. »Das ist nicht nötig.«

»Bist du aufgeregt?«

»Nein«, sagt sie. »Ich will nur eine Stelle finden. Diese Vorstellungsgespräche sind so nervenaufreibend.«

Ich drücke sie an mich, sie legt ihr Gesicht an meine Schulter. Wir schmuggeln uns unbemerkt in die Schar der Leute, die auf den nächsten Bus warten.

Ich habe ein neues Schuldgefühl kennengelernt; es ist süß und harmlos: zu wissen, zu welcher Seite Giorgia den Kopf neigen wird, die Gabe des Zweiten Gesichts, die ich in unserer Dimension genieße. Ich denke an sie, wie sie gelesen hat, mit kurzem Rock, ohne den Blick vom Skript abzuwenden. Mauro hat es geschafft, sie zu überzeugen, indem er so getan hat, als böte er ihr die Hauptrolle in einem neuen Stück an. Sie anzulügen hat uns nicht gestört, wir haben es zu ihrem Besten getan, und sie hat sich ohne Einwände darauf eingelassen, hat ihrer authentischen Identität Platz gemacht. Mir gefällt der Gedanke, dass sie sich, am äußersten Rand ihrer selbst, dessen bewusst war, wusste, dass sie zurückkehren musste.

Was ist die Wirklichkeit?, würde ich sie gerne fragen. Die drei Entscheidungsmöglichkeiten, die wir angesichts des näherkommenden Busses haben: einsteigen, warten, weggehen. Die Wirklichkeit ist das, was wir kennen.

»Ich könnte es auch dort noch mal versuchen«, sagt Giorgia auf der Fahrt, als an der Ecke der Supermarkt auftaucht.

Die Leuchtschrift hat ein hässliches weißes Licht, die Hälfte ihres Profils wird zur Maske.

»Könntest du«, sage ich und streichle ihr über den Kopf.

Alles kehrt an seinen Platz zurück, ja, alles kommt zurück.

***

Giorgia hatte einen langen Traum: Wenn sie daran denkt, erinnert sie sich an die genauen Ausmaße des Zimmers – das Rechteck des Fußbodens und darin das Rechteck des Betts, und im Bett auch ihr Körper, der eine steife geometrische Form angenommen hat. Wir sind die Monate des Klinikaufenthalts gemeinsam durchgegangen, die Formel der neuen Medikation. Die Psychopharmaka tragen alle Namen lateinischer Gebete, aber *ihr Empathieproblem mit den Menschen* ist gelöst: Alle, die sie trifft, bleiben an ihrem Platz, sie dringen nicht mehr in sie ein, setzen sich nicht mehr in ihr fest – sie hat mir gesagt, dass sie das erleichtere, dass sehr viel weniger Durcheinander in ihr herrsche. In den ersten Wochen ist es, als hätte sie jemand von einem extrasolaren Planeten auf die Erde fallen lassen: Giorgia begreift plötzlich, dort zu sein, an einem Mittag, vor der Putenbrust, die ihre Tante für sie gekocht hat. Sie erkennt das Haus wieder, die Stille der fensterlosen Wände, die sie als Heranwachsende wahnsinnig gemacht hat; sie erkennt ihre Tante wieder, die mit fest verschlossenem Mund isst und ihrer Mutter ähnelt. Sie erkennt, dass ihre Tante nicht ihre Mutter ist, und da fängt sie über der Pute zu weinen an, sie fragt sich, warum in aller Welt sie sich für einen so kurzen Rock entschieden hat, warum für so hohe Absätze und warum ihre Mutter die Tür hinter sich geschlossen hat und warum die Tür nicht wieder aufgegangen ist.

Seit dem Mittag mit der Pute hat Giorgia das Gefühl, eine außerkörperliche Erfahrung gemacht oder nicht existiert zu haben. Auch jetzt, wo unsere Welt wieder ihr Gleichgewicht gefunden hat, ist sie so leicht, dass man sie wegpusten könnte, aber sie sagt es mir nicht: Sie gewöhnt sich bald wieder an das Funktionieren auf mehreren Ebenen, vielleicht in der zweiten oder dritten Woche, und von da an wird alles einfacher – keine Rechtecke mehr, sondern Parallelen, die sich nie berühren werden.

Im Leben nach dem Traum kenne ich die Krankheit und habe keine Angst vor ihr, und auch Giorgia hat keine Angst vor ihr:

Jeden Tag gibt es zu festgelegten Zeiten ein lateinisches Gebet; von Gebet zu Gebet spürt sie, wie das Monster in einen tausendjährigen Schlaf verfällt.

***

»Wie geht es dir?«

Es ist Mauro, der eines Nachmittags meinen Platz einnimmt: Er tut mir den Gefallen, Giorgia zu einem Vorstellungsgespräch zu fahren, während ich in der Bar bin. Sie steigt mit einer deplatzierten Verlegenheit ins Auto, setzt sich auf den zwischen Skripten und anderen Papierhaufen freigeschaufelten Beifahrersitz.

»Gut«, antwortet sie, während sie sich anschnallt.

Mauro fährt nicht sofort los. Er schaut sie einen langen Augenblick an, als würde er sie um Erlaubnis bitten, den ersten Gang einzulegen. Sein Haar ist zurückgebunden: An seinen Haaren bemisst Giorgia die in der Klinik verbrachten Monate, dann wendet sie sofort den Blick ab, sie konzentriert sich auf den Lebenslauf, den sie in einer steifen, rechteckigen Plastikhülle mitgenommen hat.

»Wohin fahren wir?«, fragt Mauro beim Anfahren.

»Redecesio«, sagt sie.

Er fährt ruhig – »Stört dich das?«, fragt er, als er die Scheiben heruntergelassen hat –, auf halbem Weg legt er eine CD von Edoardo Bennato auf und summt mit. Giorgia stellt fest, dass sie das Lied auswendig kann.

»Was für eine Stelle?«, fragt er, als sie an einer roten Ampel langsamer werden.

»Was?«

»Das Vorstellungsgespräch. Für was für eine Stelle?«

»Verkäuferin.«

»Wo denn?«

»Im Supermarkt.«

Mauro sagt eine Weile nichts mehr, und Giorgia denkt, er wäre beleidigt. Er fährt weiter die Straße entlang, an der nächsten Ampel steckt er sich eine Zigarette in den Mund, ohne sie anzuzünden, er rollt sie in einem fort hin und her, dann wirft er finstere Blicke auf ihren Lebenslauf, sodass Giorgia ihn zusammenrollt, um ihn zu verstecken. Sie würde ihn gerne bitten, das sein zu lassen, aber sie kann ihm seine schlechte Laune nicht vorwerfen, das würde dämlich wirken. Sie hofft, dass die Fahrt bald zu Ende ist.

»Da ist es«, sagt sie, als sie in Sichtweite des Flachbaus eines Esselunga-Supermarkts kommen.

Mauro bremst, fährt auf den Parkplatz und hält dann vor dem Eingang.

»Danke. Ich denke, ich brauche nicht länger als eine halbe Stunde.«

Er reagiert nicht. Giorgia macht den Gurt los, öffnet die Wagentür. Die Hupe des Autos hinter ihnen treibt sie an, den Weg freizugeben.

»Entschuldigung, könntest du noch mal kurz zumachen?«, fragt Mauro.

»Ich muss los«, Giorgia will gerade einen Fuß raussetzen, aber das Auto fährt an.

»Nur eine Sekunde, wir machen hier Platz«, sagt er kurz angebunden.

Giorgia gehorcht. Als gerade ein Parkplatz frei wird, beschleunigt Mauro, nimmt gegen die Fahrtrichtung die Parkplatzausfahrt und rast, sich vom Supermarkt entfernend, die Straße hoch.

»Was machst du da?«

»Nichts, wir machen nur kurz Platz … Ich meine, wenn wir hier entlangfahren …«

»Wir fahren weg.«

»Aber ja doch.«

»In fünf Minuten beginnt mein Vorstellungsgespräch.«

Die Plastikhülle des Lebenslaufs schmilzt zwischen Giorgias Fingern, die immer noch eine Hand im Türgriff stecken hat. Mauro lächelt und zündet beim erzwungenen Halt an einem Stoppschild seine Zigarette an.

»Da gehen wir nicht mehr hin«, sagt er.

»Was?«

»Wir gehen nicht zu dem Vorstellungsgespräch«, wiederholt er. »Wir fahren woandershin.«

»Aber ich muss da hin. Der Job ...«

»Der Job, der Job«, Mauro beschleunigt und entfernt sich so immer weiter vom Ziel. »Dann gehst du eben zu einem anderen Vorstellungsgespräch, das wird ja wohl nicht das einzige in deinem Leben gewesen sein, oder?«

»Aber ...«

»Ach komm, Giò, einen beschissenen Supermarkt findest du überall«, zornig bläst er Rauch aus. »Diese Stadt ist voller Supermärkte, hier gibt es mehr Supermärkte als Menschen, alle gehen im Supermarkt einkaufen, das ist eine Art Epidemie, alle sind ...«

»Okay, okay. Es reicht«, Giorgia lässt den Türgriff los, schnallt sich wieder an.

Sie erinnert sich gut an diesen Mauro mit seinen Launen. Irgendetwas bedrückt ihn, man sieht es an der Art, wie er mit seinem linken Knie wackelt, wenn er die Kupplung gerade nicht treten muss, am Kopf der Zigarette, die schnell aufgeraucht ist. Giorgia denkt an das Vorstellungsgespräch, sie erinnert sich gut an die Fragen bei ihrem letzten – *Welche E-Mails soll man sich anzeigen lassen, wenn man nur zwanzig Minuten Zeit und vierzig E-Mails zu lesen hat? Wen würden Sie retten, wenn in zwanzig Minuten Atomraketen Ihren Standort erreichen? Man kann nur zwei Personen mit in den Bunker nehmen und hat die Wahl zwischen: einem Langzeitstudenten der Medizin, einer schwarzen Frau, die im fünften Monat schwanger ist, einem siebenjährigen französischen Kind, einem Priester oder einer französischen Entertainerin.*

»Was sage ich Filippo?«, fragt sie mit lauter Stimme.

»Dass es schlecht gelaufen ist«, antwortet Mauro. »Das ist die Wahrheit.«

Giorgia lässt ihre Fensterscheibe herunter, streckt einen Arm in die warme Juniluft.

»Wohin fahren wir?«, fragt sie, als Mauro das Radio ausmacht.

»Ich muss wo vorbeifahren. Ich nehme dich mit, wenn du nichts dagegen hast«, antwortet er.

Sie reden nicht weiter, Giorgia lehnt ihren Kopf an die Kopfstütze und beobachtet die Welt draußen. Sie kennt alle vorbeifließenden Orte, auch die toten Winkel der Straßen; sie konzentriert sich so sehr auf das Beobachten, dass sie irgendwann sich selbst sieht, ihren Körper in allen Ausmaßen, ihre Haare in allen Längen, und ihre Pausen entlang der Straße, einen der Tage, an dem sie ihr Telefon verloren hat – *Wen würden Sie retten, wenn in zwanzig Minuten Atomraketen Ihren Standort erreichen?* –, sie sieht sich gehen, einer Straßenbahn hinterherrennen, ihre Stirn gegen die schmierige Scheibe eines Busses drücken – *Man kann nur zwei Personen mit in den Bunker nehmen.* Für welches ihrer vielen Ichs würde sie sich entscheiden? Einen Studenten, eine Frau, ein Kind, einen Priester, eine Entertainerin.

»Gehen wir ein Stück zu Fuß«, sagt Mauro nach einem komplizierten Parkmanöver.

Giorgia widersetzt sich nicht, es gefällt ihr, sich den Ereignissen zu fügen, als müsste jederzeit irgendetwas Schönes passieren. Sie folgt Mauro: auf einem weiteren Weg, den sie gut kennt, an den sie sich aber nicht genau erinnert. Wege parallel zur Via Cesare Correnti, ein enges Gässchen, das in den sprudelnden Dienstagmorgenverkehr mündet. Der Widerschein der Sonne im Rückspiegel eines Motorrads blendet sie, Giorgia läuft weiter, in den hellen Flecken geht Mauro zwei Schritte voraus; in einer Gruppe polnischer Touristen verliert sie ihn, er kommt zurück, um sie wieder einzusammeln, nimmt sie bei der Hand. Bis zum Eingang des Theaters sind es nur wenige Meter, aber Giorgia hält den Arm zwischen ihnen gespannt, maximiert den Abstand, und Mauro findet sich damit ab, sie mitzuschleifen.

Im Hof treffen sie auf zwei junge Leute, die mit einem Bühnenbild beschäftigt sind, einer von ihnen grüßt Mauro – »Partacini ist beim Transporter, er meinte, er kommt in zehn Minuten zurück.«

»Dürfen wir?«, fragt Mauro, als sie schon einen Schritt durch den Eingangsbogen getan haben.

»Geh nur, ich sag ihm, dass er zu dir kommen soll.«

Giorgia erkennt auch das Dunkel ihres ersten Tags an diesem Ort, vor sechs Jahren ist sie auf die gleiche Weise hier angekommen, mit Mauro, der sie an der Hand führte. Wie in der Erinnerung geht er, als sie den Eingang hinter sich gelassen haben, auf die Bühne, ein glatter, leiser Bodenbelag – vor sechs Jahren war sie leer, jetzt füllen die Gerippe dreier Kuben die Szene.

»Im dreizehnten Jahrhundert war das hier eine Kirche«, sagt Mauro und berührt einen Balken. »Das habe ich damals gesagt, stimmt's, Giò? Erinnerst du dich?«

Er steht in einem der Lichtaugen, die durch die offenen Fenster in den hohen Mauern kommen – Glasluken an der Decke. Giorgia ertappt sich dabei, denselben Gedanken gedacht zu haben.

»Erinnerst du dich?«

»Ja«, antwortet sie, ohne aus dem Schatten zu treten.

»Erinnerst du dich, was du gesagt hast?«

»Ja.«

»Würdest du es bitte noch mal sagen? Würdest du es so sagen, als geschähe es jetzt?«

Giorgia muss ihre Worte nicht lange suchen.

»Es macht mir Angst«, sagt sie, und ihre Stimme wird von den Wänden, von der Vergangenheit zurückgeworfen.

Auch Mauro gleitet aus dem Scheinwerferlicht heraus.

»Mir auch«, sagt er – er geht zwei Schritte zur Seite, als wollte er sich Richtung Parkett bewegen, aber Giorgia erinnert sich gut an seine Umlaufbahn, von ihrer Seite bis hinter ihren Rücken. »Alle leeren Theater machen mir Angst.«

Seine Stimme ist jetzt näher, und er ist unsichtbar.

»Wir müssen zusammenarbeiten«, fährt er fort. »Du hast ein außergewöhnliches Talent.«

Mauro hält ihr rechtes Handgelenk fest, bringt sie dazu, sich umzudrehen.

»Zusammenarbeiten?«, wiederholt Giorgia, sie zwingt sich zu einem nervösen Lachen. »Aber ich habe überhaupt keine Vorkenntnisse. Ich habe mit dem Schauspielkurs nur angefangen, weil der Psychiater meinte, ich solle mir Freizeitaktivitäten suchen.«

»Du musst mir vertrauen, ich weiß, wovon ich rede«, sagt Mauro, er lächelt. »Ich habe noch nie so ein Naturtalent wie dich getroffen.«

Giorgia schüttelt den Kopf, vertreibt den unmöglichen Gedanken einer Hoffnung.

»Das ist nicht wie ein Freiwilligendienst in einer sozialen Einrichtung«, sagt sie. »Du bist ein echter Regisseur. Ich weiß, dass du in der Einrichtung nur die Grundlagen unterrichtest. Ich käme niemals mit.«

»Doch, würdest du, Giò.«

»Außerdem, stell dir vor, was ist, wenn ich verrückt werde?« Giorgia entzieht sich Mauros Griff, kratzt hastig ihren Unterarm. »Ich bin dort, weil ich krank bin, erinnerst du dich? Ich bin so krank wie alle anderen dort.«

»Du bist nicht krank«, Mauro streicht eine inexistente Falte auf ihrer Schulter glatt – vor sechs Jahren war Winter, da war hier ein Pullover, jetzt dagegen nur Haut, aber er streicht sie trotzdem glatt, widmet ihr die gleiche Aufmerksamkeit. »Außerdem gibt es ja immer noch das Kinderlied für Notfälle, oder?«

»Es lässt sich nicht alles mit einem Kinderlied für Notfälle lösen«, sagt Giorgia. »Das ist kein Zauberspruch.«

»Doch«, er fährt mit dem Zeigefinger an ihrer Wange hoch, sucht mit den Augen etwas zwischen ihren Haaren, und wie vor sechs Jahren gelingt es Giorgia nicht, ihm aus dem Weg zu gehen. »Üb es mit mir, okay? Dann wirst du's selbst merken. Es hat Zauberkraft.«

»So ein Quatsch«, Giorgia senkt den Blick, sucht nach einem Fluchtweg vor der Kraft, die sie lähmt.

»Hin zu der kühlen Quelle munter spazierte ich«, Mauros Stimme kommt aus einer tiefen, verborgenen Welt. »Na los, Giò. Hin zu der kühlen Quelle …«

»Munter spazierte ich«, gibt Giorgia nach.

»Von vorne. Hin zu der kühlen Quelle munter spazierte ich.«

»Hin zu der kühlen Quelle munter spazierte ich.«

»Sehr gut«, Mauro zeichnet eine runde Verzierung auf ihre Schläfe. »Das Wasser sprudelt helle, darin erfrischt ich mich.«

»Das Wasser sprudelt helle, darin erfrischt ich mich.«

Er ist so nah, dass er seine Form verliert, sein Gesicht verschwimmt; je näher er ist, desto mehr gerät er aus den Fugen, und Giorgia mit ihm: Ihr Körper fängt an, sich von innen in seine Einzelteile aufzulösen.

»So viele Jahre lieb ich dich, nie mehr vergess ich dich.«

»So viele Jahre lieb ich dich, nie mehr vergess ich dich.«

»So viele Jahre ...«

***

Eine Woche später ist der Morgen durcheinander, das Licht übermäßig grell: Das Theater, in dem Mauro die Proben für die Wiederaufführung des Stücks abhält, ist dasselbe wie damals. Ich renne auf ihn zu, der Schweiß tränt in meinen Augen, ich habe mich selbst ganz vergessen: Die wesentlichen Teile sind zu Hause geblieben, zusammen mit Giorgia, und von ihnen trennt mich eine Stunde des Wahns, der Schluchzer, der unterkühlten, falschen Ruhe.

Niemand hält mich auf, der Übergang von draußen nach drinnen ist jäh – Bühnenbilder aus rotem Samt, Linoleum, leere Theaterkassen. Das Parkett ist verlassen, die Bühne belebt: darauf nur zwei Schauspieler, niemand schaut zu, keine Bewegung, die ein Gewimmel in den Kulissen verraten würde. Das Skript, das ich mit einer Hand umklammere, bringt mich aus dem Gleichgewicht.

Einer der beiden Darsteller ist verkleidet, das Kostüm verdeckt sein Gesicht, nur der Mund schaut heraus; er beugt sich zu dem Jungen, der ihn entsetzt und kreidebleich anschaut – »Ich erschließe dir die Welt«, seine Stimme ist überall. Ich stolpere zwischen den Sitzen der dritten Reihe, erreiche die Zugänge zu den Kulissen, und hinter der Absperrung finde ich die Wartenden auf den Stufen vor, das Gemurmel. Mauro ist nicht da. Ich weiß es, bevor ich ihn mit dem Blick suche, trotzdem suche ich jedes einzelne Gesicht mit den Augen ab, zögere den Moment der

Begegnung hinaus. Jetzt, wo ich angekommen bin, ist fast keine Wut mehr übrig, und auch keine Verzweiflung; ich bin erloschen.

Amelia erkennt mich, bevor ich ihr aus dem Weg gehen kann: Sie kommt mir entgegen – »Was machst du hier?«, murmelt sie, im Halbdunkel; ich kann ihre Augen erahnen, die Verwirrung: Einen Augenblick lang denkt sie, ich sei ihretwegen hier.

»Mauro«, sage ich.

»Er ist gerade auf die Bühne gegangen«, sagt sie und lässt sich ihre Enttäuschung nicht anmerken. »Alles in Ordnung?«

Ich antworte nicht, unterwegs trete ich gegen irgendein Bein, bekomme einen Schubser. Von der Kulisse aus sieht man Mauro, hinter den beiden Schauspielern versteckt.

»Wer sind Sie? Wer sind Sie?«, ich erkenne den Melchior-Darsteller. »Ich kann mich einem Menschen nicht anvertrauen, den ich nicht kenne.«

»Du lernst mich nicht kennen, ohne dich mir anzuvertrauen.«

»Einen Schritt Richtung Parkett, alle beide«, Mauro spricht laut, begleitet die Umstellung aus der Nähe. »Angespannter, noch angespannter.«

Ich stürme auf die Bühne, ohne abzuwarten, bis die Szene zu Ende ist, ich vergesse gutes Benehmen, Scham, Angst. Er sieht mich, und sofort schließt er halb die Augen, berechnet den nächsten Schritt.

»Zehn Minuten Pause«, ruft er plötzlich aus, was die Schauspieler unvorbereitet trifft.

»Wir haben erst vor einer halben Stunde eine gemacht«, setzt der Melchior-Darsteller an.

Ich spüre, wie die Unbekannten mich aus den Kulissen beobachten, Stiche im Nacken, der tiefste kommt von Amelia.

»Alle raus hier, weg«, Mauro ist schneidend und wirft einen wütenden Blick in Richtung Kulisse.

Wir sind allein, noch bevor die anderen uns verlassen. Er weiß Bescheid: Ich sehe es an der Zigarette, die er aus seiner Hose gezogen hat, daran, wie er sie jetzt in seinen Mund steckt.

»Filippo«, sagt er, als offizielle Andeutung einer Begrüßung.

Ich denke an die paar Meter zwischen uns und beschließe, sie nicht zu überwinden – und wo ist all meine Bestürzung hin, das ganze kopfstehende Universum, wenn ich's nicht hinkriege, etwas anderes zu tun, als still dazustehen und zu glotzen?

»Du weißt, warum ich hier bin?«, meine Stimme ist schwach, ist die eines anderen.

Mauro lächelt nach unten, er gönnt sich einen Augenblick der Pause vor seiner weiten Geste, mit der er uns, die Bühne, den Zuschauerraum umarmt.

»Die Schlüsselszene«, kündigt er an – sein Ruf hat ein langes Echo.

Ich denke an Giorgia. Ich sehe, wie sie sich auf unser Bett setzt, mir den Rücken zugewandt – ich schaue sie an und ahne nichts; es ist nur ihr Rücken, dabei versteckt er die schärfste Wahrheit – und ihre Stimme, als sie es sagt, als sie es sagt, zerfalle ich nach und nach in tausend Teile.

»Wo?«, das Skript ist noch in meiner Hand – ich schmeiße es auf den Boden, wir sehen zu, wie es auf dem Holz in sich zusammensackt. »Wo hast du das geschrieben?«

»Ich schließe daraus, dass Giorgia es dir erzählt hat«, Mauro hält die nicht angezündete Zigarette zwischen seinen Fingern.

»Ich habe es von vorne bis hinten durchgelesen«, sage ich. »Ihretwegen habe ich es von vorne bis hinten durchgelesen, und da drin stand nichts dergleichen. Was war dein Trick? Wo hast du das hingeschrieben?«

Ich sehe, wie Giorgia sich vorbeugt, auch wenn sie nicht hier ist, die Kante ihrer Wirbelsäule, die Höhe, aus der ich herabgestürzt bin, als ich es begriffen habe – das *Gefühl, es ist aus, was ich wirklich empfinde.*

»Es gibt keinen Trick, Filippo.«

»Es muss einen geben. Das ... All das passt nicht zu ihr.«

»Was sollte denn zu ihr passen?« Mauro macht einen Schritt nach vorne. »Die Hälfte einer armseligen Wohnung, ein Job als Supermarktverkäuferin? Du?«

Eine Zeichnung entfaltet sich vor meinen Augen, die Karte hat ihren Ausgangspunkt an einem Ort und in einem Moment, die ich nicht einmal kenne, da bin ich mir sicher: Es ist vor mir geschehen. Ich sehe Mauro, seine Anstrengungen, seine Hilfe.

»Das war dein Plan, von Anfang an.«

Er drückt eine Schuhspitze ins Parkett, zieht den Saum seines Hemds über die Hüfte.

»Nein«, sagt er. »Ich habe wirklich versucht, dich machen zu lassen. Ich habe mir gesagt, dass du es schaffen wirst, dass du vielleicht besser bist, als ich denke. Aber du warst eine Enttäuschung, Filippo. Eine vorhersehbare, bittere Enttäuschung.«

»Du hast mit uns gespielt.«

Sobald sie meinen Mund verlassen haben, werden die Anklagen lächerlich; ich höre mich von der Mitte der Bühne aus sprechen, mein Spiel ist kraftlos, das Publikum wird nicht nachgeben.

»Gespielt, ich? Nein. Mich trifft nur eine einzige Schuld, nämlich die, dir so viel Zeit gewährt zu haben, die du nicht verdient hattest«, Mauro sieht mich nicht, er starrt in die schwarze Leere des Zuschauerraums. »Ich hätte es gleich bei der ersten Fassung kapieren müssen. Ich habe dir die Gelegenheit gegeben, über die Person zu schreiben, die du eigentlich lieben solltest, und du hast ein wabbeliges Wesen hervorgebracht, ein schlaffes Gebilde aus Gemeinplätzen und rührseligen Gedanken. Ein Weichtier.«

Er kommt noch näher, seine Ruhe ist einstudiert, die Grenzen seiner Rolle sind genau bemessen.

»Ich war kurz ungeduldig, habe mich dann aber entschlossen, dir eine zweite Chance zu geben: Ich war neugierig«, er zieht einen weiten Kreis um meinen Körper. »Und du hast meine Erwartungen nicht enttäuscht. Die zweite Fassung, Filippo … grauenhaft. Ich verlange von dir, deine Übung zu machen, und du antwortest mit abgedroschenen Fantasien, einer widerlichen Charakterisierung. Kurze Röcke, Femme-fatale-Anwandlungen, verzaubernde Blicke; und dieser lächerliche Heldinnengestus. Ein Mensch, der nie zögert, der allen gefällt. Fürchterlich.«

»Ich habe dir vertraut«, bringe ich heraus, als er hinter mir steht, wo ich ihn nicht sehen kann.

»Auch ich habe dir vertraut«, sagt Mauro. »Ich habe dir den Vortritt gelassen. Ich dachte, du wärst vielleicht derjenige, den Giorgia wirklich braucht, einer ohne Ansprüche, einer, der sie zu nichts zwingt. Aber schau dich doch an: Es ist nicht mal ein Jahr vergangen, und schon bist du bereit, sie wieder in deiner Existenz zu parken, sie in einem Supermarkt wegzusperren. Was auch immer, Hauptsache, du musst nicht auf deine Version der Wirklichkeit verzichten, Hauptsache, du musst den Lauf der Dinge nicht ändern. Dir gefällt dein Leben so, wie es ist, wie es vor sich hin fault, und du hast keine Sekunde gezögert, Giorgia mit nach unten zu ziehen, du hast nicht darüber nachgedacht, dass sie etwas Besseres hätte haben können.«

»Du hast nicht das Recht ...«

»Und du? Welches Recht hast du?« Mauro steht wieder vor mir, so nah, dass ich seinen langsamen Atem auf meinem Gesicht spüre. »Aus welcher Tugend, welchem edlen Geist heraus übst du deine Macht über Giorgia aus?«

»Du willst sie nur, weil du aus ihr machen kannst, was du willst.«

»Aus dem gleichen Grund willst du sie«, Mauros Lächeln ist starr, eine leblose Fratze des Triumphs. »Der Unterschied zwischen mir und dir ist, dass ich ehrlich bin und du etwas vorspielst, du erzählst dir selbst das Märchen, ›alles nur zu ihrem Besten zu tun‹. Ach, was ein Spaß, dir zuzuhören, wie du dir das dauernd einredest, und dir zuzuschauen, wie du sie entstellst, damit spielst, die jeweilige Dosis abzuschätzen: etwas Unternehmungsgeist hier, zwei Tropfen Unterwerfung da, und wo wir schon mal dabei sind, warum lassen wir sie nicht glauben, dass Oralsex ihr liebster Zeitvertreib ist.«

Ich strecke eine Hand aus, um ihn festzuhalten, aber er entzieht sich mir, ich stolpere über meine Schuhe, taumele. So ist es nicht. So darf es nicht enden.

»Ich liebe sie.«

»Filippo, ich bitte dich«, Mauro steckt sich die Zigarette wieder in den Mund, diesmal sucht er nach dem Feuerzeug. »Was du getan hast, war nichts als ein Versuch, du hast dir eine Welt zusammengebastelt, und Giorgia war ein neutrales, austauschbares Element darin. Du willst nicht sie zurück, sondern deine faden Tage, die Erinnerungen an die Studienzeit, das fruchtlose Gejammer.«

Dann schauen wir uns nur an, und die Bühne verschlingt uns. Die Wahrheit ist nicht mehr wichtig. Giorgia hat sich zu mir umgedreht, hat ihren Text aufgesagt wie in der klassischsten aller Komödien: »*Wir müssen uns trennen*« – Was? Warum, Giorgia? Was ist in dich gefahren? Was redest du da? Ausgerechnet jetzt, wo alles wieder in Ordnung kommt?

»Was hast du mit ihr vor?«

Mauro bläst den weißen Rauchschwall in Richtung der Kulissen und mustert mich.

»Ich habe keine Pläne.«

»Machst du sie zu deinem Hofnarren? Jede Spielzeit ein anderes Skript? Eine neue Rolle?«

Er lächelt erneut, er weiß, dass er das Spiel gewonnen hat.

»Ich werde das tun, was du mit ihr gemacht hast«, sagt er. »Ich mache sie zu meinem Hofnarren. Jede Spielzeit ein anderes Skript. Eine neue Rolle.«

Ich schaue dem Rauch zu, wie er verschwindet, im Rauch sehe ich Mauros Gesicht, dann seine Augen und ihn, der nicht mehr da ist, er entfernt sich, erhebt sich über die Gespenster im Zuschauerraum und löst sich in mir auf.

Applaus. Verbeugung. Vorhang.

EPILOG

Filippo spiegelt sich in der verchromten Oberfläche der Kaffeemaschine: rötliches Haar, helle Augen, eine Narbe auf dem linken Jochbein – Sturz auf der Treppe mit acht, sechs Stiche, die Narbe hat die Form des auf dem Rücken liegenden afrikanischen Kontinents.

Der morgendliche Stammgast ist seit einer guten Stunde weg, und er macht weiter mit Putzen, Polieren, Abtrocknen, auch als es längst nicht mehr nötig ist. Um diese Uhrzeit kommt nur selten jemand: Die Mittagspause ist noch fern, am Politecnico läuft noch der Unterricht. Als er die über der Tür hängende Klingel hört, nimmt Filippo an, es sei mal wieder jemand auf der Suche nach einer Toilette; er bückt sich, um den Schlüssel griffbereit hinzulegen.

»Hey«, ruft ihn die Stimme von der anderen Seite des Tresens, »mein Freund.«

Amelia lächelt ihn an, ihre blonden Haare stecken unter einer Baskenmütze, die Hände in den Taschen ihrer leichten Jacke.

»Amelia«, bringt Filippo nach einem Moment des Zögerns heraus.

»Du erinnerst dich also an meinen Namen.«

»Was machst du hier?«

Sie schaut sich um.

»Sagen wir, ich bin gekommen, um dich zu besuchen«, antwortet sie. »Ich hätte nichts gegen einen Kaffee, wo wir schon mal hier sind.«

»Klar, setz dich.«

Filippo versteckt sich im Griff nach dem Siebträger, dann im Mahlen des Kaffees – so kommen ihm die einleitenden beiläufigen

Fragen leicht über die Lippen: Wie geht es dir? Was macht die Uni? Das Theater? Im Kopf damit beschäftigt, ein Tässchen auszusuchen, ist es für Filippo ein Kinderspiel, zu vermeiden, was er vermeiden will, und das Thema in einem gefühllosen Winkel des Bewusstseins zu begraben.

Während Amelia trinkt, schaut er sie an. Ihr Hals ist entblößt, die Spur zu einer lebhaften Erinnerung. Unmöglich, dass so viel und zugleich so wenig Zeit vergangen ist und dass sie wirklich da ist.

»Und du, wie geht es dir?«, fragt sie, als sie fertig ist.

Filippo gibt eine sympathische Zusammenfassung des Nichts, unbedeutende Ereignisse, Rechnungen, die Ängste seiner Mutter, und Amelia lacht, genau wie er es erwartet hat.

»Ich lebe nicht mehr bei Mauro«, sagt sie.

Filippo weiß, dass das der wahre Grund für ihren Besuch ist; er lehnt sich über den Tresen, verschränkt die Arme.

»Warum hast du nicht auf meine Nachrichten geantwortet?«, fragt sie.

Mit dem Handrücken zerdrückt er einen Tropfen Wasser.

»Ich brauchte etwas Zeit.«

Amelia nickt, sie macht wieder jene – auf halbem Weg hängenbleibende – Geste, ihre Haare zu suchen, die aber unter die Mütze gesteckt sind, und sie auf eine Seite zu legen, und Filippo spürt plötzlich ein starkes Gefühl der Vertrautheit. Es ist wie nach Hause zu kommen, ein freundliches Wesen vorzufinden, das auf einen wartet. Danach sprechen sie noch eine Weile über unverfängliche Themen.

»Hör zu … ich denke darüber nach, es mit der Uni sein zu lassen oder auf eine staatliche zu wechseln. Ich will nicht mehr, dass Mauro mein Studium bezahlt«, sagt Amelia beim Aufstehen, als es Zeit ist zu gehen. »Ich hab in der Nähe des Piazzale Loreto ein Zimmer gemietet, ich hab einen Job als Verkäuferin.«

»Wo?«

»Beim Carrefour in der Via Spinoza, in der Nähe der Bank.«

Filippo sieht zu, wie sie vor und zurück schaukelt – sie ist ein kleines Mädchen. In einer Überarbeitung dieses Theaterstücks müsste er sie zur Vernunft bringen, sie überzeugen, eiligst zu ihrem Bruder zurückzukehren, ihr Studium abzuschließen; ihr sagen, dass das eine dumme Idee war, das Vorspiel zum Scheitern.

»Was meinst du? Gehen wir an einem der nächsten Abende mal zusammen aus?«

Sie ist genau so, wie er sie in Erinnerung hat, auch von vorne, wie am ersten Tag, als er sie getroffen hat – weiß, blond, leicht. Filippo würde es ihr wirklich gerne sagen: Was für eine dumme Idee, Amelia, was für eine schlechte Idee.

»Gut. Am Samstag?«

Sie lächelt, Filippo registriert ein Grübchen am Kinn, ein Detail, das er bisher nicht bemerkt hatte.

»Samstag. Um acht. Via Pecchio 17.«

Als es so weit ist, schaut Filippo zu, wie sie weggeht, er schaut sie auch noch an, als sie schon nicht mehr da ist; dann wiederholt er, wie ihre Beine sich am Tisch überschlagen, das grüne Kleid unter der Jacke, die kleinen Knötchen in den sich krümmenden Fingern.

Eine neue Übung.

DANK

Danke an Marco, Chiara und Claire, dass sie an dieses Projekt und an mich geglaubt haben, und für ihre unentbehrliche Arbeit. Danke an Elisabetta Sgarbi für das Vertrauen und die Begeisterung und danke an Oliviero und Ilaria für ihr Engagement und ihre Aufmerksamkeit bei der Arbeit am Text. Ohne den wesentlichen Beitrag dieser Menschen hätte es kein Buch gegeben und auch keinen Anlass zu dieser Danksagung.

Ich danke Dr. Federico Stifani für seine professionelle Unterstützung und den Großmut, mit dem er unsere Auseinandersetzungen geführt hat.

Danke an die fantastische, unheimlich kompetente Francesca Asciolla. Danke für das Lesen, Unterstützen und Ertragen dieser Geschichte, als es sie noch gar nicht gab und wir nur zwei Begeisterte waren, die einander noch nie ins Gesicht gesehen hatten. Mit dem festen Vorsatz, mehr Prosecco miteinander zu trinken und weniger Führungen auf monumentalen Friedhöfen zu besuchen.

Danke an Massimiliano Racis, kostbarer Beta-Reader und Mensch mit einem Charme aus anderen Zeiten; an Alex de Meo, begeisterter Leser und unermüdlicher Ratgeber; an Luigina für die Unterstützung in weniger glücklichen Momenten.

Danke an Gabriella, die ich Glückliche meine Freundin nennen darf und der ich nie dankbar genug sein kann für die Gutherzigkeit, mit der sie mich behandelt.

Danke an Michela für die reine Freundschaft, die wir uns bewahrt haben, und ihre Fähigkeit, sich für mich zu freuen.

Danke an meine Familie – an Renata, Giovanni, Maria Rosa, Gabriella, Marco –, an meine Mutter, meinen Vater, an Laura. Danke dafür, dass ihr mir immer Raum gebt, ich selbst zu sein, auch wenn ich schräg drauf bin, und danke, dass ihr mich trotzdem liebt, danke, dass ihr meine Inspiration seid.

Danke an diejenigen, die als Erste dem Anfang und dem Ende dieser kleinen Geschichte zugehört haben, während es andere, größere Dinge gab, die niemand je wird drucken können.

Danke an Lucio, dafür, dass er er selbst war. Wenn wir uns wiedersehen, werden wir zusammen jung sein.

ANMERKUNGEN DER ÜBERSETZERIN

Die deutsche Fassung der ersten Strophe von *À la claire fontaine*, das als »Kinderlied für Notfälle« in der Originalfassung des Romans auf Italienisch zitiert wird, ist der deutschen Synchronfassung des Spielfilms *So viele Jahre liebe ich dich* (2008, Originaltitel *Il y a longtemps que je t'aime*) entnommen. Die weiteren deutschen Strophen hier sind meine eigene Übersetzung.

Die Auszüge aus Shakespeares Stück *Was ihr wollt* im ersten, zweiten und dritten Kapitel (S. 57, S. 83 und S. 125) sind zitiert nach: William Shakespeare: *Sämtliche Werke in vier Bänden*. Band 1, Berlin: Aufbau 1975, S. 728 ff. Erstdruck in: *Shakspeare's dramatische Werke*. Übersetzt von August Wilhelm Schlegel, Band 2, Berlin (Johann Friedrich Unger) 1797. Online zugänglich unter http://www.zeno.org/nid/20005685885.

Das Chaplin-Zitat auf S. 82 ist auf Deutsch zitiert nach: Charles Chaplin: *Die Geschichte meines Lebens*. Übersetzt von Günther Danehl und Hans Jürgen von Koskull, Frankfurt am Main: Fischer 1977, S. 259.

Die Verse, die im Kapitel »Erwachen« (S. 105) zur Stimmübung fürs Theaterspiel dienen, stammen aus einer von dem italienischen Schauspieler und Regisseur Vittorio Gassman erfundenen Übung: »[...] Si parla rauchi o limpidi. Di gola oppur si va. Cercando anche nel naso altre sonorità [...].« Die deutsche Übertragung ist von mir.

Die Wedekind-Zitate in den Kapiteln »Erwachen« (S. 107), »Schatten« (S. 236 f., 240 ff.) und »Die Übung« (S. 288 f.) sind zitiert nach Frank Wedekind: *Frühlings Erwachen. Eine Kindertragödie*. Stuttgart: Reclam 1971, S. 10 f., 21 f., 67 f.

Die italienische Originalausgabe erschien 2020 unter dem Titel *L'esercizio* bei La nave di Teseo in Mailand.

Questo libro è stato tradotto grazie a un contributo per la traduzione assegnato dal Ministero degli Affari Esteri e della Cooperazione Internazionale italiano.
Dieses Buch konnte dank einer Förderung des italienischen Außenministeriums übersetzt werden.

MIX
Papier aus verantwortungsvollen Quellen
FSC® C014889

www.wagenbach.de
Covergestaltung Julie August unter Verwendung der Fotografie »The unwanted Guest« © Anna di Prospero. Gesetzt aus der Chaparall Pro. Einband- und Vorsatzmaterial von peyer Graphic, Leonberg. Gedruckt auf Schleipen und gebunden bei Pustet, Regensburg. Printed in Germany.

ISBN 978 3 8031 3343 4